中國近現代頤養文獻彙刊·導引攝生專輯

第四册

劉曉蕾　主編

陳氏太極拳彙宗（下册）
太極拳圖説
太極拳之研究

廣陵書社

陳氏太極拳彙宗（下冊）

陳績甫　著

仁聲印書局　民國二十四年十月初版

陳氏太極拳彙宗

于右任

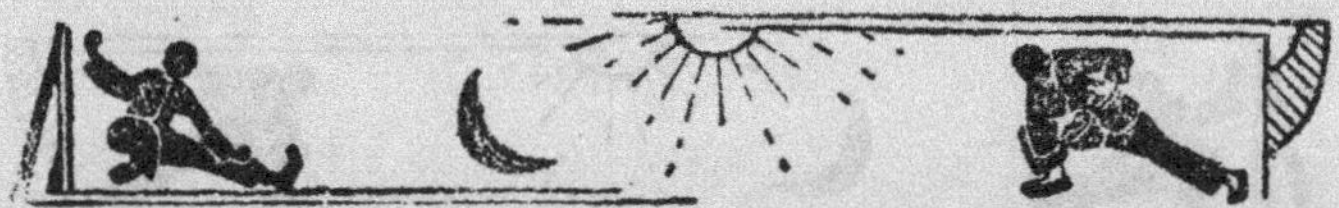

陳氏太極拳彙宗目錄 下册

第十三勢 庇身捶 一名七寸靠……三
第十四勢 背折靠 一名青龍出水……七
第十五勢 肘底看拳……一二
第十六勢 倒捲紅……一七
第十七勢 白鵝亮翅……二〇
第十八勢 中摟膝拗步……二三
第十九勢 閃道背……二六
第二十勢 演手捶……三一
第二十一勢 攬擦衣……三四
第二十二勢 單鞭……三六
第二十三勢 上運手……四〇
第二十四勢 高探馬……四四
第二十五勢 右擦脚……四六
第二十六勢 左擦脚……五〇
第二十七勢 中單鞭……五二
第二十八勢 擊地捶……五六

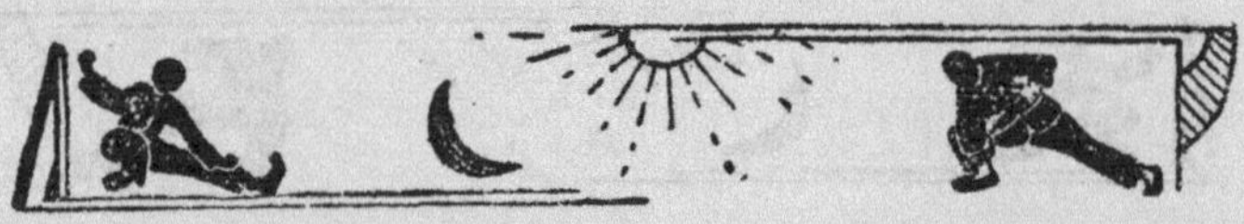

陳氏太極拳彙宗 目錄下册 二

第二十九勢 雙擦脚一名踢二起……五九
第三十勢 獸頭勢一名護心拳……六二
第三十一勢 左踢一脚一名旋風脚……六五
第三十二勢 右蹬一跟……六八
第三十三勢 演手捶……七三
第三十四勢 小擒打……七五
第三十五勢 抱頭推山……七七
第三十六勢 單鞭……八〇
第三十七勢 前招……八七
第三十八勢 後招……九〇
第三十九勢 野馬分鬃……九二
第四十勢 單鞭……九五
第四十一勢 玉女穿梭……九七
第四十二勢 攬擦衣……一〇〇
第四十三勢 單鞭……一〇三
第四十四勢 中運手……一一四
第四十五勢 擺脚……一一八
第四十六勢 跌岔……一二一

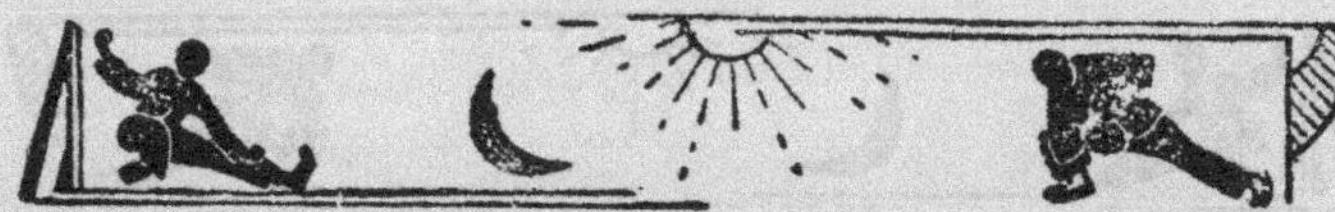

第四十七勢　金鷄獨立……一二六
第四十八勢　朝天蹬……一二九
第四十九勢　倒捲紅……一三三
第五十勢　白鵝亮翅……一三六
第五十一勢　摟膝拗步……一三八
第五十二勢　閃通背……一三九
第五十三勢　演手捶……一四一
第五十四勢　攬擦衣……一四二
第五十五勢　單鞭……一四四
第五十六勢　下運手……一四五
第五十七勢　高探馬……一五四
第五十八勢　十字脚……一五六
第五十九勢　指膛捶……一五八
第六十勢　單鞭……一六四
第六十一勢　上步七星前半勢又名鋪地鷄……一六六
第六十二勢　上步七星……一七〇
第六十三勢　下步跨虎……一七一
第六十四勢　擺脚……一七八

第六十五勢 當頭炮……一七

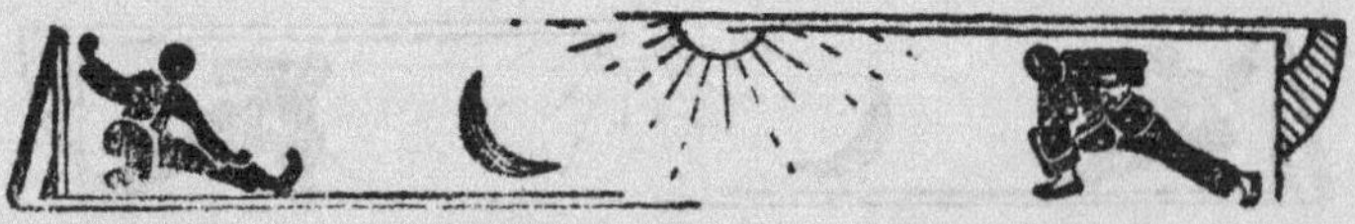

太極拳圖畫講義初集卷三下册

目錄

庇身捶　演手捶又背折靠
肘底看拳　前倒轉紅一名眞珠倒轉簾
白鵝亮翅　摟膝拗步
前閃通背　演手捶
攬擦衣　單鞭
上運手　前高探馬
右插脚　左插脚
中單鞭帶蹬一跟　擊地捶卽下演手捶
雙插脚一名二起　獸頭勢
左踢一脚　右蹬一跟或有以雙脚蹬者亦名蹬一跟

演手捶　小擒拿

抱頭推山　單鞭

以上六七八三節共二十四勢

第十三勢以前姿勢

節解

要拳一在竅道一在身法通竅道而不通身法則其弊失於虛通身法而不通竅道則其弊又恐失於鈍去此二弊則得矣

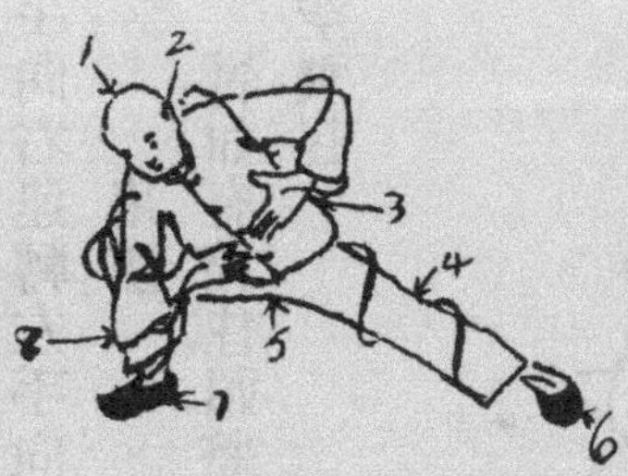

第十三勢

1頂精領住無失2耳聽身後3右腰彎得十分滿足不然則右肩不能下到十分4左膝微屈勿向後展5臁開十分圓足6右肩下時右足點地7右足先開一大步腿展足能下且下待肩下去然後向上屈住8右肩涉到右膝下去地七寸方爲十分 到家 故名七寸靠9眼視右腳

引蒙

此是庇身捶前半勢姿勢身法下去勢不停留因七寸靠最難打故特圖以示人此勢是由上勢金鋼搗碓運行既足後再將右足開步，約二尺許然後恨往（胡推切是死字是上下之下）（胡駕切上是上聲此是去聲是死字活用法上不同）右腿展開往下右肩隨之亦往下及右膝涉起右肩從右膝下過去亦涉起右肩只許離地七寸不許高此是正式昔人皆能今則無之畏難故也即此圖亦是右肩從右膝下過去但是已過之勢而非正過時之勢至於手右手隨腿而下從西向東摟過右膝從右轉一大圈將右手拧住錘落在額上以護頭顱（頭爲六陽之首況神延上星齒交額角聽會風府腦戶尤爲緊要穴）再以左手摟左膝倒轉一大圈落在左脅岔住腰此是老式近來新式左右手一齊下去分開右手向右運轉左手向左運轉左右手所落處與上同此圖從後格式

用法

臂如有捺住頭將腿入在他人臍中使肩依著人之小腹用力往上一挑（上聲）人卽騰空飛起

第十四勢

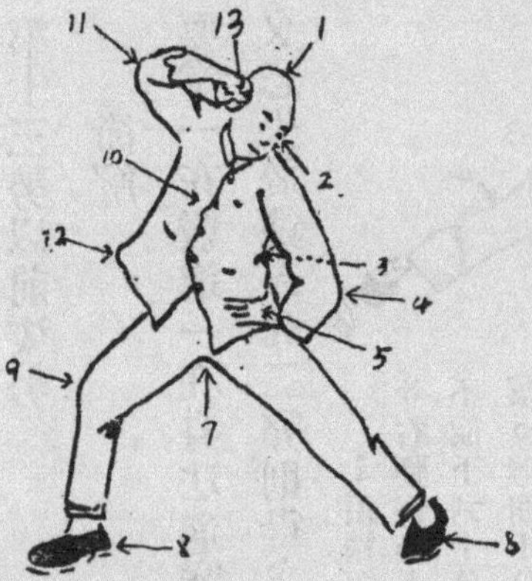

第十三勢庇身錘

節解

1頂精領住2眼看住左足指3。精下好回向左折4左肘尖恨向前合住5左手與右手合住精6左足與右足合住精足往後蹬指向前鉤7臍開圓又要往前合住精8右足與左足合住精足底踏實指向東北9右膝與左膝合住精膝屈腿如撐01胸中要得含宏廣大意11右肱曲住右肘與左肘精合22身向前合又要右面大荷（平聲）13耳聽身後

引蒙

何謂庇身錘以兩手護其周身右手護頭左手護腰而前後左右亦皆照顧又名披身錘是下身開步時兩身從胸之中間平分而下故名至於運行之法與右手先左手後者步位相同此勢身法右足向右大開步上體亦向右歪斜腰向左折眼顧左足指兩肘皆向前合手法兩手平分而下皆用倒轉精上下骨節各處與各處相照應必使上下一氣貫通方為合式

內精

中氣由胸降至丹田復由丹田往後順背逆行而運上止過後項前項下降復歸至丹田而止

右手纏絲精圖

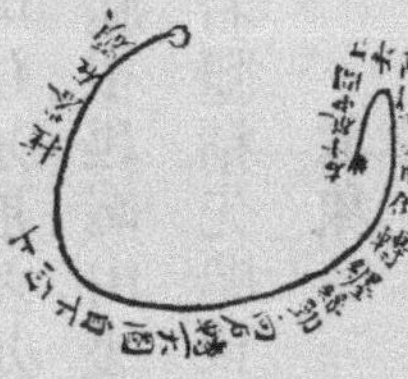

左手運行圖

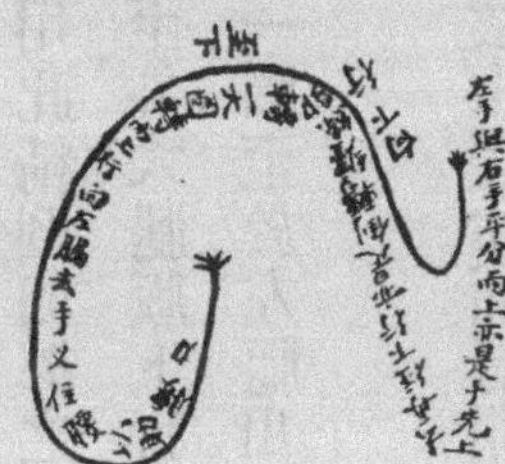

足步

右足初開步足先自裏向外繞一小圈而後向右漸漸展開如新月彎形其內精是用順纏絲法由足大梅起端向足背至外踝由下向裏上纏至大腿根是順纏

法屬開侍足展步足落後仍用此精倒囘纏之以至足大拇是謂逆纏法合精法其纏法卽從大腿根起端由裏向外纏至外大腿版下行纏至足大拇俗所謂從何而來復從何而往此是右腿精先順後逆合轉一圈至於左腿用倒纏法兩腿皆用倒纏法方能合住精

取象

此勢上體屬陽下體屬陰上體始而舒開繼而卷曲有陽附於內如雷在地中復故取諸復又有潛龍意故又取乾之初爻又右手在上左手在腰右肘向後左肘向前右足在右左足在左腹向前頭扭向後眼本在上視反在下在後面向後後足指鉤住向前上下相背故又取諸離卦體外強中虛有手足皆勁而心體虛明能昭顧全體九二黃離元吉象曰黃離元吉得中道也拳能得乎中道無往不宜

庇身錘七言俚語

庇身錘勢最難傳兩足舒開三尺寬兩手分開皆倒轉兩腿合精盡斜纏右拳落在神延上左手岔（去聲）住左腰邊身似側臥腰大扭眼神戲定左足間頂精領起斜寓正膽間撐（膝撐開）合（精合住）月半圓右肩去地只七寸背折一彎行之艱況兼右錘向膽去此

是太極變中拳

第十四勢背折靠

節解

1頂精領住無使項往前合直上直下2耳聽身後3心在右肩膊上4心顧全體尤注意右肩須以周身力助之5右肘節要直不可彎其意上提下沈後作6右錘捋緊手臂後錘領肩前繞向後擊7腰精下去小腹向前合8左膝微屈一二分撑開精向裏合9左足五指揉住地足踵往後蹬住地10襠要開圓向前合住精11右足五指着地平踏窪住湧泉穴12右膝屈住露出膝蓋13左肘屈住左手落在左乳之前後背斜而直頂精由百會後頂直貫至長強14左肩與右肩平15眼錘頭肩鬆開

第十四勢

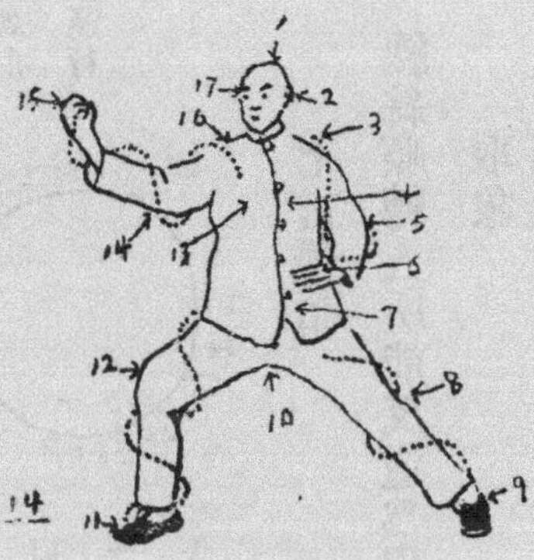

引蒙

何謂背折靠我之右肩靠住人之胸我之肩臂向前引進忽轉向後以背折擊之故名如人有從後製我之右肩臂肐膊我以手領肘以肘領肩向前一引（引引之使進正爲後折蓄勢非此則肐膊無精）肐膊始而微展繼而全展開從下往上忽折向後周身力氣全

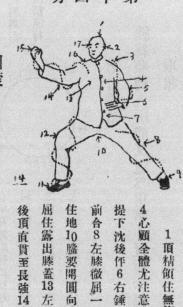

注肘與肩臂轉折之精愈速愈好上體肩往後折（折卽打靠也）下體須有把持不可須上體向後卽上體帶下體向後亦不過一分二分過則下體不穩

內精

肱膊與肘內精運行圖

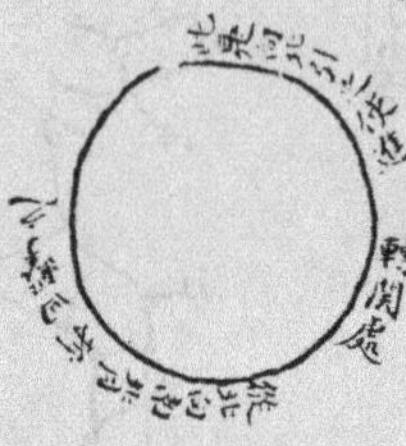

右半身用順轉纏絲法左半身用逆轉纏絲法如此勢人製吾右肘右肩則肩與肘先用纏法引之使進而周身之力皆注於此上所圖者肩肘中所運之精也本勢面向北右手在東故此圖之精自南而北繞一圈（至於圈之大小則）視所引之大小爲的

七言俚語

纏絲順轉人所能反道爲用事不恆而今偏製右肩肱背折一靠最上乘

取象

古人以右爲上背拆靠以右肱爲主而左肱與左右股皆以力輔於右肱者也有損下益上之意故取諸損經曰有孚元吉无咎可貞利有攸往象曰損下益上其道上行六四損其疾使遄有喜无咎象曰損其疾亦可喜也（用吾者有切膚之災疾也損之以背折靠如之何

勿喜）

第十四勢下演手捶上圖是庇身捶下新式（卽新式亦百有餘年不知改自何人）此是老勢

節解

第十四勢

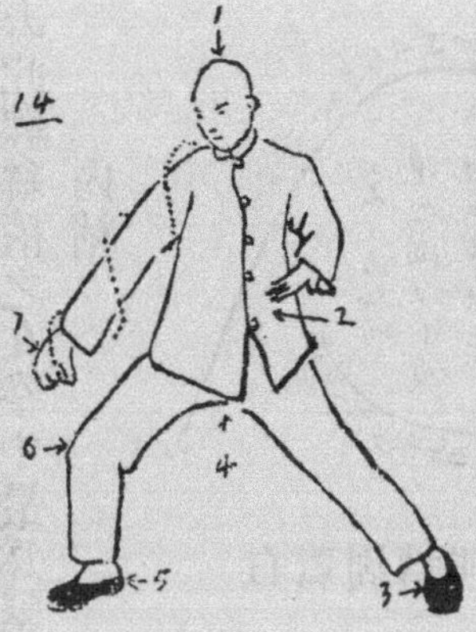

1頂精領住2腰向前合勿使太過3左足踵向後蹬如蹬物如此右拳方有力4合住襠精左膝微屈5右足踏實如土委地6膝屈撐住向裏合住7右手用合捶用臂力

引蒙

何謂下演手捶用拳向下直搗其要害之地故名此勢先將右肩往後撤回不如此則捶肘轉向前者無力氣故必先撤回右肩然後再往前去當然肩膊將往後撤之時右拳離去上星從下向後往前用繞絲精繞一圈攻擊方爲合法上勢用開精反背精反精最不得勢能以不得勢者令其得勢則順而合者無不得勢矣此勢用合精是倒纏絲法不但此矣也凡合精皆是倒纏法問要拳纏絲精作何用蓋硬與人直接者則人易躲閃易離去惟以柔軟接之則人易其柔軟而心不懼心不懼

故不躲閃惟以其柔軟纏絲法接之未粘住人身則已如粘住人身則人不能躲閃躲則以手跟之如膝膠粘硬物物自不能躲閃離則以纏法纏繞其肱如蜘蛛以絲纏蠅又如己上之螺絲欲硬拔去不得故未粘人之肱則已如既粘住則吾以纏絲法捻住其肉當纏而繞之粘之連之黏之隨之令其進不得進進則前入坑坎退不得退退則恐我擊搏故不敢硬離去此纏絲精之在拳中最爲緊要妙訣也故不憚絮語特揭以示後之學者

內精

右肱內纏絲精逆轉合精圖

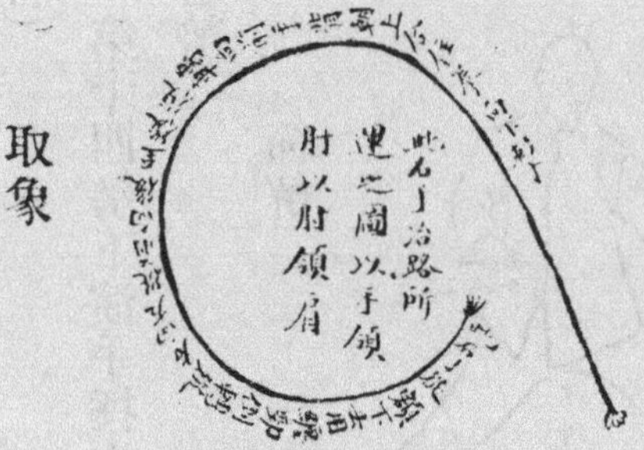

取象

右肩周轉運行圖

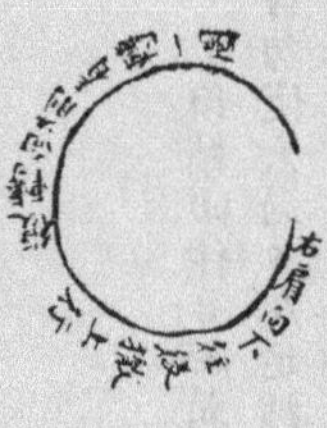

此勢右肩周身之樞機也此勢右肩本是逆轉而右半個身皆隨之而逆轉至於左半個身則皆順轉矣惟左順轉方能隨右半身之逆轉

此是右肩所繞之姿勢不如此則手與肘所轉之勢皆無本原不失之強硬即失之直遂

上勢兩手拳曲而收束之習坎之象也此勢右手右肩回收向後有似乎離故前半勢取諸離右手從後轉向前向下有入坎窞之象故後半勢又取諸坎蓋不入虎穴焉得虎子以右拳直搗敵巢取虎子也故有習坎入於坎窞之象坎爲中男血氣方剛不顧生死勇往直前雖有險阻不之懼也然天下成大事者往往如是或以奇計取勝不無涉險之事惟賴以剛在中故行有尙往有功終有出險之時胸有成算履險如夷則始之向坎而入者終必自坎而出矣

七言俚語

右拳一直破關元（關元臍下穴名）旋轉右肩不露痕進取須憑周身力得機卽刻要眞魂

其二

周身全力注右拳妙用轉關運得圓不是右肩能回繞捶從何處擊丹田（關元下穴名）

第十五勢肘底看拳

節解

第十五勢

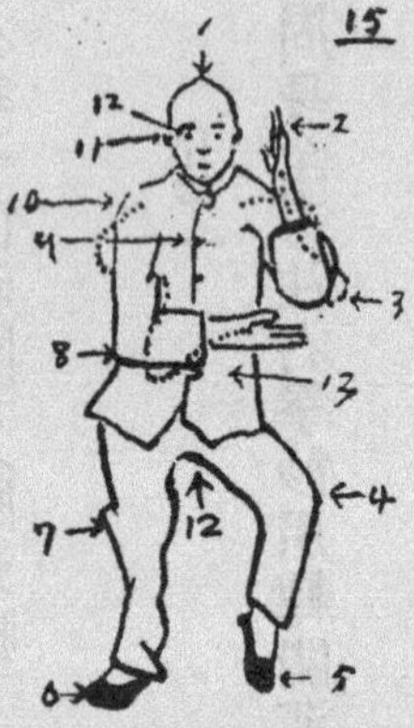

1提綱全在頂精故頂精領起來而周身之精神皆爲之振起2五指朝上指相依住眼看住左肘下右手錘頭3左肘屈住4左膝屈住露出膝蓋撐開腿合住精5左足指點住地是虛脚爲下勢伏脈6右足平實踏地7右膝微屈8腰精下去屁股泛起來不然則前[illegible]合不住精9胸略前合要蓄住精又要虛靈10左右肩鬆下右手捋住錘11耳聽身後人在面前可以眼觀如在身後目所不能及全憑耳聽之其來速者其風大其來緩者其風小且人在左右或在身後其心存巨測不得不加意留神防彼之出其不意12膞撐圓向前合住要虛13右肘撐開外方內圓

引蒙

何謂肘底看拳左手捧起手在上肘在下右手將拳落在左肘之下注目視拳故名此勢承接上勢背折靠先以右足指向東北者用脚後跟不離地向左一扭轉使足指向西（西即左方上勢此足在前今則此足不動右足在前前右方也）微偏北一二分足平踏指與腓與踵皆著實用力左足自上斜下先自北向南再自南轉回北倒轉一圈肐膊屈住手展開五指相依朝上掌心向右肘屈在下左足從西（此上勢之後足西即上勢後面今之左方）收回落在右足之左去右足五六寸左膝蓋屈住膝蓋與肘尖相對照大腿向外開

膝蓋意向裏合足指點住地頂爲下勢伏脈右手自南而北再自北而南順，轉一圈右手捋住拳自上而下落在左肘下與左肘上下相照眼看住右拳右膝屈住腿根向外開膝蓋向裏合臁撐圓精向裏合訣在大腿根向外撐圓腿外股與膝皆向裏合如此方能合住精頂精領住後頂微向右歪顖門微向下一二分胸中要空向前合住機勢迹似停留氣機却不停留待內精運到十分充足下勢之機自躍躍欲動如此上勢與下勢血脈貫通中無所阻一氣流行不但一勢如是通體拳勢自始至終夾縫之中無不如是

肘底看拳左手爲陽右手爲陰手背爲陽手腕爲陰人共知之但右手自下而上倒轉由外內繞是由動之靜也非徒繞一圈由動之靜已也右手由東而西由外而內順轉一圈拳涉下去落在左肘之下亦非徒由動之靜已也蓋左手用纏絲精倒轉由指肚起由外向裏斜纏至腋復由腋轉囘由裏向外復向裏斜纏至指甲肚止是謂一週右手由東收囘到胸前亦用纏絲亦是由指肚外往裏纏用順纏法斜而上纏至右腋復由腋轉囘由腋而裏而止而外復纏至裏下纏至右手五指肚(五指以中指爲主二指四指小指緊靠中指)止與左手意思相對合住精勁欲合住精須用纏法不用纏法貌雖合而神不合故吾謂兩手

非徒空轉圈實由心氣之在左右手中運轉纏繞無一息停止至所謂靜者不過較於動時氣稍緩耳非止而不動之謂也天地陰陽豈有停止時哉如夏至一陰生陰本靜也自陰生以至冬至陰氣漸長固未嘗停止卽冬至之後陽氣漸長陰氣漸消由冬至以至夏至陽長方盛陰消極衰然亦未嘗停止也衰極卽生周而複始循環不已陽氣之動亦然動極生靜靜極生動天地之氣且然况拳之運動乎又如人之方睡一呼一吸何嘗停止故吾謂每勢將終不可停止然是時運行較前更慢局外者不知也惟運動者自知之耳故學者用功當遵規矩徐徐運行不可慌張一慌張氣涉粗浮此中節節情理不能細心揣摩得其奧妙孟子曰大匠誨人必以規矩又曰能與人規矩不能使人巧巧在學者自悟之耳人學是藝不可自滿滿則招損慢說自己不可以卽學成而後愈當虛以下人至於兩人交手各不相讓而語言要謙謙能雖失敗亦不貽笑以爲話柄

內精

內精者股肱周身內中之精也此精由何而發其始由於一縷心氣卽孟子所謂浩然之氣天地之正氣也此氣一動遂率丹田之氣(此腎氣也)運於周身骨髓之中由骨髓以

運於肌膚毫末方爲充足氣不由中心丹田而發則氣無所本而失於狂妄氣不充至肌膚毫末則功夫短少而氣歉則外強中乾必至失敗此內精之不可不研練也果能研練至此則神乎技矣

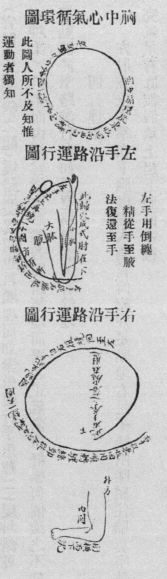

胸中心氣循環圖

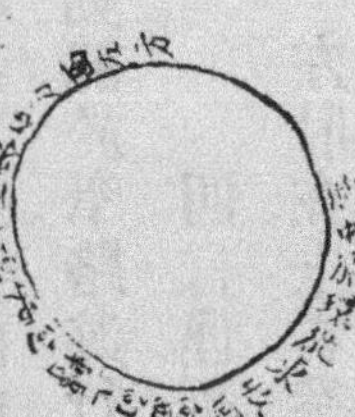

此圖人所不及知惟運動者獨知

左手沿路運行圖

左手用倒纏精從手至腋法復還至手

右手沿路運行圖

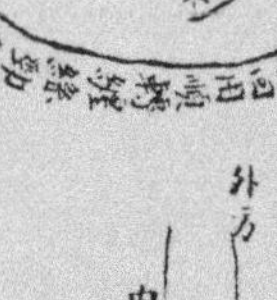

取象

此勢形骸似不聯屬手則有展開有捋拳足則相去數寸有平踏有顛立且五官百骸皆有踽蹩之形實具習坎入坎之象故取諸坎然四爻五爻剛柔相濟終有謀計出險之時坎中滿言心之實理具備中氣歸於丹田有上坎下坎之象經文習坎有孚維心行有尚象

曰習坎險也如人身入險之中水流而不盈（謙受益）行險而不失其信（誠也）維心亨乃以剛中也（言心有實理而又有剛中之德以輔之）行有尙往有功也（言吾有此浩然之氣何往不宜）天險不可升也地險山川丘陵也王公設險以守其國言有備無患貴預防也險之時用大矣哉（言拳措咸宜無所之時不可）中爻震（言陽氣伏於下）震爲龍（官骸變化亦猶之龍）震錯巽（巽順也言順理而如素患難行乎患難）二變坤錯乾（乾剛坤柔）外柔而內剛言拳之形雖若跼蹐無地而吾之正氣常自舒暢何懼險之不能出運動能於窄路遊行自如遇寬路自然綽有餘地

四言俚語

左肘在上右拳在下胸襟闊大側首俯察左足點地右足平踏兩膝屈住膛莫窄狹神完氣足有眞無假承上起下形像古雅

五言俚語

也肖獮猴象仙桃肘下懸（以桃喻拳）伊誰偸摘食終是大神仙（瑤池有桃樹三千年開花三千年結實王母謂東方朔此兒）已三偸吾桃

第十六勢眞珠倒轉簾一名倒捲紅倒捲紅有二此則前之倒捲紅也

節解

1頂精愈得領好否則俯過易蹐（步墨切僵也）2眼看注左手左足顧左足恐履非所履3右肩鬆開領其肱旋轉如環機關全在如此4左肘在後隨肩逆轉5左手在後肐膊微屈一二分。楄住五指如手掐物手背朝上轉下五指肚用力從前向後隨肩旋轉6左足得展且展7襠大展開（小腹沉下其意復上提）8右足指先點住地者待左足向後右足底全著地9右膝屈住幾與右脅相依10胸向前合復上提起腰精下去11右肘足循環在上肘尖沉下勿令輕浮12右手從下轉至上手腕向前隨右肘與右肘與右肩逆而更迭旋轉13眼看住後面地恐其不平致失足（足指先着地皮）

第十六勢

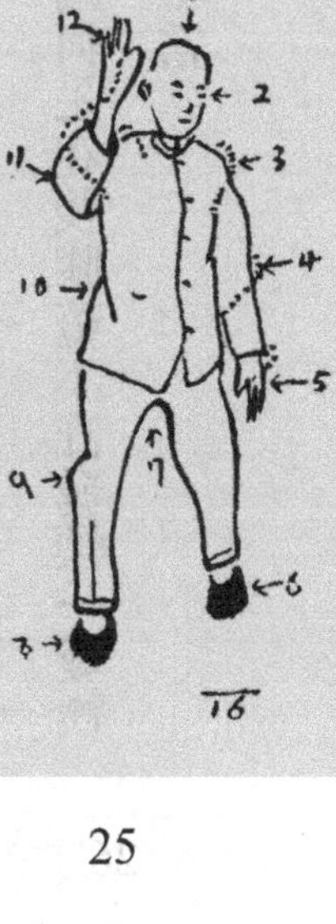

引蒙

何謂倒捲紅左右足更迭退行向後左右手更迭倒轉圈紅者如紅鐵出爐人莫敢摸言或擊或避不留情面故名其始承上肘底看拳左手在上即以左手開端先以左足退行開一大步約二三尺左足點住地左手隨住左足一齊運動左手自上而下向後復涉上到

前倒轉一大圈次則右足退行亦開一大步約二三尺足指點住地右手亦隨住右足退行自上而下自前向後復上行轉至前是爲左右一週終則仍以左足退行法如前左手與左足也是一齊運動左手仍是自上而下自前向後復上行逆轉一大圈至前此是左右足更迭退行與左右手逆旋轉皆不拘數目然以左足退行到後左手逆轉到後爲止不如此則下勢白鵝亮翅承接不能一氣貫通然又必以退行到原初金鋼搗碓處爲的此是步驟一定之法不可失於遊騎無疆也老或退行步法頗大無論何足在後膝蓋不許發輭一發輭不跪於地卽仆於地足指當用力着地如錐札地方能穩當

內精

手到後內中之精由精肩逆纏到指手到前內精由指逆纏到肩之腋手轉一大圈則內精一去一來纏兩遍也手之自上而下精下纏至指手之自後到前精則由指到腋此大略也然手到前面手豈無精下過較精之到腋者稍遜蓋精到指則以指爲主精到腋則以腋爲主餘則自然少遜

左右手更迭運行圖

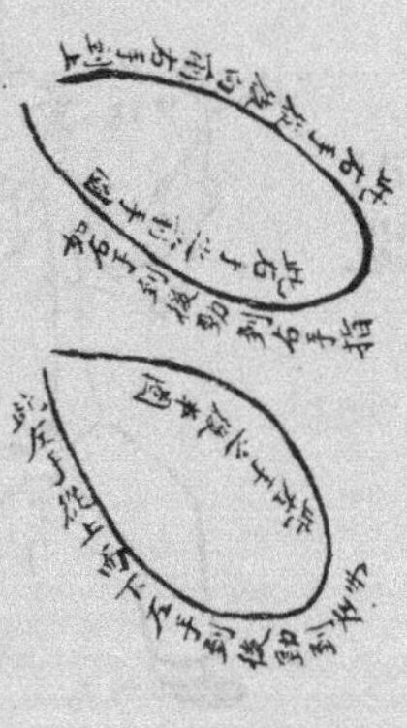

手到後者其精大手轉向前者其精小

右足在前左足退行在後開步圖左足在前則右足自當退行在後

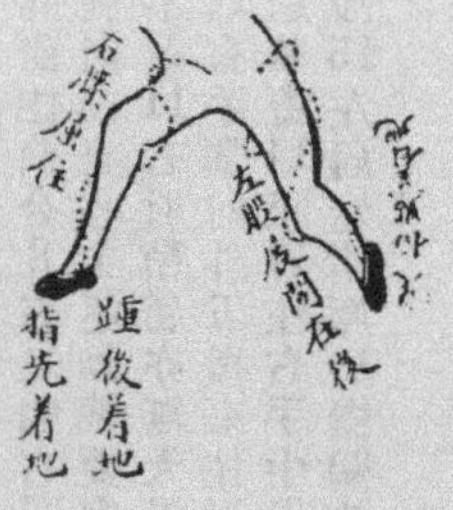

取象

此勢退行屬陰陰柔道也有似於坤故取諸坤坤順也左足隨手運行右足隨右手運行言其順也坤錯乾乾剛也坤至柔而動也剛退行之道似之坤爲腹退行之腹在前其胸有成算如六五之黄中通理正位諸體美在其中而暢於四支發於事業（言倒轉退行以避鋒刃）美之至也上六龍戰於野（言倒轉以避敵也）其血玄黄（言退行而戰能保必無傷乎）倒捲退行如從王事以立戰功雖曰元成却有終也（言如遇勁敵能戰則戰不能戰退軍自守亦不至於大失敗）

長短句俚語

簾看眞珠到捲正氣貫住中間一陰一陽上下更換隨天機運轉愼左顧右盼退行法有正無偏一氣相貫似兩個日月更迭轉轉得十分圓問孰爲主宰莫非是太和元氣運四肢皆自然

五言俚詩

凡足皆前進此勢獨退行兩手如日月更迭轉無聲

第十七勢中白鵝亮翅此老式也較新式手法步法頗寬宏廣大但少遜活潑耳

節解

第十七勢

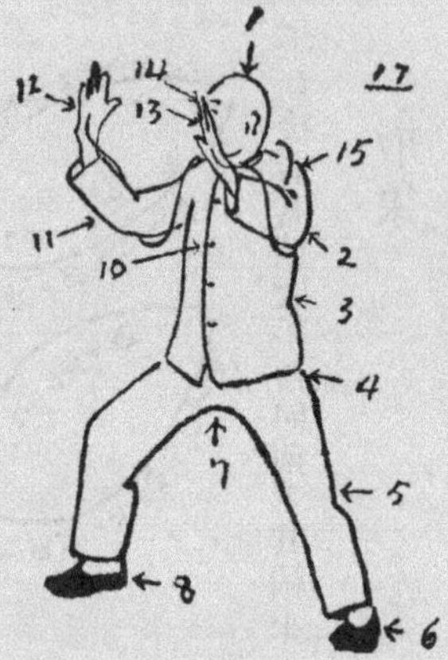
1
2
3
4
5
6
7
8
10
11
12
13
14
15
17

引蒙

1頂精領住勿使倒塌則周身之氣(自振)2左肘沉下則於方能摔起手摔起來運用方活動3腰精要下去則前襠自合4屁股微往上泛起來(則小腹自然前合)5左膝微屈6左足隨右足自左向右7襠要撐圓要往前合8右足向右開步如新月之形踵先落地9右膝屈住10胸向前合心主運動總要虛靈胸中少有橫氣則心不虛不虛則運動不靈11右肘稍屈亦無大過各視其肱之長短爲式肘與肩平稍下之12右手掌向外五指束住指與眼平13左手以鼻爲正中之準無令右過華蓋14眼看住右手中指甲手腕向外故指甲在裏視之則神無旁洩15左肩鬆開壓肩機關旋轉全係於肩故襠壓下

上勢左足到後右足在前此勢則將右足收到左足邊去右足七八寸許右足指先點住地以後再將右足自左向右開一大步約二尺一二寸其開步之勢不可直率必如新月形有慢彎之勢足背向西北足落住地然後左足隨之亦自左向右左足指點住地去右足一尺許中間襠開圓要虛不可岔如人字形上勢左手到後右手在上者今則左手在左地位不動但指肚用力指頭微涉起來有向右之意待右手在上下尋左手收到西面去左手尺一二寸然後左手隨住右手從下向上先繞一小圈再往上自左向右斜而上行並秉橫運以至右方右手斜捧左手隨右手到右亦斜捧起指頭二手相去二尺許右手與項平左手與心平左手去胸六七寸許眼看住右手此勢以右手爲主故視右手之神居多其實神註於左右手之間則左右皆顧得住且眼神以伏下之脈下勢來脈承接最爲得勢胸中心力亦是自左向右轉一圈外之所形皆內之所發此所謂誠於中形於外也運動者甚勿徒以形體運動則得矣

內精

左右手運行圖

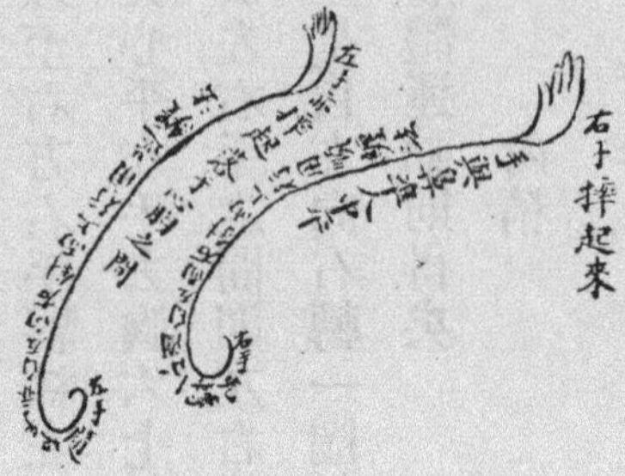

左右足沿路運行圖

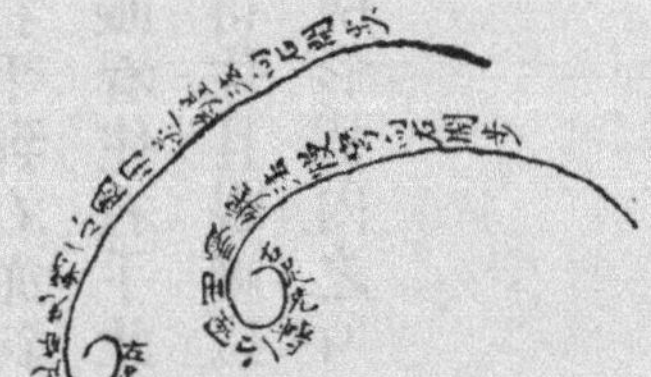

手足先轉一小圈者設勢也緊要機關全在轉處至於以慢彎運行如寫字之一波三折方爲有力

取象

本勢左手從右手運左肘從右肘運下體左足從右足猶兌卦之二比三三比四四比五意故取諸兌心膂在內猶二五之剛在中手足在外猶三與上之柔在外外柔內剛故接物無忤彖曰順乎天而應乎人以心運手順勢旋轉有天地上兌也膂藏志以足從志亦順乎半圈有人道焉下兌也初爻和兌二爻孚兌四爻商兌上六引兌是內以誠心商確外以柔順接物是以剛伏柔中引之使進是勢純是引進法故取兌引進之象若論擊法則起初手轉小圈時手轉過來擊之亦可是擊搏恆在轉關之下但不如帶引帶擊爲妙又人以心爲主四體從之猶比卦九五居尊衆爻比輔故又取諸比象曰比輔也原筮永貞无咎言九五剛中下皆順從不寧方來上下應也此勢四體從心運轉（左手從右手左足從右足下體從

上體總歸從心運轉）悅以順從皆乾坤之正氣爲之是比而不失其正也

長短句俚語

倒轉左右避多鋒（言其用也）退行到水盡山窮左右手先轉一小圈再自左向右摩寫新月彎右手用順纏左手用逆纏引進落空最爲先方寸一旋轉能解大難此是太極拳第十八勢中摟膝拗步（前有摟膝拗步有斜行拗步後還有個摟膝拗步此居其中故名勢與斜行拗步同）

節解

第十八勢

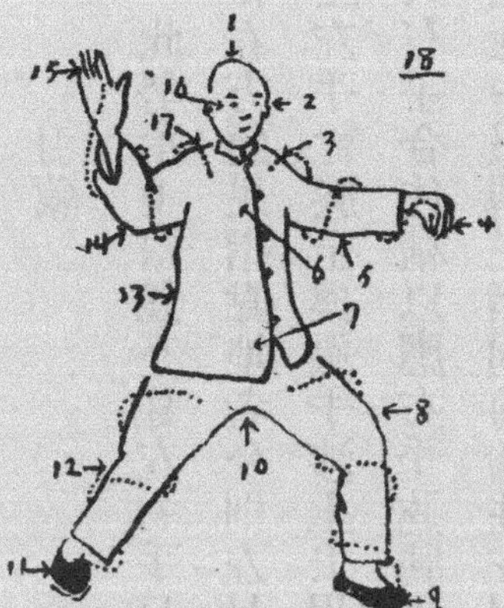

陳氏太極拳宗彙

1頂精領住此精下貫長強2耳聽身後以防人之出其不意3右肩鬆下核左肩平4左手向東南手背朝南五指束住5左肘沉下與右肘合住精6胸前合7小腹向西南合住精8左膝屈住9左足指向西南方平踏10襠撑足撑圓向前合住精11右足鈎住踵在東北指向西南12右膝微屈一二分無輭13腰精下去14右肘沉下微向後15右手指束住展開指手腕向西北方16眼神看住右手中指甲17右肩勿上架

二三

引蒙

此勢承上白鵝亮翅左右手足俱在右面先將左手與左足一齊運行當運行之始左足在右方面足指點地者今則左足自右向左斜彎開一大步約二尺五六寸落偏西南屈住膝左手從膝上摟過手涉上去用逆轉纏絲精肱膊轉一圈撮住指手背朝前手落東南方與右手合住精以應右手肱膊展八九分不可十分滿足如新月形左足在本地位不動但足踵一扭轉足指向前鈎住左足開向西南右足自在東北右手從右方面隨住身到胸前是時胸向西南右手卽從胸前用順轉纏絲精向西北方展開肱膊只展七八分至足展九分手腕向下向北西（北多西少故曰北西）五指無散開手背朝南側櫺住手眼看住中指摟膝則左手爲主勢成則以右手爲主左手爲賓右方面悉以右手當之蓋右手運用將勢故兌乾坎艮之方皆以右手照顧至於左一方面則以左膝左手當之左腿在前顧左之前左手在後禦左之後蓋左手雖不適於用然較於左腿容易得多故以手防其後

內精

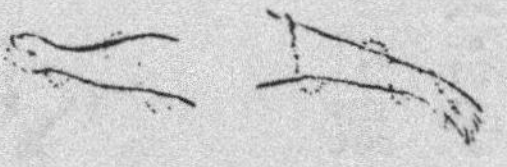

左手在東南倒轉纏絲精圖

右手在西北順轉纏絲精圖

下體扭身拗步圖

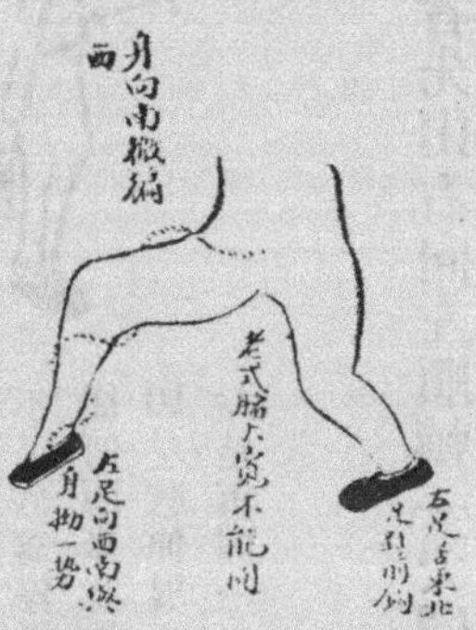

取象

人之四體右手用之最便故剛健之氣運於右肱者易乾在西北以右手活便運乾之健故右手取乾其次右腿用之最便乾之三男爲艮艮居東北得乾之健右腿用力後蹬位於東北得艮之健蓋以右腿在後如少男在長男之後故右足取諸艮西南屬坤坤至柔而不動也剛至靜而德方左足開步西南有動以剛之意左膝屈住德方之形故左足取諸坤巽位東南巽順也左手以順爲正東南爲文明方以左手能防禦左面之後爲文明故取諸巽艮乾之少男巽坤之長女以坤之柔運乾之剛而少男以剛助其父長女以柔助其母是四體皆得乾坤正氣故能時指咸宜此勢上應前之摟膝拗步下啓後之摟膝拗步而與斜行抝步其勢相同但不斜行耳

七言俚語

緊承上勢號白鵝下啓演手又一波中間摟膝兼抝步左右禦防計謀多

其二

誰謂摟膝不爲奇上下四旁顧（顧照顧防備也）咸宜再將拗步重一演方識萬全王者師

第十九勢前閃通背此老式也老式先將左足向後撤回一大步

節解

第十九勢

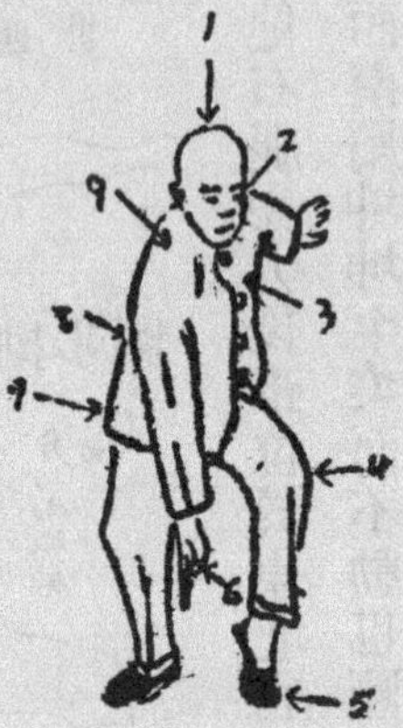

1比勢頂精愈得提好恐前傾過甚身向前倒2眼看住右手隨右手下入臍中3胸向前合4左膝屈住5左足向西開一步再以右步倒轉退行落於左足之後6右手先順繞一圈然後向臍之中間運行入於臍7上體肩向下栽下體庇股速往上蹶與肩一齊用力合上下一氣運行方爲有用非徒胸前徒彎其腰己也8腰彎住隨彎隨起不可久爲停當9兩肩與項平素用功則徐徐向下運行以忖其情之從何而來並作何用至於臨用之時頂精領住從上往下栽愈速愈好10左肱伸展不屈左手指束住以顧後面11右足先向前開一步次以左足再開一步然後右足隨身倒轉一圈退行開一大步

引蒙

老式右手在前者先由右向左順轉一大圈從上下行向臍中郎以右足向前開一步

約二尺此但以右肩向下栽去側欔住身以右肩爲主而以左肩隨之頭雖向下趨赴而頂精不可失左足向前開一大步然後以右足從左方退行開一大步約二尺五寸落於左足之後右手從膻中隨身涉起來手至上星神庭（額上二穴名）上身倒轉左足逆扭轉足踵不離地位右足隨身逆轉退行到後右手亦隨身逆轉自上涉下復自下涉上肐膊似展非展似屈非屈落於右手之後去右耳尺三四寸與耳平捋住拳內通背界限只至此須知以下則爲演手捶其勢雖相連而其界各自分明不可混視

內精

何謂閃通背如人在身後忽然摟住後腰則吾當以肩往下栽屁股向上猛一蹶則摟者手自散開從吾身後倒跌於吾之面前矣此之謂閃字通背（以上雖解閃並及用法）通背如何當頭與肩往下栽時屁股往上一挑（上聲）則督脈從長强穴逆行而上通百會以至人中任脈接住下行以至丹田是引陽入陰一週也右手從膻涉起任脈即從丹田逆行而上以至承漿穴右手隨身逆轉手到下督脈從人中逆行過頂後項由大推順行而下復至長强是由陰附陽又一週也待右足退行到左脚之後右手從下涉起到上則督脈又自

長強逆行而上已至頭頂百會矣是督脈上運已大半圈待下勢以演手捶合住則督脈由百會下至人中穴任脈由承漿下行以至丹田是三週也以通背一勢而督脈上下來回三過其背是之謂通背右手由頭至臑是順纏法由臑涉起轉過身來手到下復由下涉起到後之上以至下勢演手捶皆是逆纏法

右手沿路運行圖

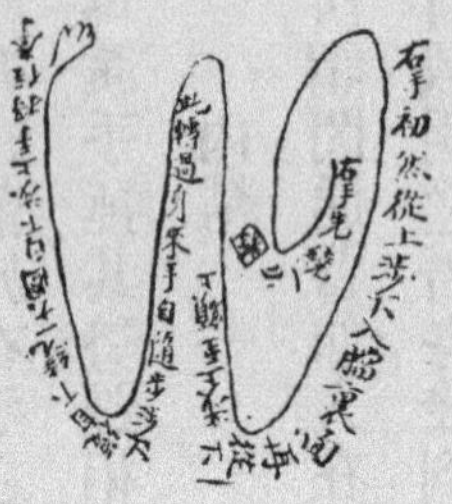

左右足扭開轉步圖

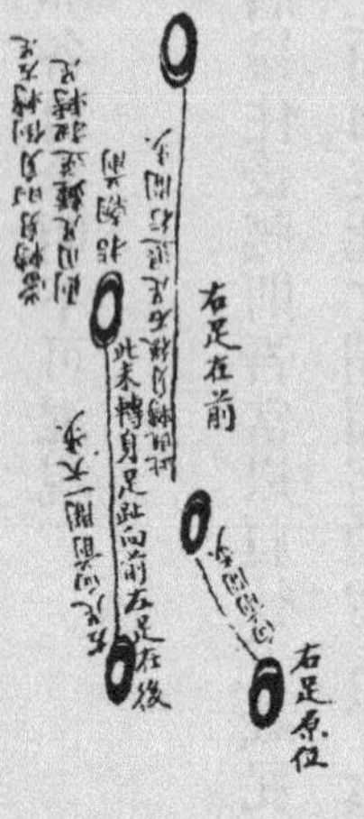

取象

此勢是大轉身法逆轉身法面向西逆轉面向東右足在西逆轉大半圈右足落左足之後仍在於西由此轉過彼如船篷之因風轉角有似大過故取諸大過大過巽下兌上巽順也巽爲風兌爲毀折言兩手順勢逆轉如風凡有阻隔必毀折之九二枯陽生梯老夫得

其女妻旡不利下體隨上體遂旋以助成功何不利之有九四棟隆吉以心爲一身之主能以柔濟剛上不失所托下不失所依此閃通背之功用也故吉

五言俚語

銅碑壓住臂通身用住氣臀骨往上翻頭顱往下趁任有千斤重能令倒落地

七言俚語

前人留下閃通背右掌劈下大轉身右腳抽回庚幸位羣英降服號神人

其二

肩臂何由號閃通大椎長强是正中從下翻上用倒精防住閃跌卽豪雄上承白鵝面向西而今轉過又向東不是拳家生巧計須防猾敵從後攻

其四

拳雄變化本無窮此著不與彼著同一勢自有一勢巧局中尙有不盡通近身屈肘用努力去遠何能不屈肱四面八方來無定運化全在一心中身從身轉面朝西閃倒後敵卽退行龍躍禹門三擊浪妙機不與衆人同一波三折皆擊法周身無處不貫融眼力手法兼

身法粘著何處何處動靈機自有眞主宰本地風光在妙用先引後進人誰識太極循環一圈圓人說攻擊在捶肘我謂周身都是拳只要上下皆一氣時措咸宜皆自然功到熟時胥入妙玄妙之眞是眞傳硬去服人人不服要從此際摸應弦（如箭射人應弦而倒）成手尙理不尙氣以理服人無後言到此纔是眞好手任憑力大如弄丸閃到後敵敵之在後者閃而倒跌於面前

七言語俚（足步不易明此但以足步言之）

先以左足向西開次以左足一處來（開是開步來是再向西開步）右足逆旋甲乙位自東向西退行回

其六（此但言右手法不言左手左手在後手法但展開肐膊隨後上下以護後面）

右手自上下入膪涉上顧項莫傍徨隨身逆轉不用說涉下（涉下繞過首而下去）轉上到西方

二十勢第二演手捶

第二十勢

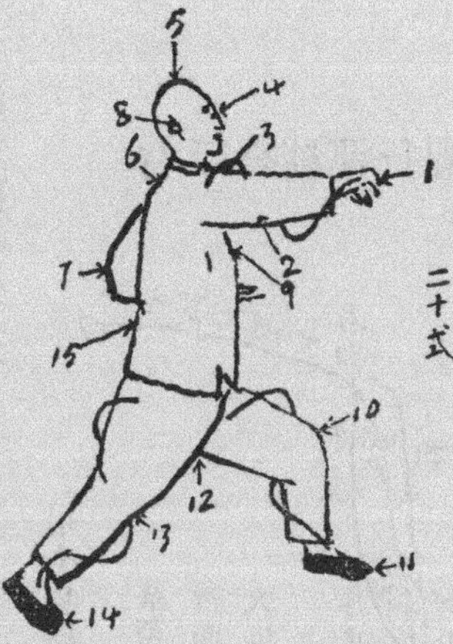

節解

1 右手從後繞一大圈合住捶向前衝打 2 右肘屈一二分肘向外用膀力 3 肩膊用合精偏上無力少偏於下 4 眼看注右手 5 頂精領住無失 6 左肩前合與右肩平且相應 7 左肘屈住左手落在左乳之前 8 兩耳聽於背後以防後之暗傍攻者 9 胸向前合 10 右膝屈住用住精 11 右足用力踏實 12 襠精下去前合住要圓滿 13 左膝稍屈一二分 14 後足向後蹬住地 15 腰精下去

引蒙

此老式也右足向前進一大步右手從後繞一大圈合住捶向前衝擊捶與肩平周身力氣皆注右捶而肩臂之力助之尤甚胸與臍與膝諸合住精右膝撐好(左足踵蹬好)

內精

此勢右足後蹬用精精由後踵逆行而上至委中再上行過意舍魂門神堂膏肓魄戶至肩顒再由肩顒下行入小海分入手三里下行合骨(一指)中渚(四指)腕骨(小指)以至四指之第三節右足之精用逆纏法由下逆纏而上至會陽斜入意舍直到肩顒復用逆

纏法纏至捶頭手背朝上爲合精督脈逆行而上由長强上過百會下至人中任脈由承漿接住下行入丹田前後轉一周以助右拳之精且項精之領亦全憑此督脈右膝右前往裏合住精胸中要虛惟虛則靈精向前合腰精下去屁股往上翻則前面氣海丹田與膻中自然向前合住精膽不合則下體足底皆不穩不虛則左右旋轉不靈故必向前合住精兼以虛圓演手捶五官百骸之精皆聚於捶演手者易於前貪不知前貪大過不惟左右易揭起來且左右旋轉不靈易於失敗故寗欠一二分斷不可過界一釐此謂强弩之末不能穿魯高過之故也演捶者戒之凡事貴得其中能得中决無失敗留有餘地故也

用全身精聚于捶

華蓋腹前任脈之所經魄戶脊面第二行六府之俞在也大推背後督脈之所經

右手合精運行圖

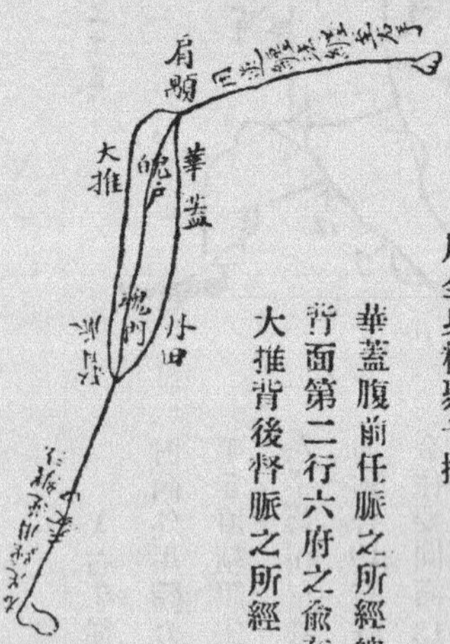

取象

演手猛勇其象如雷故取諸震震動也爲足爲雷其氣先由右足運動上行以至右手其進聲如雷之疾不及掩耳可以震驚百里象曰震亨可以守宗廟社稷以爲祭之主拳之有爲有守似之故竊取焉又團聚一身之氣以壯右手有聚之象焉右手捋拳有一握爲笑之象焉故再取諸萃象曰萃聚也順（坤下）以悅（兌上）剛中（九五）而應（六二）故聚也精神不聚不可以演手內無剛而外不順亦不可以捶演手惟四體順從以柔濟剛故於萃又竊取焉

七言俚語

猝然勁敵自東來右拳乘勢向東開右足進步休寬緩迎面來者仰面回

其二

足隨機向東來拳速如風疾如雷不食碩果也得食誰敢恃勇恁無才

其三

五指一握捋住拳從後旋轉似月圓當胸一擊雖未死也教鬼魄上飛天

陳氏太極拳彙宗

第二十一勢第二個攬擦衣

節解

第二十一勢

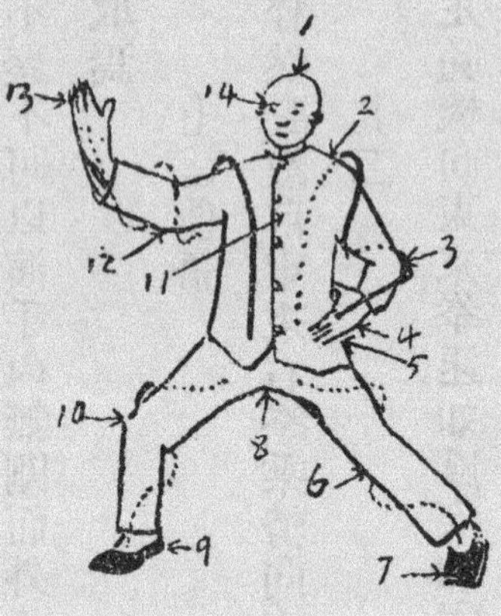

1頂精爲一身提振之神故宜領住又爲上下左右樞紐2左右肩沉下不沉則轉關不靈動3左手屈住4左手岔住腰5腰精下去6左膝微屈勿軟7左足指向前鈎踵用力8襠開圓宜虛小腹向前合9右足平踏10右膝屈住11胸向前合肚前抗(去聲12肱宜慢彎肘向後宜沉下13右手以中指爲主左右四指宜依中指中爲將指餘指如兵以輔中指指肚用力眼精注視中指甲14本勢以右手爲主以中指爲的故眼神宜注於此

引蒙

左手在右乳前者由乳間左右手從右收到胸前轉過來仍向右伸肱用順纏法纏到右指指肚用力左手用逆纏精亦纏到指岔住腰右足從右收回點住指再由左向右開步如新月彎用順纏法及開步後兩股合住精皆用逆纏精眼看住右手中指

內精

右手沿路運行圖

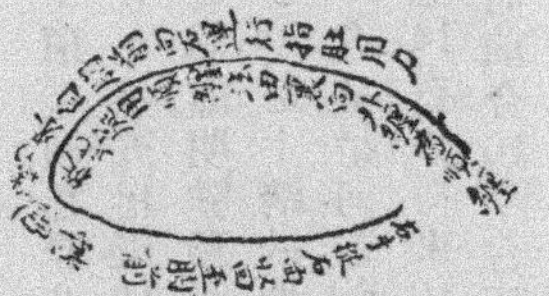

左手沿路運行圖

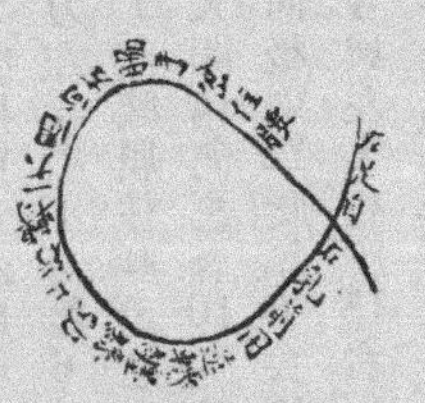

右足開步運行圖

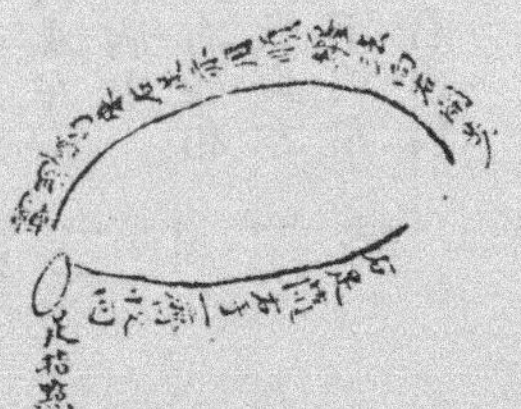

取象

本勢下體隨上體而運左肱隨右肱而運右巽順之道故取諸巽彖曰重巽（言右手右足皆聽命於心故曰重巽以中命）以中命（命是心之所命上下皆順）又曰剛巽乎中正而志行（言心以中正其志自行九五爲天君）柔皆順乎剛（四爻猶左手順乎剛隨右手運動）初六進退（退是右手足皆收回進是右手足皆前進）利武人之貞（貞正而固也拳雖小技皆本太極正理）拳雖武藝得其正道（中庸之道不偏不倚無過無不及而平常之理）旡往不宜巽爲風右手轉過來其進如風巽爲股勢未成右腿隨右手運行職司開步勢既成兩股之精外往裏合令其膽圓而虛巽錯震震爲足右足運行極其纏綵不直又能隨右手運行不失螺絲纏精不但利有攸往焉

五言俚語

東方甲乙木右肱伸莫屈順纏螺絲精外彎而內直(言肱之形)右手向東開左手防西觸逆轉繞一圈岔腰(言左手也)穎肘屈轉過(言右手)如進風浩然中氣足方寸自中虛靈明從此關變化雖無方隨地見中立

七言俚語

上承演手手收回右手從西向東擢一去一來足相隨單鞭生面任君開(四語承上啓下)

第二十二勢第二單鞭

節解

1頂精領起來2眼看左手中指甲3左肩壓下勿上揭4左肘沉下5左手五指束住指肚用力左手項不可軟6胸向前合胸中一物無著極虛明靈動小肚前合7左膝屈住膝蓋意向裏合與右膝相呼應8左足平踏於地9襠要大開精向裏合10左膝微屈勿軟與左膝合11右足指向前鉤住足踵向後蹬12腰精下去13右肘沉下與左肘相應14右手指束住精向前合與左手相應15右肩鬆下左右兩肩顯皆向前合16左右耳務聽住身後以防後之暗來侵凌

第二十二勢

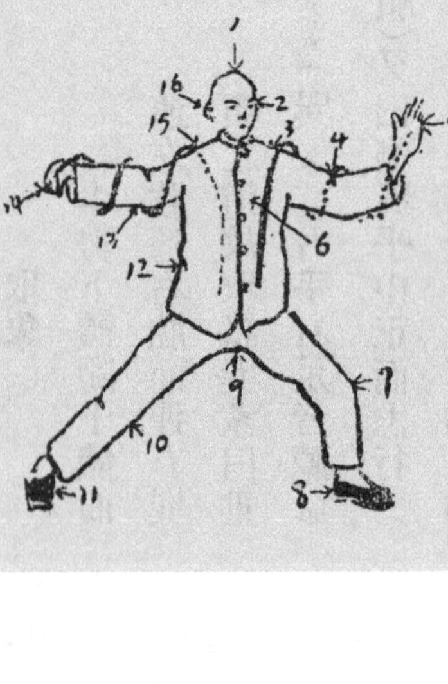

引蒙

要手全是以手領肘以肘領肩轉圈機關全在於肩故肩中骨縫宜令開張下體全是以足領膝以膝領腿根是手足者運動之所先見者也而主宰運動者全在一心心一動而全體官骸皆聽命焉而手足尤爲發動之始如單鞭一勢必欲手足先合則左右兩手指遙相合住時但合右手從後向前繞一圈是逆轉法左手亦逆轉一圈亦是逆纏法離腰向右脅前遙與右手先一合住待左足收到右足邊足點住指兩腿亦是用逆纏法向裏與上體兩手一齊合住畢然後左手領左足向左一齊運動左手在上用順纏法由腋順纏到指肐膊微向前彎指肚用力眼隨左手運行運到頭眼看注中指神勿旁洩左足在下亦是用順轉纏絲精由右向左慢彎勢向左開步足踵先落地足指後落地足隨手一齊停頓迹雖似停機却不停特運行稍慢形如停止兩膝外往裏合屁股上翻前膽向前合住精胸中要闊大要虛靈易軟腰精下去腰自不軟項精領住則身不東倒西歪氣歸丹田則下體穩重胸中闊大一物不著則神悟氣靜一腔太和之氣周身格外輕靈心中一覺分外清楚身後人多不防備故兩耳聽於身後少有動靜心即知之知即有所準備矣

內精

內精何在在於心心意一發而暢於四肢且先由骨髓運於肌膚毫末故四肢所運行皆其心之所發故曰內精

身法貴端正骨節張開兩肱如掛肩上運轉自如精神內藏外柔內剛此爲上乘未與人交手不知人自何處來依吾何處卽以何處引之使進不可預料功深者自能

取象

左手既合之後卽用順纏法此是順纏沿路運行圖

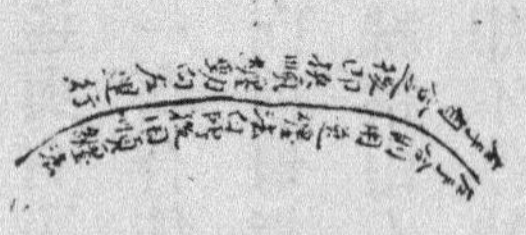

右手用逆纏法運行圖

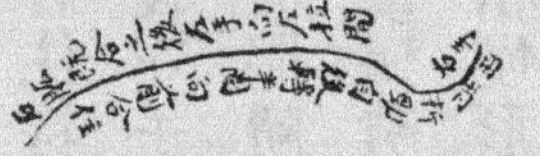

左足開步與攬擦衣同但自右向左開耳

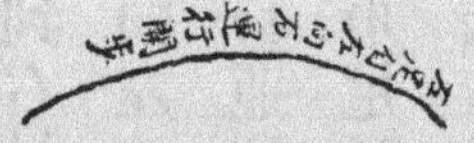

木勢左手用順轉精右手用逆轉精兩不相合有夫妻反目之象故取諸小蓄小畜柔得位而上下應之柔得位言情性和平得乎正道上下手足皆隨之運曰自我西郊言左方也乾下而巽上單鞭之速如風行天上小畜（畜止也以柔止剛南方之强也）君子以懿文德下體剛健如乾上體巽順如巽之文明健而巽剛中而志行乃亨又取坎離否泰四卦之象第一單鞭已言之矣觀之自知

四言俚語

靈氣何生生於一心中氣何歸歸於兩腎心動志從四體自振氣行骨中充於肌膚不粘不脫不卽不離肉與肉接粘連黏隨如蠅落膠有翅難飛靈妙之境臻乎其神

七言俚語

第一單鞭面向北第二單鞭仍向北單鞭前是承金剛此接演手與分別各勢來脈各不同非徒手足運西東此中自有眞主宰一點靈氣上下通此氣充於手足中不剛不柔自雍容下接運手是去路不突不竭一氣成承一開一合君須玩玩久太極自分明

其二

先合後開若不侔一氣相承運無浮若問循環何處起無始無終不到頭

其三

左手爲主右爲賓運行伸展更精神況兼左足爲良佐四兩（言力）擒動八千斤

其四

由來理直氣自舒非仗勇猛力有餘機巧全憑先一引得勢一轉問何如

其五

一字長蛇號單鞭重逢運轉月半圓上離鳩尾如虛後下坎丹田得氣先左扭半肱先背肘右纏五指上及肩迎機先引復一轉凡事無非任自然

第二十三勢上運手

節　解

第二十三勢

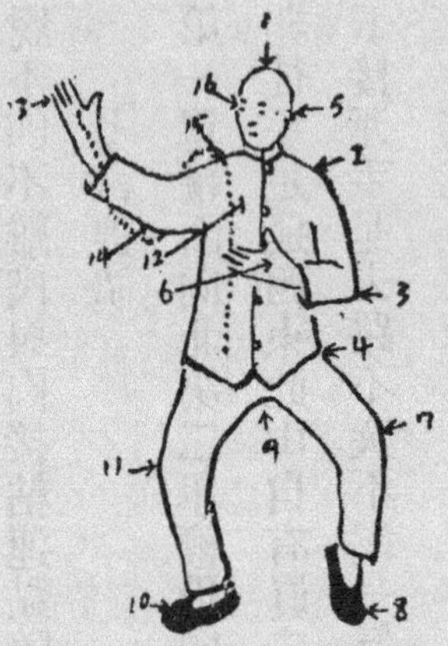

1頂精領住領非上提恐歪左右2左肩鬆下3左肘屈住4屁股泛起來腰精下去5耳聽身後6左手不踰鳩尾上以鼻爲中界下通於臍右運手成式7左膝微屈8左足平踏足指向前9臆宜圓和10右足繞一小圈自右向左開步約尺餘踵先落11右膝屈住12胸向前合勿令胸腹(上聲)13右手五指束住指束心亦束周身神氣亦束14右肘沉下15右肩鬆開眼看右手中指

以上是右手先運左手收到胸前勿過中界一隻手只管半個身

此是運左手運右手以右手爲主左手爲賓運左手以左手爲主右手爲賓是左右迭

爲賓主

左運手成式

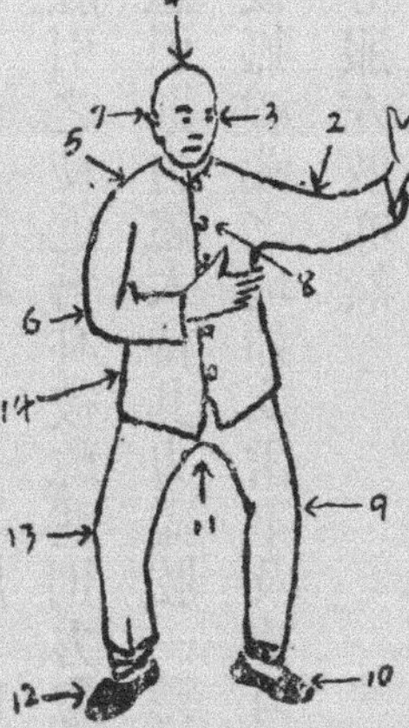

左手指束住手項勿軟2左肘沉下3眼看中指4頂精領住5右肩鬆開6右肘外方內圓微屈7耳聽身後8胸與腹皆向前合9左膝屈住10左足踵先落地11襠宜圓和12右足隨左足更迭向左開步足宜用力13右膝微屈宜活不宜軟14腰精下好下體方穩

引蒙

此勢上承單鞭往上一領右肩鬆下左手用順纏法自右收到右脇前復自下而上轉向右運行形如初月精用順纏法自腋由內向外斜纏至指指肚用力眼看中指甲右足隨右手收回復轉向右開步足用順纏精自左足纏到右大腿根轉回下纏至足其形如攬擦衣運行精亦不異右手向右運時左手自上而下收到左乳前卽轉向左運行亦用順纏法自腋由裏向外斜纏至指指肚用力眼看左手指甲左足隨左手收回不落地卽轉向左開

步亦用順纏法自足順纏上至左大腿根轉回下行纏至足左手足運行外形內精與單鞭運行無異此是左右運行一週不拘遍數向左運行至肘底看拳地位臨末尾左手在上在右手收回到右脇前右足收回到左足左邊止（止者少一停似止不止）

用法

如人以兩手捺吾右肱吾即以右肱引之使近吾身彼愈進則力愈微我愈引則力愈大待其力盡肱一轉便擊彼無躲藏之地如疾雷不及掩耳人自心服左肱亦然

內精

取象

左右手運行各繞一圓圈如日月之運行日出則月落月出則日落更迭照臨有離象

左右手更迭運行圖皆順纏法

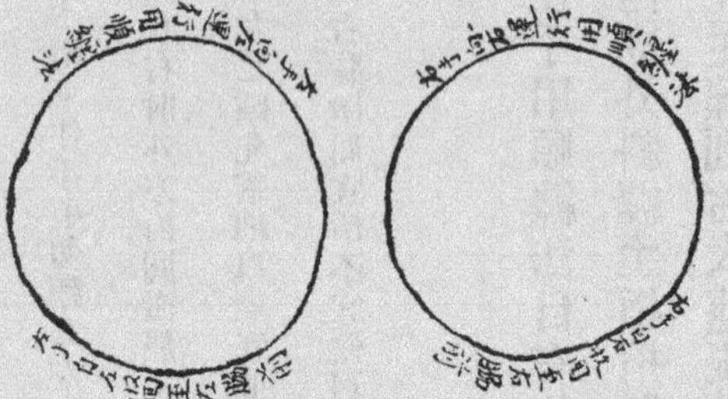

左右足更迭運行開步圖

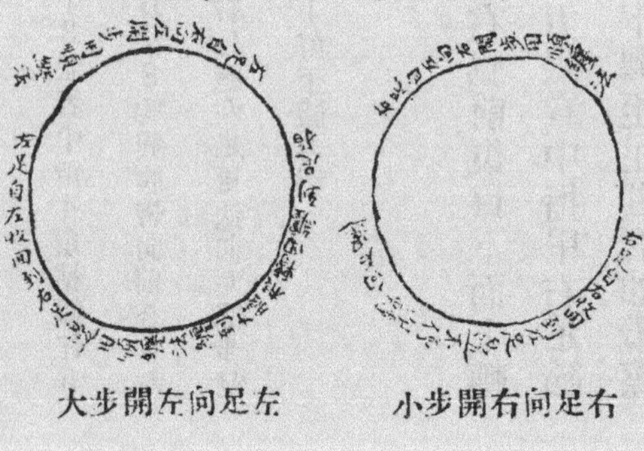

右足向右開小步　左足向左開大步

故取諸離象曰離麗也日月麗乎天又曰重明（言左右也）以麗乎正乃化成天下柔麗乎中正故亨（言二與五皆得中正之位以行中正之道乃化成天下猶人以柔克剛剛無不克）象曰明作兩離（左右手似日月）大人以繼明照於四方（左右手上之明）（左右足隨左右手運轉猶繼明以照）又離中虛上體新心虛心虛則臨下體臑虛臑虛則活皆柔道也離錯坎坎中滿氣歸丹田上體理實氣空下體丹田滿而不溢誠於中故也又離爲目運手左顧右盼各隨左右手以往還勿稍弛也九二象曰黃離元吉得中道也拳能得乎中道故上九王（喻心）用出征（喻擊人）有嘉（言得勝也）折首（服其雄者如孔明七擒孟獲是擒賊先擒王也）獲匪其醜（擊人先擊其痛處故服不不關痛癢勿須擊也）旡咎

五言俚語

雙手領雙足左右東西舞先由左手領右手隨西去左足亦收西兩手（言手往上運高不過眉）與眉齊兩手去尺餘內外（言纏絲精由內外向纏）轉徐徐中氣貫背中休令偏一處右手收回時（是臨終不運之時）左手至西住

七言俚語

兩手轉還東復西兩足橫行步法奇來回運動恆不已雙懸日月照乾坤

第二十四勢前高探馬此老式也

節解

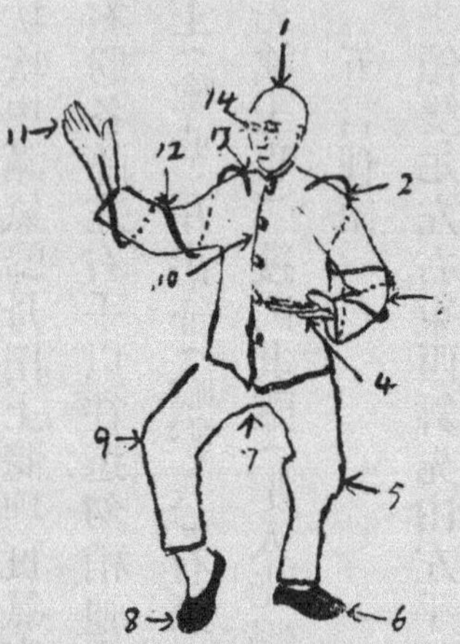

1頂精領住2左肩鬆下3左肘屈住4左手心朝上與右手心合住5左膝微屈一二分須用力6左足用力半正踏實7襠撑圓要虛要活8右足指點住地是虛脚步9右膝微屈其精與左膝外往裏合10胸與腹皆向前合令有海闊天空氣象11右手背朝上腕向下12右肘下沉13肩勿過於抬高14眼看右手

第二十四勢

面西南

引蒙

承上勢左手到左之上面右手收回到右乳前右脚隨右手亦收到左足邊右脚從左向右退行一步右手領左手自上而下行自左回右用逆轉纏絲精左手用順轉纏精身一逆轉左足即向左面退行一步左右手一齊隨身逆轉過來右手在上左手在下右肱展開

在前手腕向下左肱屈住肘左手腕朝上落在左乳前右足點住地胸向前合眼看右手牆開闔合住牆勢到完時上下一齊合住精是謂上下相隨

內　精　暗畫一圈者明身之逆轉也

右手隨身運行圖

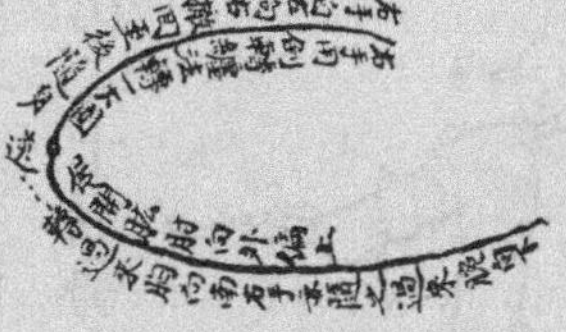

左手沿路運行圖

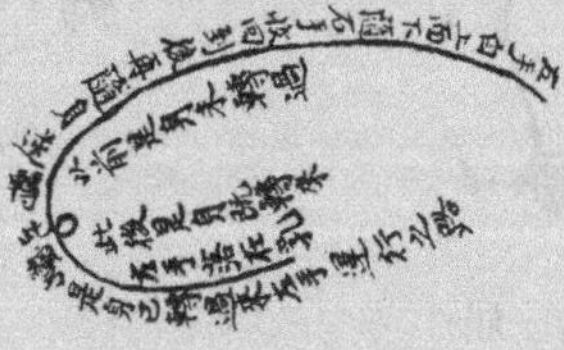

右足先退行圖

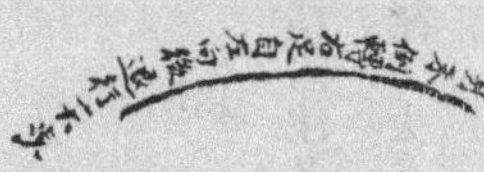

左足後退行圖

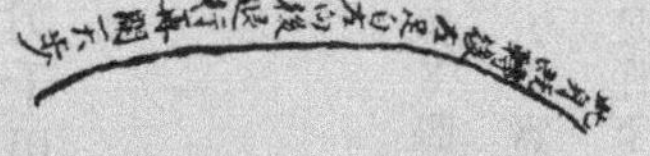

取　象

震下離上曰噬嗑

右手在上左手在下胸中虛明牆中開圓且虛皆有離象右足先退行左足後退行（右足退行在身未逆轉以前左足退行在身既逆轉之後）震爲足震動也兩足退行有震象彖曰頤中有物（耍拳原爲衛身物者敵人也以手擊之如虎豹食物在頤）初爻滅趾二爻噬膚滅鼻三爻噬腊肉四爻噬乾五爻噬乾肉上九滅耳皆寓擊人意言人之身自上而下任我噬嗑故亨

七言俚語

八尺以上號爲龍馬立吳山第一峯只爲欲騎千里駿高探趙奢馬服封（伯益之後趙奢封爲馬服君）

其二

冀北空羣得最難身高八尺未易探超然一縱賚手力千里一日解征鞍

第二十五勢右擦脚

第二十五勢

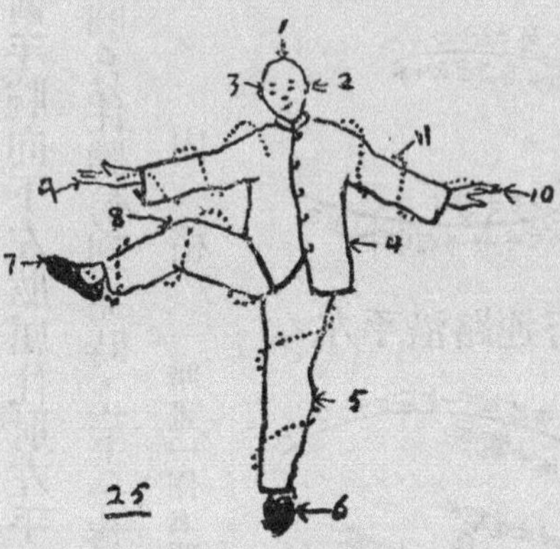

節解

1頂精領住2耳聽身後3眼看右手4腰精愈得下好5左膝微屈腰精方能下去6左足用力平實踏地一身根基全在於此7右足往上舉身往下就方易迎合右足從下往上抬起足面展平8右膝屈住右手方探得着（下平聲）9右手上往下打右手打右足足面手足上下相呼應10左手落臍前11左肘屈住

引蒙

老式是身逆轉已自北轉向南矣右手從左腋搯出自下而上轉向前繞一圈用順纏法從上往下打右足面右足指點地者即從下抬起來以應右手左手用倒纏精手腕向下往後展開肐膊以助右手之力胸與右手皆向下俯就右足若先迎之意右膝微屈右足抬起以應右手若上就意使上下兩面易於符合至於頂精腰精膽口眼神節解已明

內精

右手用纏法自腋大包（穴名）上去裏往外纏至右手指足亦用順纏法自大腿根向上裏往外纏下行斜纏至右足左足底用力著地左膝微屈不屈則腰精下不去腿無力足站立不穩

右手沿路運行圖

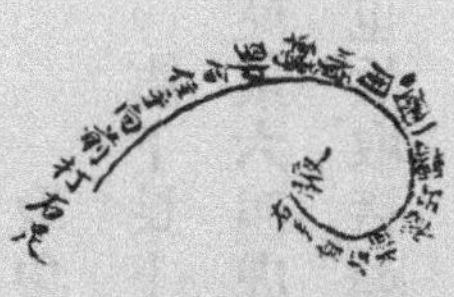

右足上抬起圖

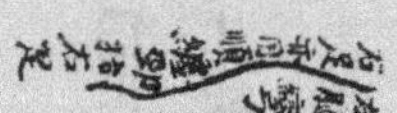

左手沿路運行圖

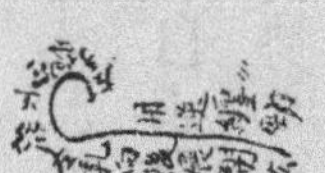

左腿佇立圖

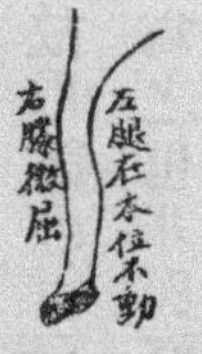

上體與右手右足皆在左足之上站立故宜十分穩當

取象

震下艮上爲頤震爲足又動也先動右足向上抬起有震象艮爲手又止也以手止物有艮象六四虎視眈眈其欲逐逐有自求口食之象故取諸頤言己欲擊人猶朵頤之欲食物也故取諸頤然擊人之事亦出於勢所不得已而爲之也非與好勇鬥狠者比

長短句俚語

右足如雷震右手擊更迅有人再出我之右優絀一較數我鈍功力欠幾分（還得努力用功）

七言俚語

運用全軀在一心如何先役又牟身同爲手足右爲便屈指爲君說原因

四言俚語

部位記淸面離分明左足先横右足上行右手左搯（從左脇搯出）向足打平

七言俚語

先將左足向南横右足上舉面展平右手從左圈繞後下打（言右手）上（言左足）踢

兩相迎

其三

纔將左足定根基右手右足計出奇周身如合新月似東嘬（屁股向東去）西打（右手向西）㠯相隨

左右擦脚長短句

勸君部位先記清休教足步不分明從北轉南兩足橫左足先立定右手從左繞一圈右足上踢快如風右手向右足打正打平再將右足先立定左手從右繞一圈左足向上踢左手展開端端正正打下去寂然不開聲頂精領膽精下一勢一勢迴不同太和元氣運胸中一動一靜合輕重誠於中形於外千變萬化自無窮火候到純青法密由理精軍身輕靈左右拿出應應應

先分後合

第二十六勢左擦脚

節解

第二十六勢

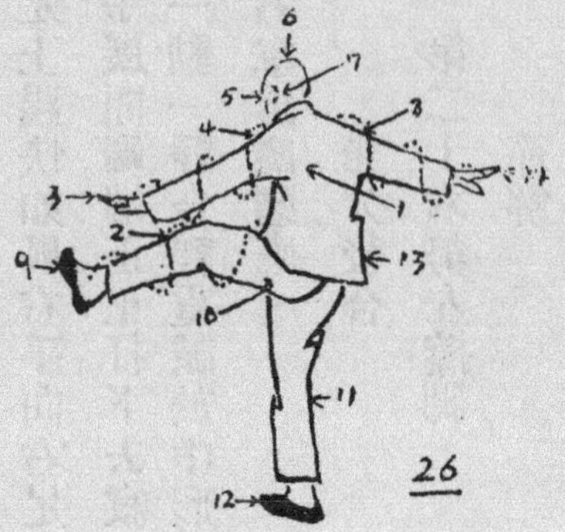

1胸向前合腰向前彎2左膝屈如此方能探下平足3左手腕向下合住精往下打4左肩鬆開隨身往下合左擦脚以左手足爲主5故眼看住左手6頂精領住勿失7兩耳後聽以防後之來者8右肩鬆開右肱展開9左足面展平左足與左乳平10左腿展平屈膝機關在大股根11右膝微屈一二分12右足用力踏穩13打脚時屁股往下微坐腰精下去向前彎

引蒙

右擦脚畢右脚隨身順轉胸向北立定足指亦向北橫立左手用順纏法與右手先一合然後向前打左足左足往上抬起與左手相迎頂精領住胸與腰與左手一齊向前合下方打脚時右手與屁股微向後霸方能與左手足相稱猶五雀六燕斤珠相稱不然則前重後輕必向前倒即右左亦立不穩

內精

左手用順轉左半身皆順轉身向前合屁股不得不微往後稍霸一二分其身旣往上提下體又欲向下向後此在自權令其前後氣力均平方得其中餘皆如右擦脚

取象

此勢全體在上獨右足在下非有乾健之力不可右面有敵左手非有艮手不能止之乾下艮上大畜卦也故取諸大畜象辭應乎天也九三象上合志也上九何天之衢乎亨合言之左足上舉以應上之左手其志相合何天之衢無阻隔故亨

七言俚語

職分不同左拾遺入於左腹計最奇不是左能攻於左左之左之亦非宜

其二

左道由來不甚行（尙氣不尙理）何如太極一著精人來左面以左應奚必仍用右手

迎

其三

再將左足轉向北周身合住更有力左手右繞向左擊順身踢臁是老式

其四

頂精上提通後脊腰從前折似關弓非徒右體便作事卽此左肱亦善攻

四言俚語

身自南方轉向北方右足主定左足飛揚左手右旋打足（左足）中央膽精下足乃爾之強

七言俚語（其五）

中流砥柱莫與伍右足夔夔詎有輔不慮太山將壓卵（喻周身也）英雄獨立稱千古

第二十七勢上是中單鞭姿勢

節解

此是未拉單鞭兩手先合在一處欲放先收欲抑先揚之意

1頂精領住2胸向前合3左肘屈住4左手收到胸前5右手收到胸前6右肘屈住7左膝屈8左足踏實9襠開圓10右足踏地稍虛11右膝屈12腰精下去

第二十七勢

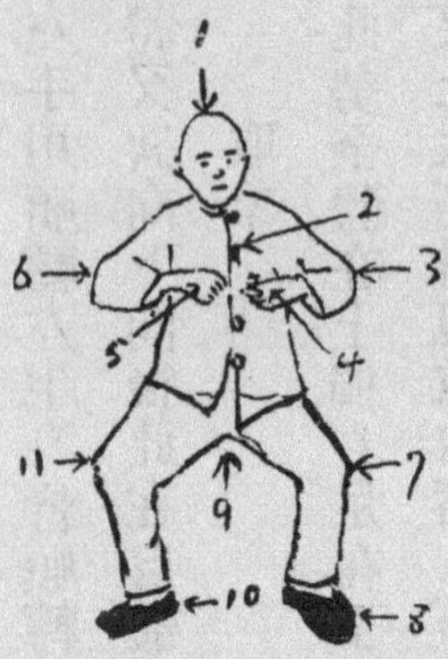

下圖中單鞭

節解

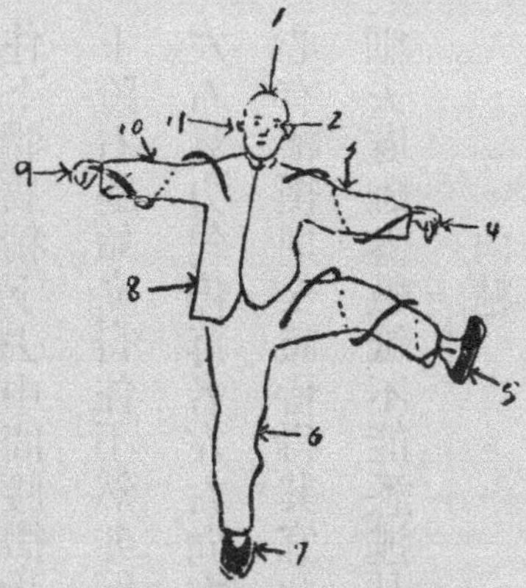

1頂精領住2眼看左中指3左肘沉下4左手展開五指束住身向前合5左足向左用力橫蹬左腿展平6右膝微屈7右足用力踏地8腰精下去9手伸指束10右肘沉下右肱展開11耳聽身後

引蒙

單鞭前後共七勢七以四爲正中此勢屬第三何爲道以中爲名曰非以數論也以形定之也若以數論此勢只可次以第三不可謂之中單鞭中者不偏不倚左右手從中心平分拉開以體之正中言之非以數之在中者言之也他勢皆以左手拉開此勢以膻中爲界兩手從此平分而運故以中單鞭名此勢上承左擦脚後（此勢是本勢來脈）或以左足落地再逆轉其身或以左足未落即以右足踵向左倒拉

轉過來面向北者令其面向南便以左右手用倒纏絲精兩肘屈住兩手收回胸前然後用順纏絲精兩手自中分開左手向左右平向右氣力一班大平分拉開單鞭當方拉單鞭時左足用力向左面蹬此是一齊運動不分先後上體兩手向左右拉(兩手非一手)下體左足向左面蹬至於右腿腿根微彎膝微屈用力獨立在下足底猶宜用力踏穩上邊項精領住下體襠精下去中間腰微折胸向前合屁股往後墜然後前後皆相稱(去聲)方能上拉下蹬右腿始立得住不然非倒即傾立得不住且單鞭左右兩手拉如裂布有相奪之意令左右氣力勻停再者左右向左蹬身微向右倚側如此方能左右相稱官骸運動全在一心心有權衡則全體皆得其宜此在人神而明之默會其通以上所言第舉一隅至於周身詳細去處雖盡數紙不能悉述是在自己以三自反耳

內精

此勢分裂精左手領住左半個身右手領右半個身兩面分裂運行上下前後左右氣力與形體分兩必令均平

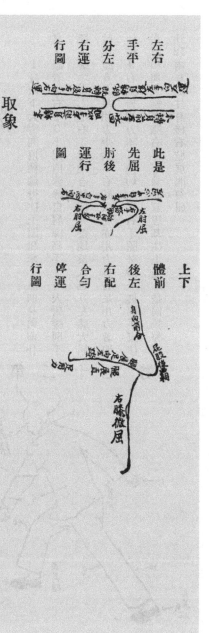

左右手平分左右運行圖

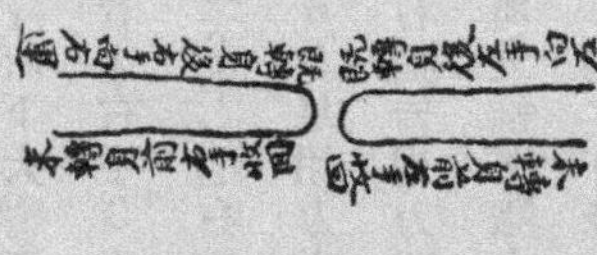

此是先屈肘後運行圖

上下體前後左右配合勻停運行圖

取象

震下乾上无妄左足蹬如疾雷右足獨立如一木支廈皆具震象兩手分運強而有力象乾之動而健故取諸无妄彖曰剛自外來而爲主於内言大畜上卦之艮來而爲无妄之震震動也曰動而健（言足之蹬）曰剛中而應言内有心力而上下手足皆應之是皆无妄之所致者也

七言俚語

身法端莊立無偏左右分舒運兩邊左足向左蹬一足右腿獨立振乾乾

其二

兩手遂聚復爲散浩然元氣在中間右足下立根基穩請看右足半空懸

其三

平分秋色一輪滿左右運行似月圓前後冒名字(前二後四皆號項單鞭)咸輸獨立自無偏

二十八勢擊地捶

節解

1身向下大彎則頂精愈得往上領起來不然則身向前仆矣2眼看住右手3手用倒纏絲自肩纏到手4身大彎腰則手探不著(下半)地右手擊地合住捶非擊地擊人也5左膝大屈膝埃腹6左足用力半踏7右膝微屈亦用力8右足用力著地如椎9右腿背用力不可輭10左手右手隨勢涉上展開手束住指11項與大椎雖隨右手下栽而意思却往上提此是偏救弊之法12兩耳聽住身後右肱展開勿屈

第二十八勢

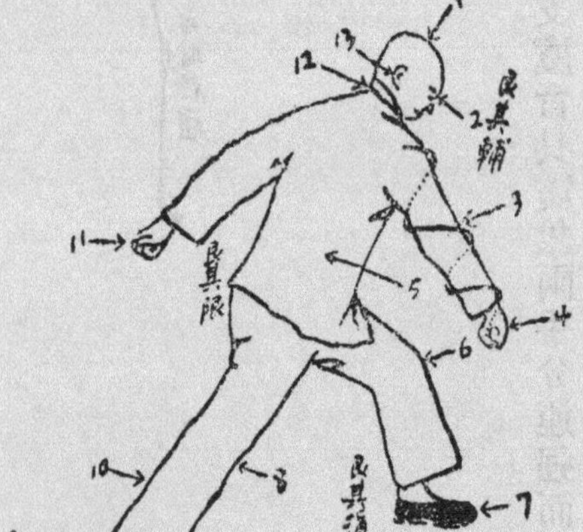

引蒙

承上左擦脚後後左足落地足指向西南右足前進左足前指向正南身逆轉過來面正南兩手合住精收到胸前左右手與左足一齊運動左右手從膻中分開向兩邊展開肱膊用順纏纏到手掌及指眼看住左手左足抬起向左面横蹬一脚身向西霸令左右相停勿使東倒西歪然後左足向左先開一步左手用倒轉法向後旋轉次右足向左足前再開一步右手亦用倒轉法隨右足從前轉向後面再次仍以左足向左再開一大步右手將捶帶身下去向地面上合擊一捶是時右手在下左手已涉在上頂精領好齊背要靈

內精

左手隨左足沿路運行圖

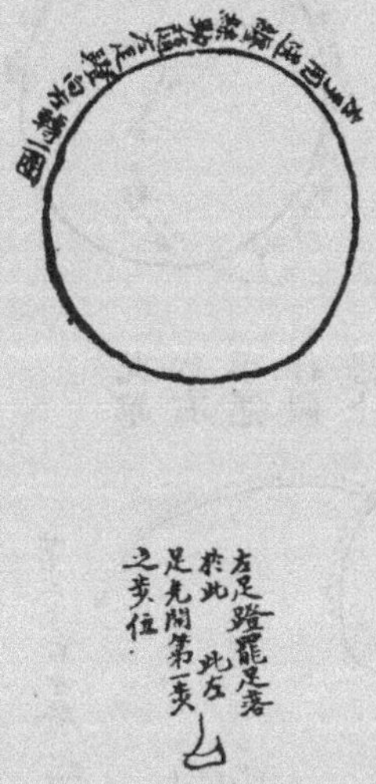

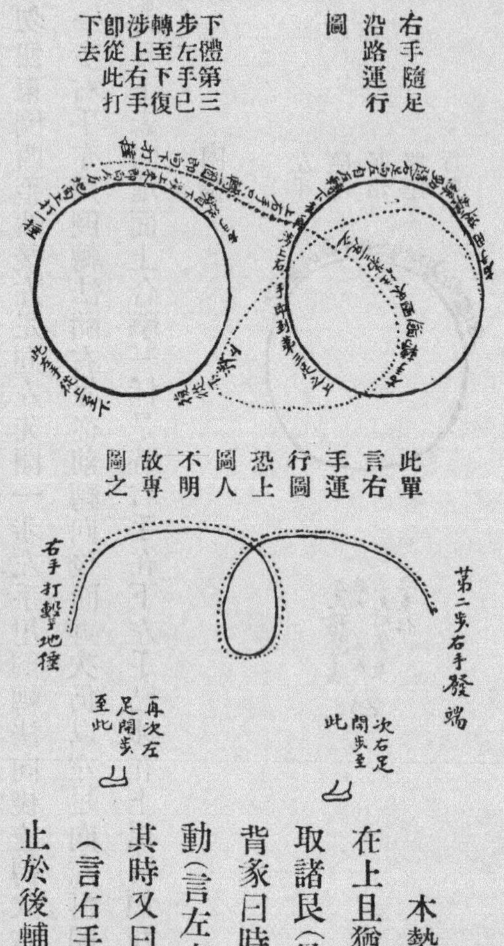

右手隨足沿路運行圖
下體第三步左手已轉至下復涉上右手即從此打下去
此單言右手運行圖恐上圖人不明故專圖之

取象

本勢全體向下獨左手在上且猶在後有似於艮故取諸艮（艮止也）經文艮其背象曰時止則止時行則行動（言左右手運行）靜不失其時又曰艮其止止其所也（言右手左足止於前右足止於後輔與腹止於下背止上）初六艮其趾六二艮其腓九三艮其限（限腰與臍人身上下之限脊背左右之限六四艮）其身六五艮其輔言有序上九敦艮象曰敦艮之吉以厚終也擊地捶右肱展開象艮下卦一陽左右足踏地象艮之二陰爻（此艮下卦之象）枕骨由大椎至長強象艮上一陽脇與屁股左右分開象艮上二陰爻（此艮上卦之象）周身上下各止其所艮之象也拳

之取象莫切於此

七言俚語

逆轉周身面向南東蹬左足看奇男連三趕步緣何事只爲穴中虎子探

其二

放開脚步往前貪已罷東蹬左右懸（足已落地）向下一捶先制命回身意欲上飛天

（伏下二起）

第二十九勢雙擦脚一名踢二起

第二十九勢

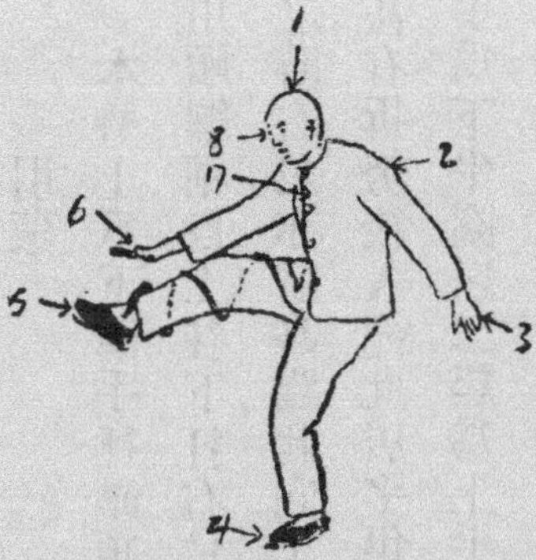

節解

1頂上領有者以蠅提起周身獨此勢頂精貫提起2左肱展開3左手展開束往指如鳥舒翼4左足先往上躍向上踢起來右足即隨之而上（非左足既落地而後右足始起）5右足先用力往下蹬待左足先踢起來落下然後右足用力往上踢6身隨頂精用力往上縱愈高愈好有縱過頭頂者非身輕力大不能此上縱法也胸往前合令平探著地右手用順轉法腕合住從上往下打足右肘合住7上身向上縱下身愈得用力隨之上縱其縱之法必左右足用力先往下一蹬足蹬愈重則身起愈高8眼看右手右足肩合要平

引蒙

本勢上承下演手捶畢頂精提足聳身向上縱起左足先往上去右足亦往上縱右手足用順纏精自上往下打右足面右足上踢以應右手令其上下相合或又有左足將落未落之時右足亦隨身踢起向上右手用逆轉精自下而上先繞一圈再往下以打右足之面亦甚有折勢後人從此居多但此易後說易彼（彼是前說）難故被難就易耳蓋前說以下演手爲下半圈以二起爲上半圈兩圈合成一大圈不待另外設勢即以身之在下者隨時聳起此前逆（逆轉身）後順（順是順轉身）之法本地風光故難後說右手先從下起到上面再從上往下倒轉一大圈然後再從下到上再從上合住手往下打右足面此爲另外設勢右手較前說多繞一圈故易且左右手本是隨身一齊同起此時當打足不打而又以手倒轉一圈令其身亦隨右手倒轉一圈而後打其右足此後法之繁又不如前說之法之簡也如其不信當場一演即知孰難孰易孰繁孰簡大凡簡與難較愈並識以令習者自擇之

內精

上一勢下演手身未動有潛龍勿用之象本勢身將動有見龍在田之象上體手欲動

上乾也下體足欲動下乾也有終日乾乾之象身自動而上起有躍在淵之象身已縱過頭顱尚有飛龍在天之象具此數象非乾之健不能內精得乾之象何患終於艮止不能飛揚乎

取象

上言內精已兼取象此又專言取象何也上但言身之健而未及足之運蓋左足先起右足後起震下艮上合之爲震物未有止而不動靜極則動震動也震爲足

右手沿路運行圖

此圖簡當

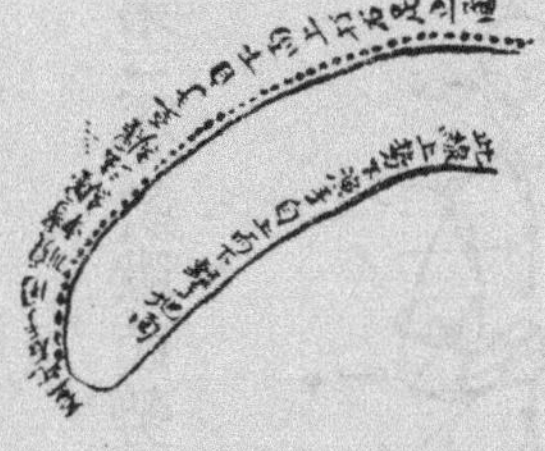

此圖易習者多

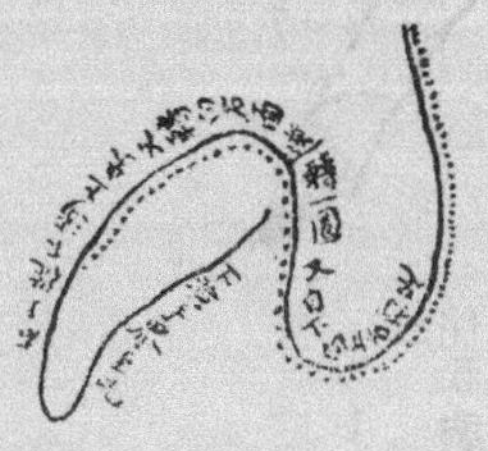

兩肘先後俱起震之初爻四爻陽動於下也身與兩手一齊俱起此二爻三爻五爻六爻亦隨之而皆動有震驚百里之象可以驚遠而懼邇蓋心能震作則身自能震奮身能震奮則足自然震動足一動而去地數尺非有震懾之氣（氣脾氣）何克臻此

五言俚

二足速環起全身飛半空不從領下踢何自血流紅

七言語俚

中氣提來膂力剛連環二起上飛揚若非演手(下演手擊地捶)先伏脈西擊何能過鼻梁

其二

飛龍在天不爲好澤中有雷難措巧(由地起高最難)未具魏讐眞力量也能聳身一上躍

第三十勢獸頭勢

第三十勢

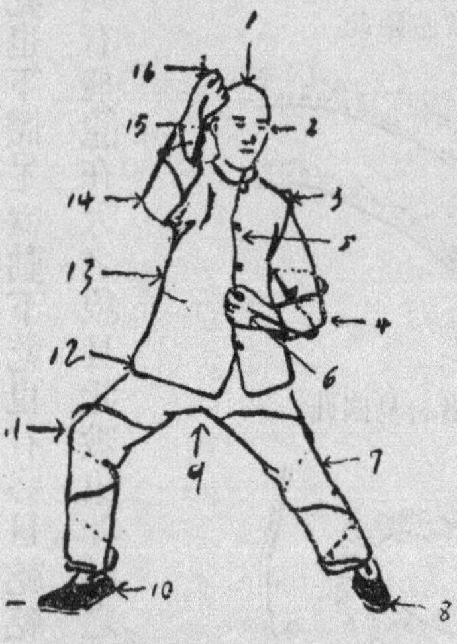

節解

1頂精領住2耳聽身後兩目平視3左肩鬆下4左肘屈住5胸向前合6左手將拳住臍7左膝屈住8左足點住地9膽圓開10足指足踵用力踏地11右膝屈住12屁股上翻則小腹下自然合住膽精13腰勁下去14右肘屈住15精外方內圓16右手捋拳懸於頭上

引蒙

承上二起足落地右足先向前進四五寸左足次向前進尺四五寸左右手從左膝下分下來皆用倒轉精各繞一圈右手落頭額上左手落臍下小腹前左右膝一齊屈住左足落前偏左面指點住右足落後偏右二足相去七八寸許膽撐圓合住精頂領住目平視前光兼四肘射耳聽左右兼身後肐膊皆外方內圓

內精

左右手沿路運行圖

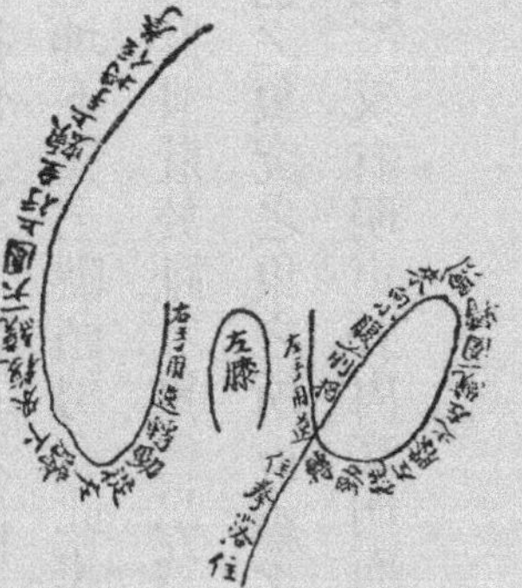

取象

獸頭勢精神前注於目以我之目觀人之往來以爲進退有觀象焉故取諸觀彖曰大觀在上順而巽中正以觀天下（言曰在面上以我中正之道無不觀之也）三爻觀我生進退（言人心先內審諸己而後以爲進退）四爻觀國之光（言身據上游合前後左右無不觀之）五爻象曰觀我生觀民也（言並下體而盡觀之）上九觀其生君子無咎（拳法有經有權生機無

窮變化由我不待思索）觀卦巽上兩爻（喻左右兩拳）巽多白眼（言視人也）巽錯震（有精神振作意）下卦坤坤爲腹（言腹內所言無所不有）坤錯乾（乾剛健言腹之中柔中寓剛）坤下巽上歡頭勢有此象故取之並有睽卦兑惡人之象有頤卦虎神眈眈其欲逐象有大壯卦壯於趾之象（言左足指點往伏下踢一脚）有夬卦九五大人虎（獸名）變其文炳也之象究之象之所取總多武人之形而內實柔順得中正之道（即浩然之氣配義與道）又有明夷卦內文明而外柔順之意總之以乾坤之正氣見諸躬行故能時措咸宜

四言俚語

右股要曲左股要束左足點地股屈指直右拳在額左拳近膝上下相顧護我心腹運用從心折中（使不偏不倚無過無不及）在獨（獨者人所不知而己所獨知之地）剛柔相濟欲揚先抑太和元氣渾然內伏靈機未動預知無敵

七言俚語

瞪眼捋拳像最凶機關靈敏久藏胸左足虛點先蓄勢何人識此大英雄

其二

周身形勢似獸頭惡眉惡眼迴不猶況兼兩手上下護何異田單（齊將用火牛攻燕用火牛

第三十一勢踢一脚（左脚）

節解

引蒙

本勢承上獸頭勢兩手皆用順纏精由裏向外一齊各舒開左手向左右手向右手與肩平身微向後霸左足從下抬高足面展平向上猛踢此時右膝微屈右足用力

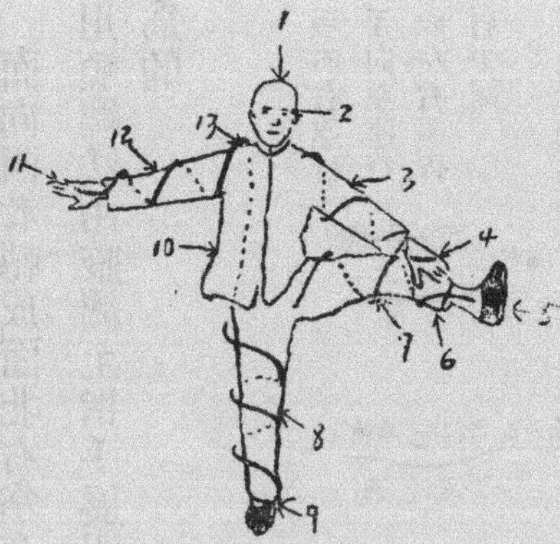

1頂精領住2眼看住左足3左肱展開4左手束住指5左足抬起面展平向上踢蹬踢領下6左腿展平7右膝微屈8左腿用力9右足用力實踏10腰精下去屁股略互向後霸11右手束住指手與肩平12右肱展開13兩肩鬆下14胸互前合住精

第三十一勢

踏地腰微彎胸前合令一身前後左右皆相稱無涉於一偏偏恐傾倒頂精領好

內精

面向西者轉成面北右拳在額上者用順纏法從腋順纏至手手展開左拳在臍上者亦用順纏法由腋纏至指手展開由下涉上向左展開肫膊手與肩平眼看左足所踢之處以爲的

右手向右運行左手向左運行勢成左右手皆與肩平圖

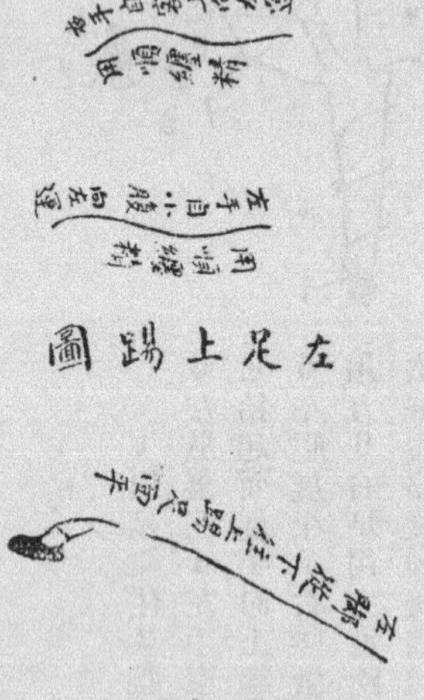

左足上踢圖

踢一脚與二十七勢中單鞭左足大同小異中單鞭用足踵横蹬踢一脚用足指向前上踢

取象

上勢有鼎顚趾旅卽坎二意此勢左足上踢有壯於趾之象故取諸大壯在上爲角在下爲足皆用以傷物者故上六羝羊觸藩不能退不能遂无攸利艱則吉猶晉之上九晉其角維用伐邑厲吉无咎蓋我以足傷人猶羊之晉其角維用伐邑兇厲无咎以道未光也我以足踢人猶觸羝羊藩設人捉住足猶觸藩不能進不能遂旡攸利艱則吉蓋以咎不降也

以下勢能解其難也下言貞吝（晉上九）足踢所不得不得不踢反吝故以踢設萬一之想（言解圍）然而險矣非必不得已不可踢也蓋我以踢制人之命踢踢膗重傷人人豈不動聽我踢之有是理乎善制人者終必受人制古之常理如此踢人者宜戒之

五言俚語

左脚往上踢局外皆不識兜膗這一下卽時命遂沒

七言俚語

奇岩峭壁（喻敵之利害）插天關（無間可入又無間可退）祇餘劍閣谷口開（喻人之膗尙無防備）若非勇士善用足安能踢倒萬重山

其二

人皆尙右我尙左非謂奇謀獨數我只爲偏師能得勝因而攻左較穩妥

其三

神機運動不預謀用著右攻卽左攻不是膗中踢一脚如何能服衆英雄

其四

千人萬馬四面圍奇想天開入非非下體膽中留有隙敢將左踢運神機

第三十二勢右腳蹬一跟此是老式並圖用法

節解

第三十二勢

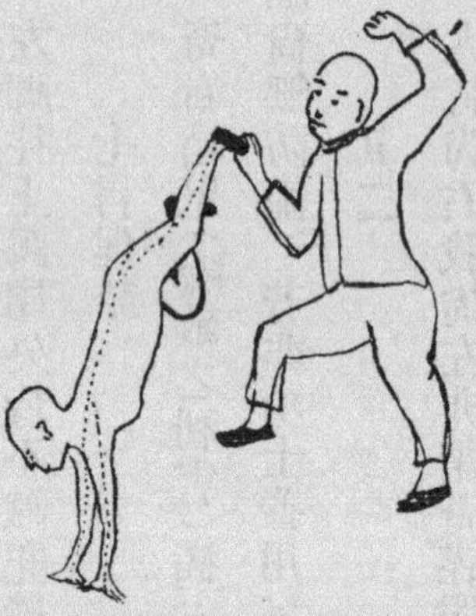

1此圖是我以左腳踢人人以左手捉住吾腳2上圖是敵人爲賓下圖是主3左手搿拳4右手搿住腳5右足依住敵人之手向上蹉(平聲)而蹬之6右膝必先屈住蹬方有力7左手用力捺地8右手用力捺地9兩肘不可軟10腰脊骨不可軟

引蒙

承上獸頭勢與左腳踢一腳之後人既捉住吾腳吾即逆轉過來上身向下而以左右手用力捺住地以右腳向上蹬人之手頂精須領住精神注於右足踵

內精

身要猛往下栽左右手皆用倒纏法自腋纏到手五指與手掌皆用力心精提住不可失威頂精領住左足往下抽右足往上蹬腹以鼓其力臍以上力注於臍以下力注於足機貴神速緩則食臍不及矣

新式蹬一跟

老式最難先立一式以誨學習亦學者式階梯也較前容易得多

內精

踢一脚面向西向西卽以身轉過來頭朝東面西下此平蹬法也

上身大彎向下合住

此亦新式較第二圖更覺容易蹬一跟

節解

頂精領住

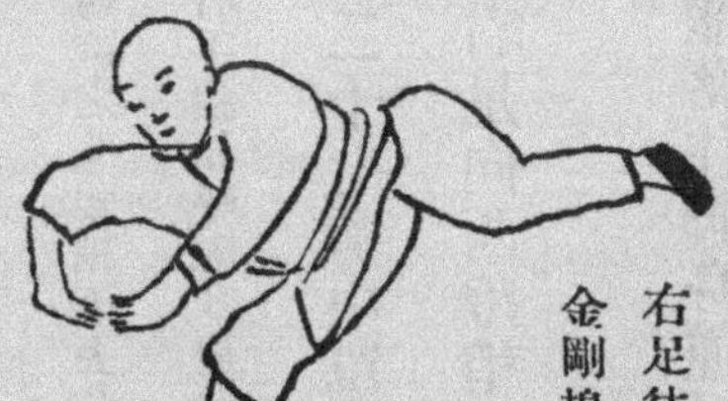

右足往後蹬後卽西方此以第一勢金剛搗碓步位面向北者定之

此左足蹬能逆轉過來落於右足之東

左右手亦用倒纏絲精

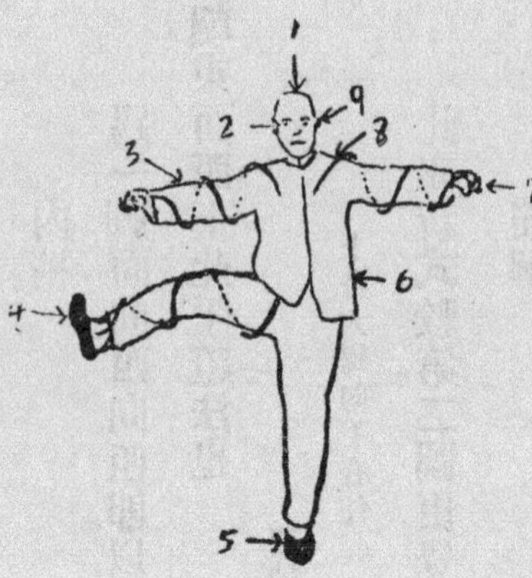

1項精領住2眼看右手中指3右肱用順轉纏絲法自腋纏到指指肚用力4右足向西蹬5左足踢罷落右足前足順轉右足倒轉過來然後向西蹬之6腰精下去7左肱用順轉法自腋纏到左手指指肚用力與右手相相呼應8肩鬆下9耳聽後面

此圖與二十七勢中單鞭法大同小異但彼以左足向東蹬此以右足向西蹬稍異

引蒙

此勢以右足之蹬爲主故必待左足踢罷落住脚身逆轉過來而後能蹬轉身之法左足落地右足隨身逆轉過來面向南右足落左足之東而後再抬起向西蹬去左右手與蹬一齊運動左手向東向手向西兩肱皆展開

內精

左右手其精由丹田分開上行至左右大包穴再上行過左右腋裏邊左手順纏至左

手右手順纏至右手中間合住胸下體臈精合住左膝微屈用力踏地然後右足抬起用力向西蹬去方有力惟上下皆合住精下體左足方踏得穩當

取象

此勢被人捉住左足是身已習坎入於坎窞中矣故取諸坎有剝牀以膚切近災之象故又取諸剝人左足而上提有否泰二卦拔茅連茹之象故取諸否泰因之初爻入於幽谷三年不覿老式頭向下入幽谷象面向下不覿之象故又取諸困倘非碩果不食（存此生機）安得祇（小渚也）既平樽酒簋缶納約自牖而有謀出險得輿脫幅之吉乎輿脫幅在易則凶在此勢則吉言得脫禍難也

七言俚語

左足向西朝上踢（承上）兩手捺地如虎力倒懸身法（此老式也）向手蹬翻手演向胸擊（起下）

其二

再將右足上蹬天順住左腿蹉無偏事到窮時皆有法遂將身體換倒懸

第二圖新式七言俚語

既將左足踼初還旋舉右肱向胸間頭轉東方身有力平蹬一脚命難全

其二

兩手用力向東推西蹬小腹莫遲回周身用力如虎伏中肯梅占百花魁

禮三圖新式其三

平分左右中單鞭如何右踵又高懸左攻用左猶嫌半再以右攻勢方全

其四

四時運動天無言春夏秋冬換幾番用著式攻抬左足豈防右踵蹬一跟

總合三圖七言俚語

形神變易勢多多逼近人情算無訛若問太玄揚子意說鬼由來數東坡

其二

脚踼拳推亦尋常眞機妙理何處藏一開一合陰陽備四體(兩手兩足)殷勤骨節張

功久自得)

末二句道盡拳之眞訣總歸業精於勤亡羊補牢未爲晚也

第三十三勢紅五箇演手捶

節解

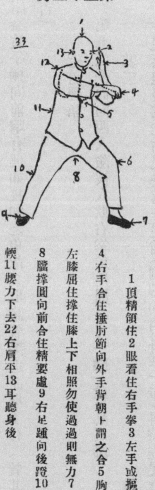

1頂精領住2眼看住右手拳3左手或摳或展以應右手4右手合住捶肘節向外手背朝上謂之合5胸向前合住懷6左膝屈住撐住膝上下相照勿使過過則無力7左足用力平踏8膽撐圓向前合住精要虛9右足踵向後蹬10右膝微屈不可輭11腰力下去22右肩平13耳聽身後

第三十三勢

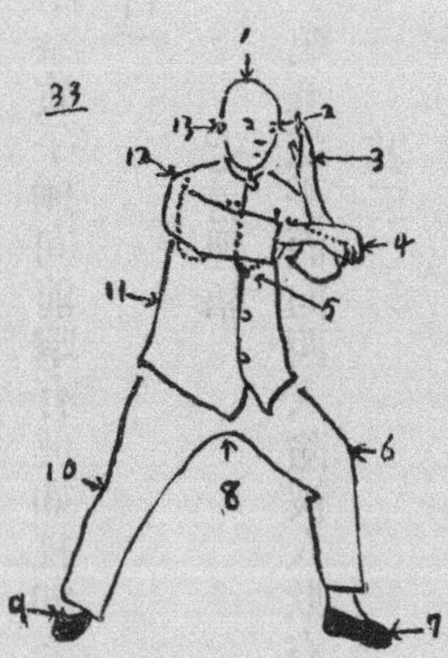

引蒙

本勢承上蹬一跟後右脚落下軍用倒轉待倒轉過來左足向左開一大步屈住膝而以右浮捋住拳合住精向左擊之左手或摳住腕以應右手或展開肐膊伸開手亦可項精領住腰精膽精皆下去胸下去兩足踏穩眼看住右拳

內精

右手純是肩膊力所以用合捶者其精由右足踵逆行至肩越肘以至拳背是半身之力皆聚於此况兼左半身力再爲輔助所以用合捶其力最大右手用倒纏法自肩纏至手背左手亦用倒纏法纏至手背打捶兩手相合以作照應圖畫如第一演手

取象

自尚探尚至蹬一跟或前踢後蹬或左擊右攻皆是破重圍出險今則出否之泰矣故取諸泰演手捶向前擊有進如摧如之象故又取諸晉柔進而取上行（晉其角維用伐邑故吉）

七言俚語

第九演手面向西入險被人欺右拳須用周身力一擊人皆亂馬蹄

其二

左足落地最爲先右足轉落左足前（倒轉向西再進一步）再將左足進一步請看神力飽空拳

第三十四勢小擒打

第三十四勢

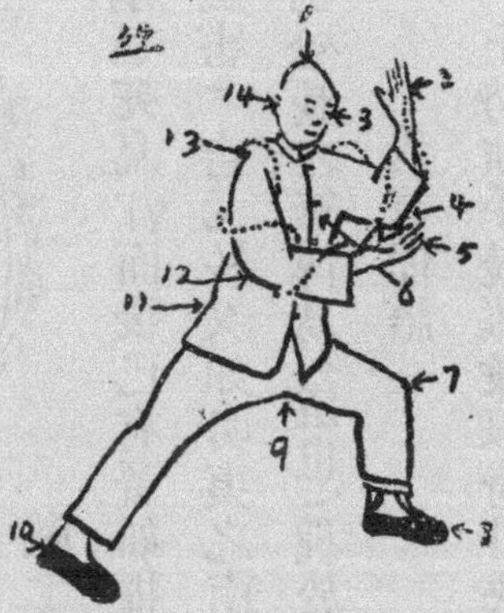

節解

1頂精領住2眼看敵人之胸腹3左手左手用（倒轉纏法）4屈住肘5右手法順轉一圈落左肘下此上遮下打偷打法也6身向前合住懷7左膝屈住8右足用力平實踏地9襠口撑圓10右足在後踏實如下蹬物11腰下去12右手向前推先屈肘後展肱不屈則伸肱無力不展肱手掌無力故必先屈後伸13右手須用肩膊力

引蒙

左手向上一提屈肘右手用順轉纏絲精自腋裏邊由日月大包穴上行至肩顒由肩顒斜纏至手掌向前推行右足向左進一步涉過左足之前左足向左再開一大步左右足踏穩

內精

左手先用倒轉法手上提指朝上肘朝下手上提一則撥人之手一則遮人之目肘向

下以藏右手於其內右手用順纏法運於掌從左肘下向前推而擊之合之上斜演手是連二擊法

左右手沿路運行圖

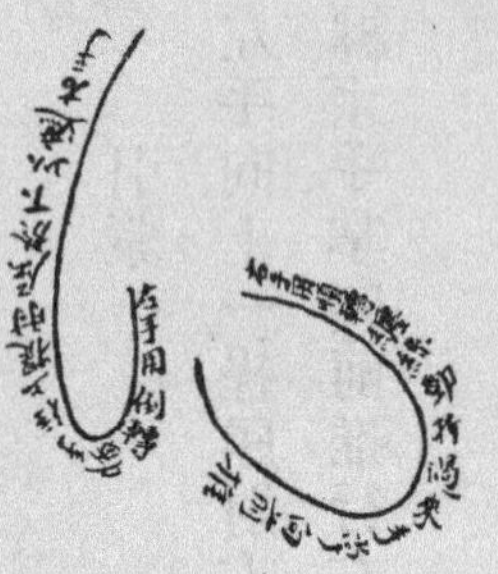

取象

本勢如馬武捕虜幾爲周建蘇茂所獲（以前數勢言之）及王霸不救武倍力相戰及敗爲功（上演手捶）既得勝而又趕進殺絶如蒼頭子密殺彭寵以降小擒打如項羽打章邯九戰（亦以上數勢言之）九勝又如鳴溝畫界之後漢王必欲將項羽逼死烏江而後已有晉如摧獨行正也云之象故取諸晉上九晉其角維用伐邑（厲是厲害）吉无咎又如明夷之南狩必得大首而後止。又如盤庚所言乃有不吉不迪我乃劓殄滅之無俾易（遺也）種於茲新邑之象

六言俚語

上勢演手最難兼以奇計決勝（小擒打上驚下取）心手眼足一氣强敵被擒預定

七言俚語

後足根隨左足前(前是前行)左足開步再往前左手上提似遮架右手一掌直攻堅

其二

摑肚一掌苦運天偸從左手肘下穿神仙也教防不住何況中峯晝浩然

其三

一陣東攻一陣西西而又西足步奇更奇不足偸一步到老大不目太極捶

其四

大戰章邯楚霸王九戰九勝兵力強九里山前排大陣運謀猶足數張良

其五

八十三萬下江東眼中無地著英雄長江火攻壁盡赤不出周郞計劃中

五言俚語

西方庚辛金萬物結果期寧有小擒打到此不稱奇

第三十五勢抱頭推山

節解

第三十五勢

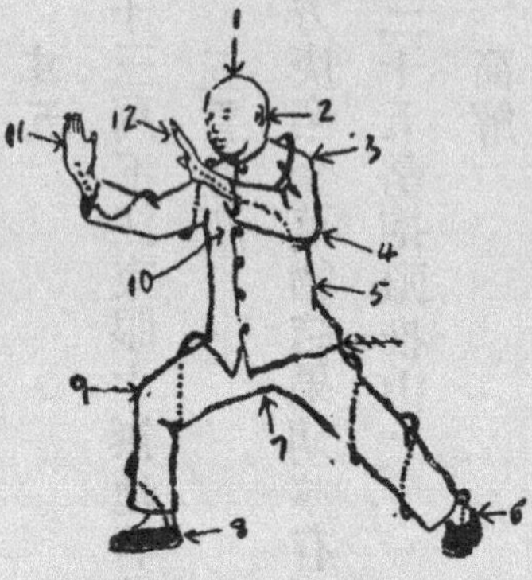

1頂精領住2耳聽身後3中氣自後頂以下至左足後頂踵一齊用力於掌上4左肘屈住左手落胸前掌朝下束住指指掌皆用力5髀股用力腰精下去6左足用力向後蹬7膪撐開圓而虛8右足與左足合住精用力踏實9右膝與左膝向裏合膝屈10胸向前合與下體一齊用力合住11右手掌用力猛往前推有以五指束住帶合帶推平時用功又有以合爲推其意向前12眼看注右手掌用力

引蒙

我方向西禦敵忽有人從有來者卽從右面轉囘身以我之兩手分開人之手向胸用力猛一推勢如推山所以抱頭者一則人不能傷吾頭一則頭爲周身首領頭向前去則周身之力亦往前去以助掌力下體當人從後來右脚收囘卽向前落原位足指向前不如此則換不開脚步反受人制小擒打左腿在前右腿在後左膝屈右腿展身一扭轉面向西者忽轉向東右腿展者膝忽屈住左膝屈者腿忽展開頂精領住腰精下去足底用力踏地肩與肘與掌領住周身一齊用力

內精

兩手用倒纏法自腋斜纏至掌兩腿亦用倒纏法自腿根斜纏至足所以用外往裏纏者取其併力合而攻之我之手與人胸近用努力推之去人胸遠用出精猛推其推也機貴神速緩則誤事

右手合精前推圖

左手合精前推圖

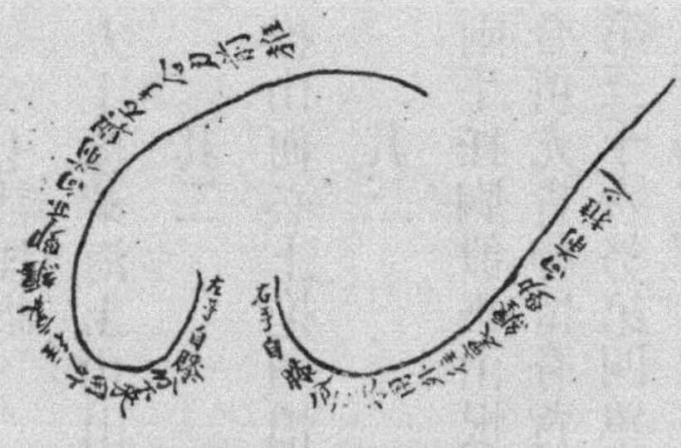

左右腿用倒纏法與肐膊同分則手與足一齊分合則手與足一一齊合但足步更換耳右腿在後轉向前左腿在前落後轉爲後此亦不得不然耳不如此則身拗一勢足用不上力

取象

人以手從後感我我卽轉過身以手感人有咸感之意故取諸咸人感我我不輕放過我我感人我肯輕放過人各要手眼但爭遲速耳故我之推人宜速不宜緩推之宜用周身氣方能推倒理貴看活不可執泥如咸梅咸腓咸股咸脢不異人咸我背我咸人胸也其迹雖異其理則同易感心情用爰好拳感以力爭勝負是則與咸卦本意不同耳易理最活斷章取意亦無不可

識者諒之

七言俚語

方上蓬萊海上山山中每寓好神仙豈防天下奇男子猝然推倒沒彼間

其二

推山何必上抱頭怕有劈頂據上游轉身抱首往前進推倒蓬蓋九州

其三

兩手托胸似推山恨不一下即推翻此身精力須合併尤貴神留脊背間(叫起下勢)

第三十六勢第四單鞭

節　解

1頂領住要拳頂精最緊要自始自終皆不可失2眼看左手神注將指3肱雖展開亦寓微屈之意屈則易轉4左手展開束住指手背向前合5胸與小腹向前合住6右膝屈住7左足踏穩8襠撑開又要向前合又要圓而虛以便輾轉9右足平踏用力往後蹬指向前合10腰精下去11右手撮住指右手與左手相呼應方有神情且自一家12右肐膊亦微彎方好13耳聽後面14左右肩鬆下

第三十六勢

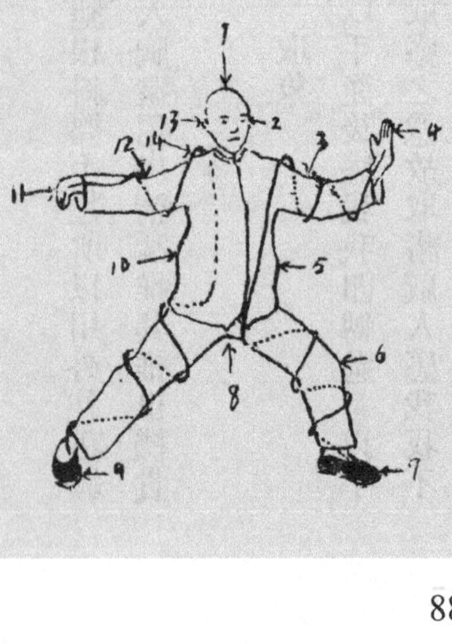

引蒙

承上抱頭推山後有人徃左來（來是來擊我）者卽轉過身來以左肱膊接住人手用順轉纏絲精自肩顒纏下至手向左展開肱膊肱膊形似彎而實直其肱與人手初相接也卽不離不沾不脫半引半進其半引半進之法肘以上引之使進手以下精往前進肱膊背面爲陽裹面爲陰則是陽引陰進之法非互爲其根不能右手川倒轉纏絲精亦是自肩顒纏至手初則與左手先一合用倒轉精繼則撮其手指向前倒轉一小圈仍用倒轉精向前合與左手相應頂精領住胸向前合腰精下去小腹向前合屁股向上翻臘撐圓轉身之法左足先收回用順轉精向左開步落原位（原位者抱頭推山後足原初所履之本位）右足順一扭轉指向西鈎住眼看注左手中指自第一倒轉捻紅捲單鞭作一小停頓倒捲紅是退行以避左右白鵝亮翅是右引左擊兼上引下擊法摟膝拗步是六封（上下前後左右皆封住門）四避（四避是東西南北四方令人無懈可攻）閃通背是前閃（後往前閃）後滑（是後面捺不住強捺則滑而跌之）進擊法攬擦衣與單鞭皆是一引一進（此進字是進而擊之）法運手是左右一引一進擊法高探馬是左肱背折肘法左右插脚是下體

前攻臁法中單鞭是左右上下手足並擊法擊地捶是攻下法身後兼滑跌法訣竅以兩腰之中兩腎之間命門爲上下體之管鍵樞紐管鍵上下皆是倒轉精身帶側櫺住右後脅向上左後脅向下臁精下好足踏穩人遭著背後身卽扭轉愈速愈好能遵足法則人自一滑跌倒矣踢二二起與踢一脚蹬一跟是倒轉大轉身法兼以兩足上攻法演手捶小擒打是前攻上下法抱頭推山是逆轉（謂身也）進推法單鞭是順轉（順轉也是謂身法）左右引擊法以上數十勢是以一人敵數十人大戰也至於避敵之法不越上下兩旁那面緊先解那面闔一齊來者中氣一動卽令一齊皆散非有功夫不能

內精

上一勢抱頭推山是人從背後上來如泰山壓頂不惟上制頭而且下捺背則吾忽轉過身來以兩手入彼兩手之內向神廷庫房推之此是吾方與東面打交涉人有又從西面來（西面亦背後）制左弖背臂及左肘則不得不以左手領住肘致高用順轉纏絲法引之使進卽於引進之中令其自退此肱之所以不得不向西展開展卽令其自退也不惟左肱膊用順轉法卽左半身自上而下無不皆用順轉法而右半身惟手與足用逆轉法以助其

左手自不待言矣

右手沿路運行圖

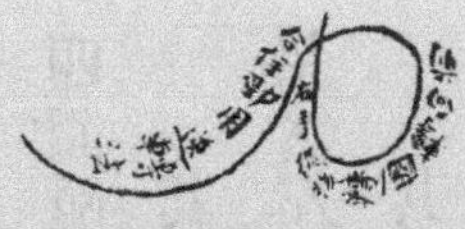

左手沿路運行圖

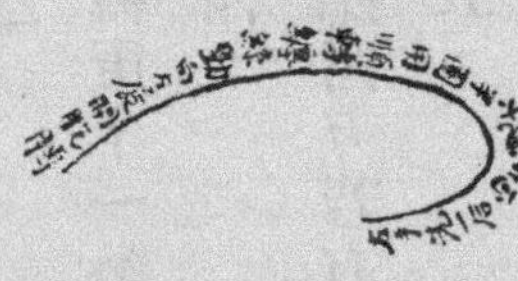

取象

第四單鞭有坎離象故取諸坎離（易上經卅四卦取坎離拳四至單鞭亦卅四勢故亦取坎離）離上畫象肱下畫象股中畫象心此以離中虛取象離明也上離下離心之虛明無所不照故取離之繼照也人心惟虛則靈虛足以具象理靈足以應萬事取坎象者以坎之中滿取之也股肱形實而氣虛象坎之上下畫氣歸丹田象坎之中滿合言之初拉單鞭以中氣運行坎也方運行此心無不照是坎錯離也勢既成心平氣和中氣復歸丹田是離又錯坎坎離相合復歸乾坤乾坤者剛柔也太極之元氣也人身心屬火腎屬水心腎交則水火既濟而吾身之元氣復矣元氣復則剛柔並用無事不濟離爲中女坎爲中男坎離既合生化無窮（拳之剛柔互用實本諸此）且坎離中爻得乾坤之中氣中氣即太和之元氣也人得天地之元氣以生故以吾之元氣運之吾身上下前後左右開合擒縱無不咸宜故運動之功既在窮理又在養氣（養不但靜而存養即動以正亦

爲養也孟子曰我善養吾浩然之氣卽太和之元氣乾坤之正氣也）單鞭以中氣運行象坎離故取諸坎離

七言俚語

第四單鞭象坎離變中又變奇更奇抱頭方向東方擊轉向西方更擊宜

其二

雙手抱頭向東推又有敵人自西追回頭他勢來不及惟有單鞭最相宜

其三

四體隨身轉庚辛一勢更比一勢神何用抱頭雙手擊只用左手自右伸（從右向左）

其四

忽然左耳聽西方若有人兮恃力強豈知太極元氣轉爲用單鞭孰敢當

其五

聲東擊西計最良此是平居論善方（方法也）誰知實向東推畢轉身畫個一字長

太極拳圖畫講義初集卷四

目錄

前昭　後昭
野馬分鬃　單鞭
玉女攢梭　攬擦衣
單鞭　左右中運手
擺脚　跌岔一名一堂蛇
金鷄獨立　朝天蹬
後倒捲紅　白鵝亮翅
摟膝拗步　後閃通背
演手捶　攬擦衣
單鞭　左右下運手
後高探馬　十字脚

指膛捶　青龍出水

單鞭　鋪地鷄

上步七星　下步跨虎

轉身擺脚　當頭砲

以上第九節至十三節共五節三十勢

第三十七勢

三十七勢　前昭

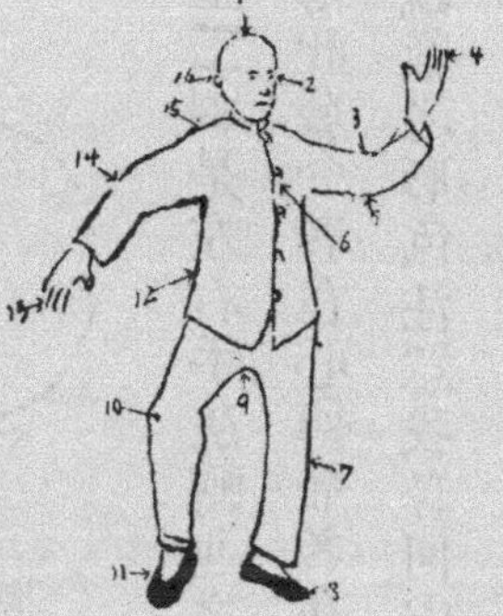

1頂精領住2眼神注於左手中指3肱膊微彎三四分4五指頭與中節下節用力5左肘沉下6胸向前合7左膝微屈一二分8左足踏地要虛9臕精開圓10右膝向前屈住11右足平實踏地12腰身臕一齊俱下13右手五指合住腕向後勿過下垂14肘尖朝上15肩顒肩井扶突皆鬆下16耳聽身背防敵暗侵

引蒙講義

何謂前昭眼往前昭其左手也何以昭其左手如敵人在西或來取手或來扭肱吾以左手往上一領向北自北而南轉（去聲）一小圈以手背與肱膊背擊之此時要手敏眼快遲則恐受人制當左手上領之時腰與臕一齊俱下上體周身轉自覺活動下體亦不死煞右膝屈住左腿收束自然容易至於右手在後左手上領自南而北轉一小圈右手背住肱膊也是自北而南轉一小圈左手順轉右手倒轉左手背向南右手背向北總之一身必令

上下相隨一氣貫通爲是

內精（前之圖是前昭已成式樣未說到肶膊中沿路運行之步驟眞氣之旋繞所以再圖一肶膊中如何起如何落中氣如何展轉以形太極之自然開合不假人力強爲方合理法）

左手在西順轉圖

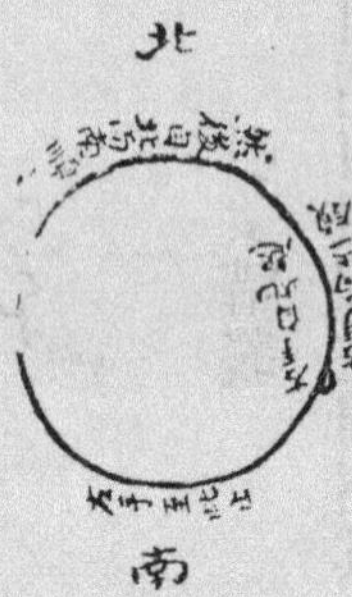

右手在東逆轉圖

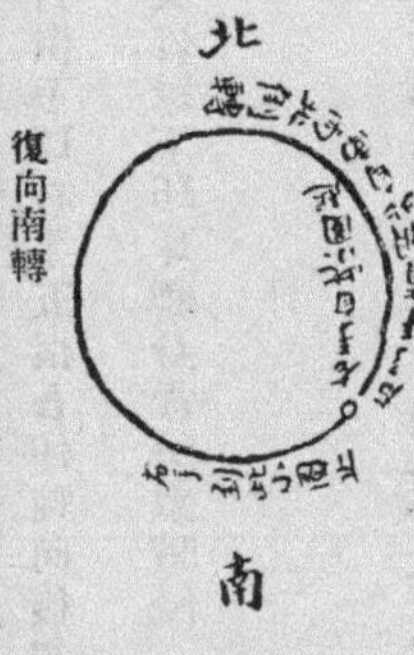

右手隨左手轉圈右手順轉左手勢必倒轉

上二圖是左右手法轉運之式打拳全在用心心機一動欲令手上領轉圈手即如其意以傳此發令者在心傳令者在手觀色者在目此心手眼三到之說缺一不可如與敵人交手觀敵之形色注意我身何處與敵之手足如何設勢進退全在於目眼既見之心即知之該如何準備酬應手即隨心而到機至靈也動至速也（動即手足運動）故觀其手即知其心

左手順纏圖

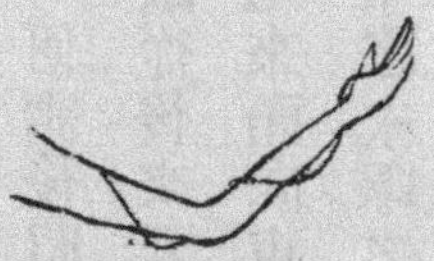

左手上領轉圈手指之晝圈與肱膊之纏精是一股精不可視爲兩股段特以手言之示易見也

右手倒轉圖

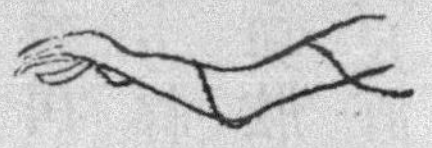

前昭以左手爲主故眼神注視左手即全身精神一皆注意左手右手在東背其肱非爲無用儻敵人從後來攻一反其精自然應有餘暇

取象

此勢上承單鞭肱膊固已展開應敵矣然肱膊既已展開或再有敵來勢必不能再展故必以屈爲倘然屈肱何以應敵故必上領其手內用纏法以應敵之從左方面來此亦拳中自然之機勢不待勉強也左手在人本不得勢而又伸而未屈儻有敵來非上領其左手不可左手在上必合全體之精力以注於左手而後有濟於事此損下益上其道上行故取諸損

前昭七言俚語

眼顧左手是前昭上領下打把客邀任他四面來侵侮白戰功成白手描

三十八勢後昭（此圖是後昭已成之式凡前後所畫人樣皆然至人圖之後所畫線圖乃是本圖自始至終沿路內精運行於手足中者）

第三十八勢

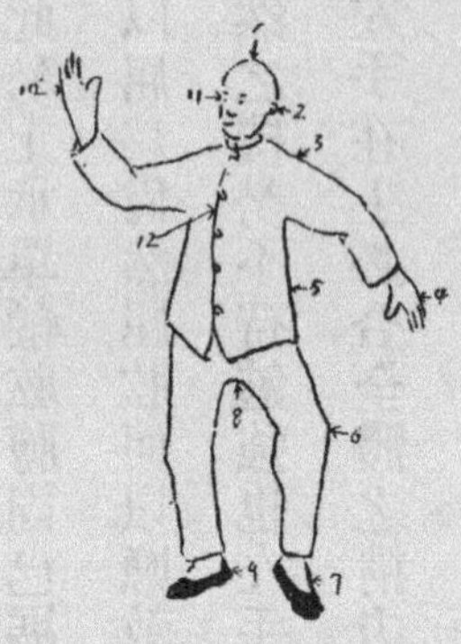

1頂精領好2耳聽身後3左肩鬆下4左五指曲住若有欲揚之意5腰精下去令身往前合6左膝彎微屈7左足有欲前往之意8襠撐圓合住精9右足宜往裏收此是將收未收形式10右指朝上捧11眼看住右手將指12胸微彎如罄

引蒙講義

何謂後昭眼顧右手以禦敵也此是平居自己下功夫所運之空架非眞有敵而假設有敵從後來者如何抵禦之法譬如前昭方終忽又有無數敵人從東方來者此身忽然陡轉過來頭向東左右足亦向東而以右手與肱接住敵人之手自南而北繞一圈復自北而南擊之未擊之前必先屈肘令右手去胸尺許蓋肘不屈不能伸不能伸何以禦敵故屈肘

與繞圈此是一時事前昭時左手順轉右手倒轉以左手爲主右手爲賓至後邊有敵陡轉過身來以右手爲主左手爲賓前之右手手背向北者今一與敵交手卽順勢轉過來自南而北復轉至南轉（順轉）一圈以作引進擊搏之勢右手在東落下手與腰平手背向北以伏下勢前進撥左面敵侵之勢右膝屈住右足亦有順轉之意平實踏地雖然至實之中至虛存然焉而左足在西足指向前惟靜以待動而已

右手內精順轉圖

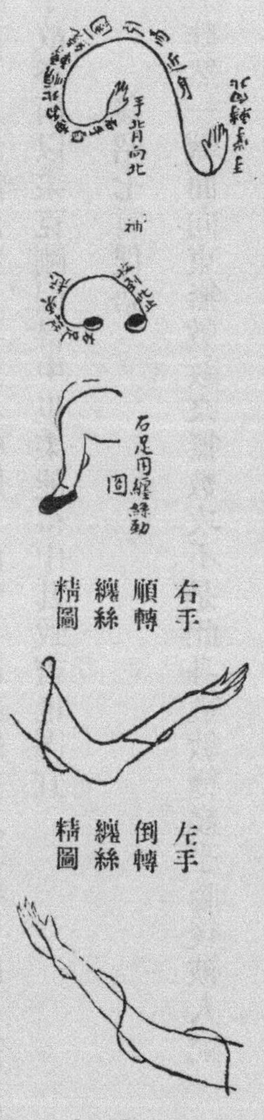
左手下垂手背向北

取象

本勢不必用大身法轉斛但用小身法過角可也以靈動敏捷爲尙眼方在西忽有敵自東來者卽陡然轉過向東而以右手應之是前昭之後野馬分鬃之前中間一小過脚之身法也故取諸小過小過錯中孚象離離爲雉乃飛鳥也以卦體論震艮二陽爻象鳥身上

下四陰象鳥翼中爻兌爲口舌遺音之象也敵徒東來先動以身有飛鳥遺音之象欺人者必敗故初六言飛鳥以凶中爻兌兌西巽東我則自西轉東故云五日自我西郊又曰公弋取彼在穴我以右手引而擊之如以矢弋鳥不啻囊中取物此取彼在穴之象也然非靈敏到極處不足以語此亦大不易之轉關也此勢不能讓過況左右紛至踏來者其將何以禦之乎故拳術以柔克剛因得中也柔能得中其致吉也固宜

後昭七言俚語

陡然一轉面向東無數敵來無數攻不是此身靈敏極幾乎腦後被人窮

五言俚語

轉眼望東昭莫非小英豪只獲其首何怕衆兒曹

三十九勢　野馬分鬃（閃通背二起倒捲紅乃拳中大作用之身法此勢亦是拳中大作用身法）

野馬分鬃圖

第三十九圖

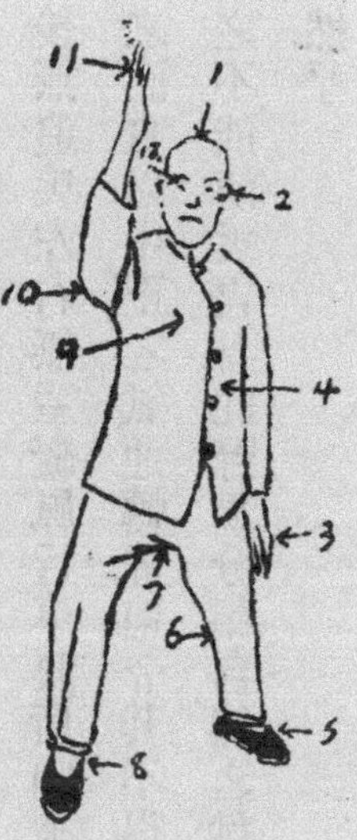

1頂精領好則全身精神皆振2耳要聽其身後3左手腕朝下指頭上握4腰精愈要下去5左脚有欲往前進之勢6左膝微屈腿彎不可軟7髂精愈下愈好8右足踏得十分穩當9胸合住精10右肘尖沉下用精11右手直符右手五指手背俱要用精左手直符亦然12眼睛顧視左右要快

引蒙講義

何謂野馬分鬃左右手法如野間之馬其鬃兩邊分開象形也此勢是大餔身前進脫身法上邊頂精領住全身下頭兩膝屈住臑精要虛要圓左右手如左邊有敵來以左手白下往上朝外向下以擋（擋非硬擋乃引而擊之也）之右邊有敵來右手亦是自下而上順轉一大圈擋之大約兩手更迭至上皆是向外撥（撥非硬撥乃披而引之之意）敵然非徒撥已也皆是帶引帶擊也必有此身法手法方許出入衆敵之中可以無害此萬人敵也頗不容易

左手運行圖

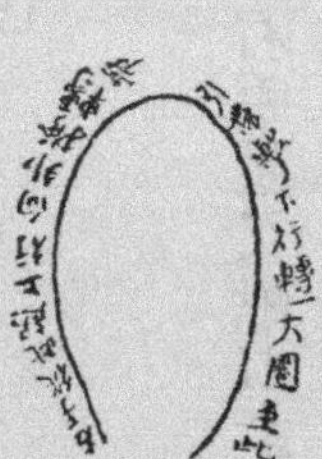

右手運行圖

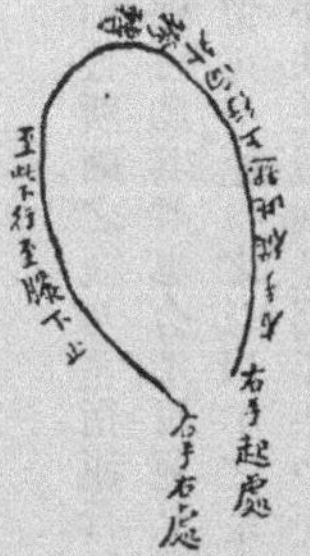

左右手內精

左手順纏圖

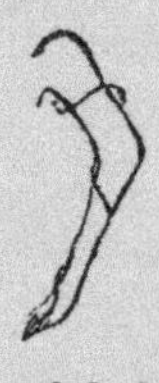

右手順纏圖

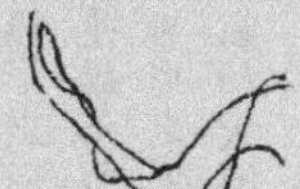

左右肱纏絲內精圖

左手如由下到上則右手到下一替一圈更迭運轉前進步法手法一齊並進右手到上面左手在下

陳氏太極拳彙宗　九三

野馬分鬃象乾卦六爻俱備圖

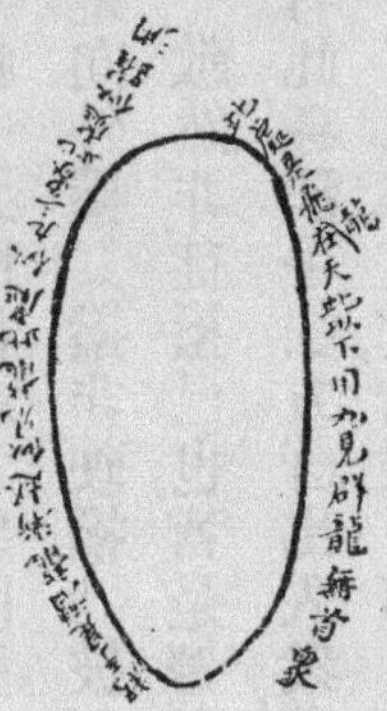

內精中前後所圖之綫乃手指運行所留無形之形當運之時其速也有聲可聽其舞也有形可見至此勢運㪅形聲俱無可見聞矣故特留每勢運行之意以示之是之謂無形之形上二圖寫左右循環手法此綫圖是寫手法中運行之氣如天道至健之中氣循環不已

取象

此勢純是以乾健之意運行周身而左右手足又酷似乾乾不已之象故取諸乾乾健也卽天所得太極之純陽者也至大至剛自天開於子以來一日如是終古亦如是其運行不已毫無一刻之停野馬分鬃之進退不已亦如天之乾乾之象且左右手兩面分披前進又如天上日月一晝一夜更迭照臨無所止息萬物無不被其光華又如迅雷烈風前無當轍後無追兵左右無窒礙風行草偃所向披靡此野馬分鬃之有取乎乾也無非徒以氣大爲之而實以中正之氣運轉催迫令其不得不倒退且以引進擊搏之術行乎手足之中又使之不能前近吾身此野馬分鬃自然之妙用亦是乾健自然之妙用也我曰大哉乾元亶其然乎

七言俚語

兩手握地轉如飛中間一線貫無倚任他千軍圍無縛左右連環破敵欺

兩手握地者兩手擦地而上上下全體皆能顧用任左手先轉右手後轉方能與上勢後昭接住笛一線者中氣上自百會穴下貫長强穴如一線穿于中也左右連環者左手自下向上右手從上轉下右手自下復向上左手從上復轉下兩手如兩個圓環互相上下更迭而舞其剛莫折其銳莫比其轉無間故能禦敵

其二

一身獨入萬人中將何方禦英雄惟有風拔左右庶幾可以建奇功

四十勢　單鞭

引蒙

第四十圖

第五單鞭圖

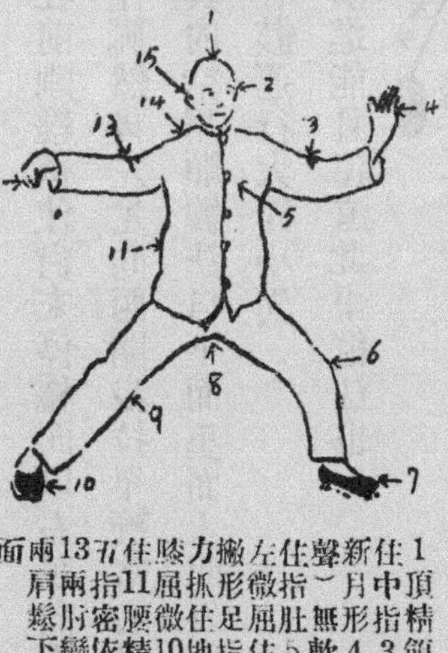

1頂精領起來1眼石住中指3肘彎微屈似新月形4兩手把（去聲）無軟指肚用力作住指肚5胸向前合6左微屈住7左足八字撇形足指足腓足踵用力抓住地8臘圓9右膝屈微10右足向前鈎住11腰精下好12右手右指密依撮住無伸開13兩肘彎合前彎什14兩肩鬆下15耳聽住後面

此勢與第一單鞭相爲呼應如文化之紀律法度不可散渙身法手法步法內外纏絲精法皆與第一單鞭同獨其起勢與之異第一起勢是從攬擦衣來身法如彼此單鞭是從野馬分鬃來必待野馬分鬃左手左足在前剛纔落住尚未停穩而以右足向東躍（卽俗謂往前搭前步）一大步先以右足落住脚然後左足向西開步拉單鞭當右足向東躍時右手卽從下斜插上去繞一大圈向東其內精用順纏法自下而裏而上而外至下斜纏至腕此是與第一單鞭承上不同處其餘官骸運行大同小異

內精右足向前進步盡力往前進能且遠遠此平縱法也

右足前進圖

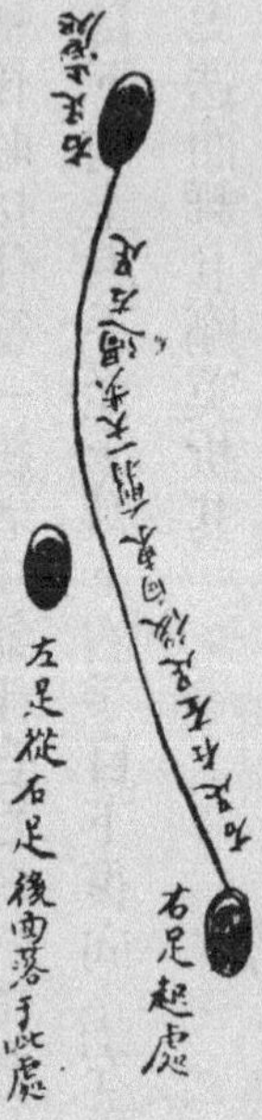

右手圖

手往前進須用纏絲精方不直率

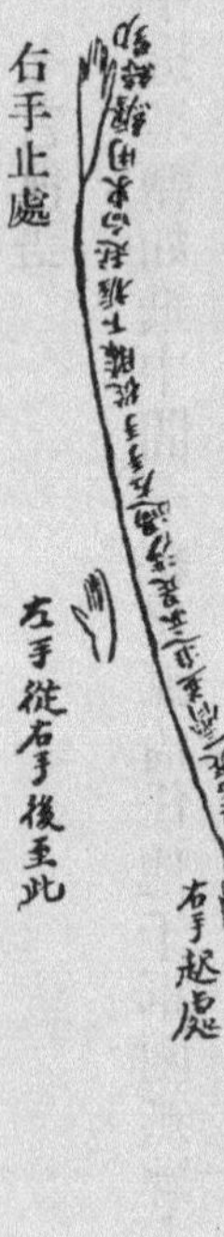

取　象

膻中鳩尾氣海丹田其象與第一單鞭同皆取乎坎離右足向東開步有取乎晉晉進也從後往前進也又取乎震之六五震往之厲之象且震爲足震東方卦也右足向東方銳不可當故屬

七言俚語

左足急巔向東方右手一齊往東邊只要頂精提得好連身帶肘似鷹揚

其二

左手在左左皆顧右手隨現月光圓從下往上須斜勢平地飛騰第一仙

第四十一勢玉女攛梭

順轉平縱法青龍出水是直進平縱法二起是上躍法此勢是大轉身法上承野馬分鬃下來右手趁其在下之勢不容少停即以右手用纏絲精從下

第四十一勢

玉女攛梭身倒轉右手順轉

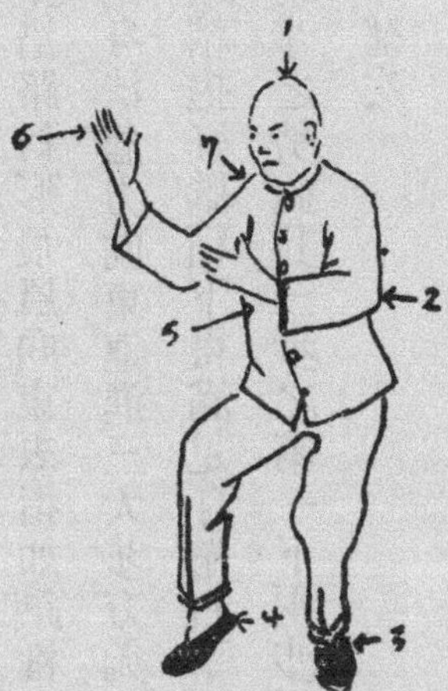

1頂精領住2左肘與左手平去胸六七寸3左足此一脚乃是野馬分鬃末一步左足有爭往前進意4右足初步右足前進開大步5身往前貪6右手以轉大圈爲式功久自然小方好7右肩鬆下右手側櫓手

陳氏太極拳彙宗

握上沿路斜形飛風向東去指如鋼椎亦全賴右足在後隨住右手亦用順纏精就住上勢大餔身法儘力向東連進三大步方夠一大圈約八九尺許此是右足先剪一大步之勢尤在頂精提好臑精下得滿足身隨右手如鷙鳥疾飛而進莫能過抑步落粘地卽起以啓左足進步之勢此其三步之第一下兩步得勢不得勢設勢機關全在於此此處圈過以下破竹不難矣

玉女攛梭左足進圖

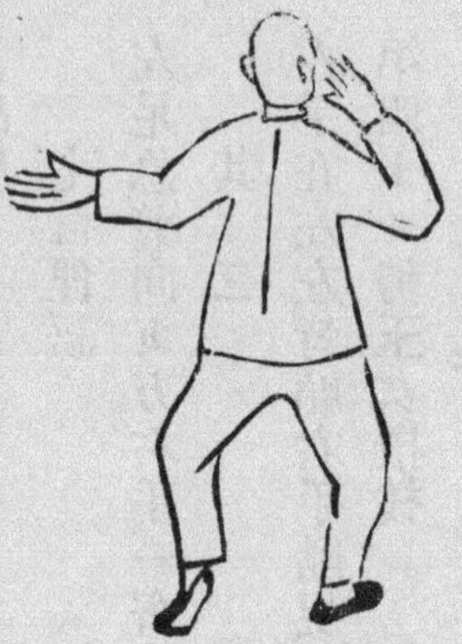

此玉女攛梭第二步之左足進步姿勢面已轉過向南身已轉過一半矣此不算成勢是中間運行之形亦是方轉不停莫誤着左足進步足指向東者亦隨右足指向西切莫停留手法步法轉法愈快愈好

此圖玉女攛梭勢已成之式

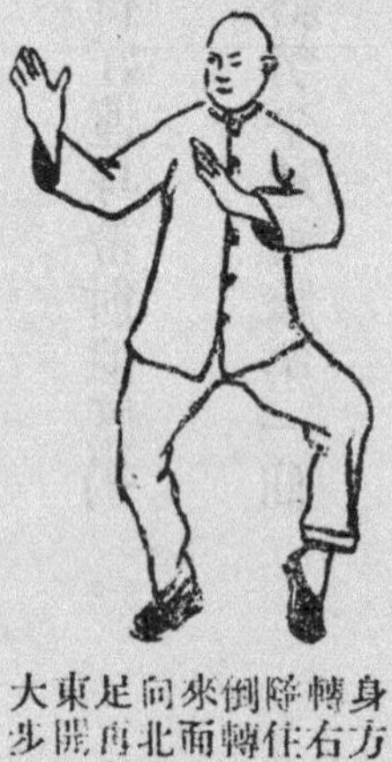

身方倒轉右足降往身倒轉過來面仍向北右足再向東開大步

似停不停喚起下勢起勢之脈本勢似與攬擦大同小異然其實大不相同彼則身不轉動專心運其右手右足其氣恬其神靜茲則連轉身帶運手足以防身禦敵且以快爲事故其氣猛其神忙非平素實有功夫臨事以中氣貫其上下全體者不能獲萬全何也蓋出

入廣衆之中以寡敵衆旁若無人惟天生神勇其膽正其氣剛其練習純熟故披靡一切裕如也

身法內精

玉女攢梭非再三圖之不足見轉身全像然三圖以第三圖爲主自起勢以至終勢右手足雖是順纏法而身法皆是倒轉精運三趕進皆是進步絕無退步之說至於內精自頂精以至足五指法皆與前同始終以右手右足爲主而以左手左足佐之右手順轉左手必是倒轉此是天然㒸象非人力所能爲也纏絲精卽道也者不可須臾離也不必再贅

取象

乘乾健之後宜取諸離離中虛象也心中一虛萬里畢具應敵不難離本中女宜屬坤何以含坤而言乾蓋陽極生陰又得中氣故取諸乾且離錯坎坎中滿有理實氣空之象不但此也玉女攢梭其進如風巽爲風故又取諸巽巽錯震震爲足此勢上雖憑手下尤憑足足快尤顯手快之能然中女長女皆帶父生之性故吾謂此勢總以女名實乾道貫注其中也故莫或禦之

七言俚語

轉引轉擊出重圍宛同織女弄織機此身直進誰比迅一片神行自古稀

其二

天上玉女弄金梭一來一往織綾羅誰知太極拳中象兔走烏飛（如日月運行之快）擬如何

四十二勢攬插衣此第三個攬擦衣與第一個攬擦衣相呼應

第四十二勢

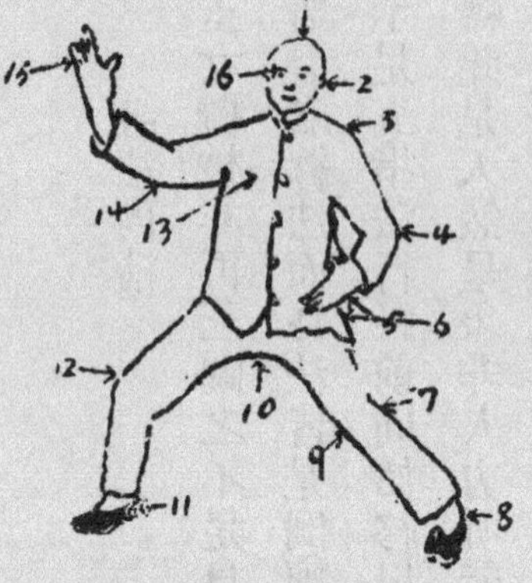

此紅線卽後所圖之黑線先圖於圖上以明右手運行路自何起至何落

1頂精者是中氣上冲於頭頂者也不領則氣塌領過不惟全身氣皆在上足底不穩病失上懸卽項亦失於硬紐轉不靈亦靈笨象是在似有似無折其中而已2耳聽身後2肩鬆下去4肘沉下去5左手岔腰6腰精下去7腿彎莫軟8左足用精蹬9左膝微屈10膪撑圓虛虛合住11右足踵足腓足指指肚俱用力着地17右膝露出膝蓋13胸要虛含如磬14肘沉下15手把勿軟五指束住指肚併住16眼視中指勿斜

引蒙

攬插衣上下身法步法一切皆與第一攬擦衣同但彼自金剛搗碓來手足運動似覺稍易此從玉女攛梭來較彼似難蓋玉女攛梭我雖出乎重圍而邊賊未靜靖故轉身過來卽以右手禦其東偏視玉女攛梭第三圖自知前攬擦衣右手由身邊繞一圈始發出去以成攬擦衣之勢此攬擦衣右手猶在外禦敵必待此敵打下又有敵來然後將右手斜側而下從外向裏收到右脇邊然後自下而上與右手之從外收來共計作一大圈手始向東運行以成攬擦衣之勢右足亦得自東收到左足邊顛住足然後右足隨右手也是繞半個圈漸漸慢彎向東開步足踵先落地漸漸向前踏實放成八字撇形五足指俱抓住地右足踵與左足踵東西對照下許此前彼後至於纏絲精法右手用順纏法左手用逆纏皆是由指肚上纏至腋而後止右足亦是自內而外上行斜纏至右腿根以及會陰細於左足天下惟動者能用纏絲精不動則用之甚難然其意未嘗不在於股內故一勢既成上下說合而左足亦是自內而外斜而上纏以至會陰不惟與右股一齊合住並與上體一齊合住不稍涉後吾故曰纏絲精雖當靜時未嘗不存於股內此於合時可考驗也合不到會陰則無膽精且不能撐圓此纏絲精之不可離也

內精

此圖分爲兩截前半截是玉女攢梭成式後截是攬擦衣運行之路

拳中必用纏絲者粘連之法全在於此引進之法亦在於此不可忽也功夫久能令人不敢進進則打之退亦打之

右手運行圖

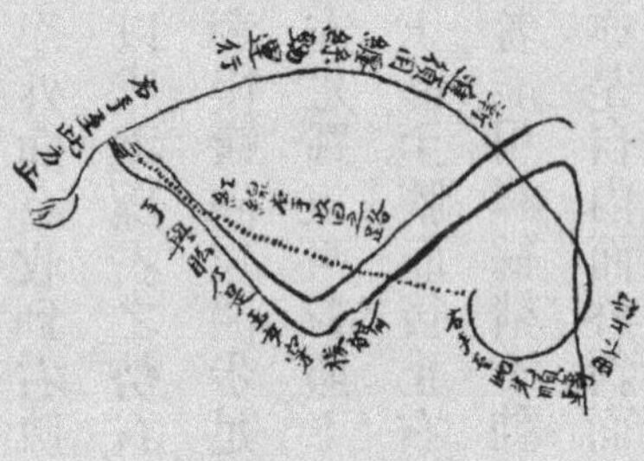

（膊與紅綫是前截紅線是引敵人進來之路所謂欲伸先屈也黑綫是打人之法屈而必伸一定之法然所以先轉一圈者不如此肐膊與手皆無力

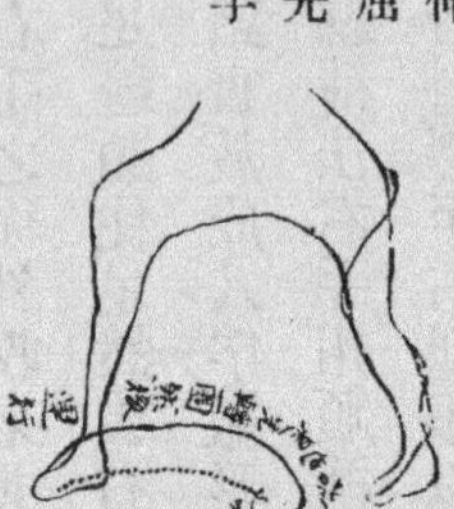

紅線是右足收回之路然亦是玉女攢梭成式

取象

此勢承玉女攢梭之後又有敵來犯有險難之象以右手禦之有禁止之象合險與止二義有坎下艮上之象故取諸蒙何取乎爾蒙言人既不明破我之野馬分鬃又不能禦我之玉女攢梭而猶欲乘我之險阻之於前豈知我以剛中之德行乎其間如坎之九二剛中

上下交無所不包包即引進之意使人知我之意不敢妄進即養蒙以正之道如其不知激成上九擊蒙之勢亦禦寇之所不得不然者且坎爲中男力正强也艮爲手有禁止之具以此中年運以剛中之精豈第能以手止物已哉剝牀以膚敵其在所不免如此得子克家之占宜哉至於剛中之外（一切不知童蒙象也童蒙其心專一）

七言俚語

玉女攢梭步向東輕身直出衆人中雖有小賊來相犯中氣一擊判雌雄

其二

破圍全賴攬擦衣履次分疏識者稀即擒即縱纏絲精須於此內會天機

四十三勢第六單鞭

與前閃通背下單鞭相應彼是逆轉後從難中跳出來拉單鞭以衞身此亦是逆轉後從難中踐（上聲向前躍也）出去拉單鞭以保命較彼略難以敵之衆寡不同故勢雖

第四十三勢

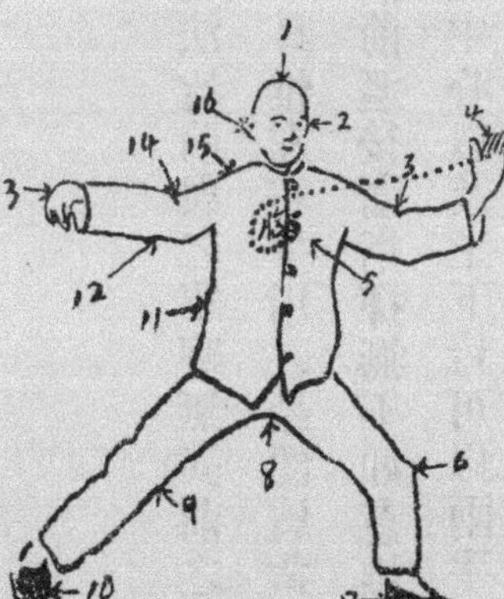

1頂精領起來2眼看中指3肐膊彎住向前即正北方4手指依住指肚用力5胸微合住作包合勢6左膝露出撑住7左足指抓地8襠精撑圓要虛9右膝微露一二分10右足蹬住地11腰精下去意向前合12肐膊向前彎上下各處與各處相呼應相包合13手背易得向前故斜而向前指向後14肘雖不能向前意欲向前作反背勢前彎15兩肩鬆下16耳聽身後要靈

同而時地稍異

引蒙

身法步法上下等等運行之法皆前與之單鞭無異前之單鞭既已層見迭出矣茲則又以單鞭繼之毋乃多乎人之一身惟左右手用之最便肩背肘敵依身者用之足與腿手所不及者用之獨手則左拒右擋前遮後衛指揮無不如意惟其用之最便故其使用居多且敵之從前來者偏左偏右與正中心以及上下皆可以兩手或一齊並用或來回更迭遞用似爲少易獨於敵在左右或一齊並來則用中單鞭破之或從右來則用攬擦衣禦之或從左來則用單鞭擊之拳中爲此法最良故屢之不厭多問何以良大約敵來侮我心欲求勝猛烈居多知進而不知退不知退此心已入吾彀中矣問何以入彀蓋彼但知進我先以退應之退卽引也彼不喻我之引法正欲使之前進以爲埋伏之計待彼智窮力盡知難擊我急思返退已不及矣此時彼之手中無力脚底無根故我不欲打之則已如欲打之一轉回卽可反敗爲功此卽欲揚先抑欲伸先屈之法也夫豈有異術哉此猶是尋常人所共知之理一臨事而忘之耳故功夫要得熟成雖然此中純是一個纏絲精不可不知

五行生尅無處不有無時不然如兩人交手敵以柔來者屬陰陰當以陽尅之屬水水當以火尅之此當然之理勢也人所易知者也獨至於拳則不然運是經中寓權權不離經經何言乎爾彼以柔來是先以柔精聽（忖也）我如何答應而後乘機擊我我以剛應是我正中其謀愚莫甚也問該如何答應彼以柔法聽我（以肐膊聽我非以耳聽也）我亦以柔法聽彼拳各有界彼引我進我只可至吾界邊不可再進再進則失勢如曰不入虎穴焉得虎子是以天生大勇者論之非爲常人說法也卽謂大勇亦爲設險問該如何處置如彼引吾前進未出吾界卽變爲剛是彼懼我而變柔爲剛是不如我者也我當以柔尅之半途之中生此變態我仍是以柔道之引進落空者擊之如彼引我已至吾界是時正宜窺彼之機勢視彼之形色度彼之魄力如有機可乘吾卽以柔而忽變而爲剛擊之此之謂剛尅柔以火尅水如彼中途未變其柔交界之際强爲支架亦宜擊之如彼引吾至界無隙可乘彼之柔精如故是勁敵也對手也不可與之相持吾當退守看吾門戶先時吾以柔進聽之者至此吾以柔道聽之漸轉而退仍以柔道引之使進彼若不進是智者也彼若因吾引而遠進誤以我爲怯冒冒然或以柔來或中途忽以柔變爲剛來我但稱住其手徐徐引之使進

旦令其不得不進進至不得勢之時彼之力盡矣彼之智窮矣彼之生機更迫促矣是時我之柔者忽變而爲剛並不費多力一轉即克之矣是時彼豈不知孤軍深入難以取勝然當是時悔之無及進不敢進進亦敗退不敢退退亦敗即不進不退亦至於敗蓋如士卒疲弊輜重皆空惟束手受縛降附而已矣何能爲哉擊人之妙全在如此此之謂以柔克剛以火克水仍是五行生尅之道也天一生水水外陰而內陽外柔而內剛屬腎其以柔進如水之波流旋繞不先尙其力用其智也地二生火火外陽而內陰外剛而內柔在人屬心水火有形而無質天三生木地四生金則有形有質矣天五生土水火勢均者不相下言以火勝水者以火之多於水者言之耳彼以柔進忽變而剛者是水之所生之木也木陽質也即水中之陽性因滋以成質者也水與木本自一串故柔變剛最易以其形質皆屬陽也上言以火尅水蓋以火能生土土能生金火外明而內暗陰性也金陰所成之質也木在人屬肝金在人屬肺天下能尅木者惟金金與火皆陰類也所言以剛尅柔者是以火尅水以金尅木也是以其外者信之火性激烈金質堅硬心火一起脾氣動也怒氣發洩於外有聲可聽金爲之也脾氣動則我之肝與腎無不與之俱動雖曰以剛尅柔其原實是以柔克剛蓋彼先柔

而後剛我是柔中寓剛內文明而外柔順故克之若彼先以剛來則制之又覺易易何言之如人來擊我其勢甚猛我則不與之硬頂將肱與身與步一順身卸下步手落彼之旁面讓過彼之風頭彼之銳氣直往前衝不顧左右且彼向前之氣力陡然轉之左右甚不容易我則從旁擊之以我之順力擊彼之橫而無力易乎不易吾故曰克剛易克柔難

何謂界限凡分茅胙土設官分職以及動靜語默莫不各有界限一踰分一失言卽過界過界卽於人有干涉矣凡事如此況拳乎如人之行步儘足可開二尺五寸此勉强爲之非天然也天然者隨便行走約不過尺一二寸步開尺一二寸上體之手。上體之手與下體之足指齊此即是界限大約肐膊只展四五分內精只用一半足步只開尺餘如此則一身之上下左右循環周轉無不如意蓄動不越界如將士在本界內山川地理人情風俗一一了亮於心故進攻退守綽有餘地一入他人甲裏處處更小心防護稍有不密即萌失敗之機此君子所以思不出其位也

打拳原爲保身之計故打拳之時如遇對敵人長進愈快然又恐啓人爭鬥之心故前半套多言規矩不言其用至後半套方始痛快言之以示其用之之法然第可知之不

可輕試如不獲已爲保性命計用之可也大約此拳是倘人自要之勢徒手空運非有敵人在其左右前後也自己下功夫遍數愈多愈好根本固而後枝葉榮況衛生葆性之道莫善於此學者但先難可也至於後獲則當置之度外不可以毫髮望效之念中分吾專心致志之功金針己渡學者勉之

爭走要訣

兩人手交各懷爭勝之心彼此擠到十分九釐地位只餘一釐分勝負全在此一釐地位彼先佔據我即失敗我先佔據彼亦失敗蓋得勢不得勢全係於此此兩人俱到山窮水盡時也當此際者該如之何曰必先據上游問如何據上游頂精領住中氣手略提高居於敵手之上身略前侵逼迫彼不得勢力貴迅發機貴神速一稍遲即失敗一迅疾即得勢勢得則手一前送破竹不難矣如兩人對奕棋到局殘勝負在此一步又如逐鹿惟高才捷足者先得之又如兩國興兵先奪其輕重糧草此皆據上游鹽腦之法也故平素打拳全在一起一轉所謂得勢爭來脈出奇在轉關本勢手將起之時必先使手如何承住上勢不令割斷神氣血脈既承接之後必思手如何得機得勢來脈眞機勢得轉關自然靈動能如此他

日與人交手自能身先立於不敗之地指揮如意來脈轉𨁂顧可忽乎哉

內精

單鞭左手手法運行圖

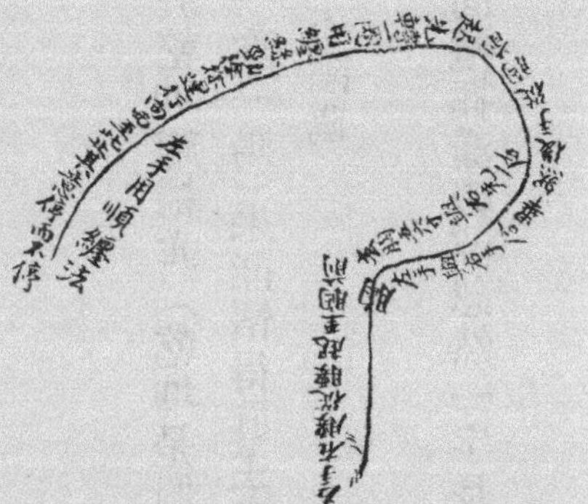

右手運行圖

此肘變向前非向後肘尖向後手與肩平莫誤

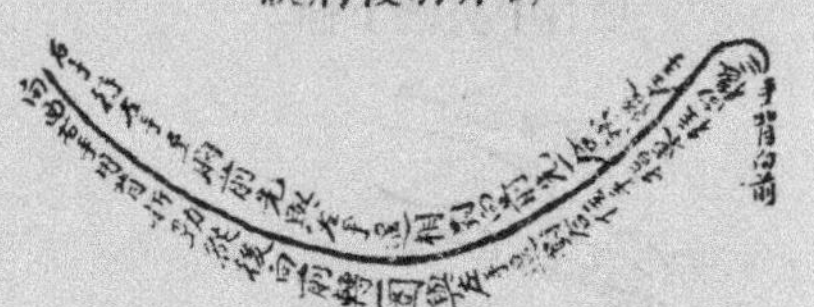

肘尖向南微上泛一二分

右足收回圖

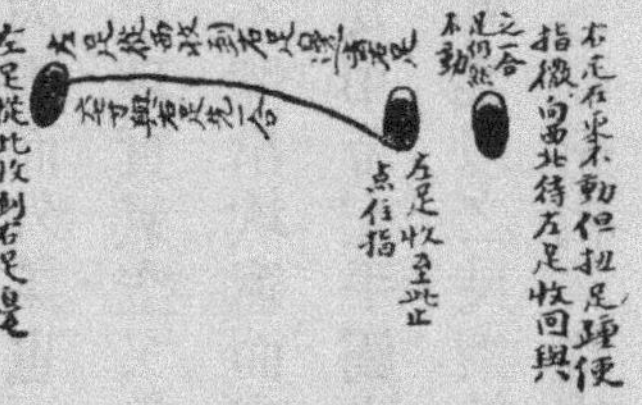

左足開步圖

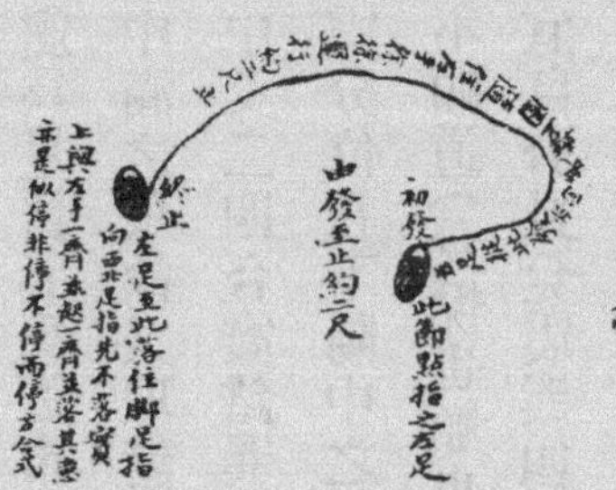

取象

此勢胸羅萬象有離中虛象虛足以具衆理故取諸離二爻黃離无吉得中道也上九王用出征有嘉句折首句獲匪其醜旡咎離初變艮錯兌兌悅也艮爲手止也悅以正人非手不可二一變

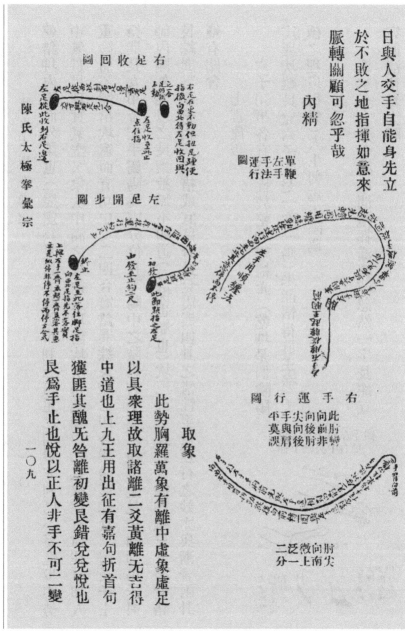

乾錯坤內剛而外柔也三變震爲足錯巽爲近市利三倍足之開步非利已不妄進步本勢中氣貫足理實氣空又象坎中滿之象故爻取諸坎坎得乾剛中之氣故往有尙往有功人重險而不懼出坎窗而有功中爻二四合震錯巽綜艮離二四合巽錯震綜兌 震長子主祭巽長女用命左手屬陽爲震分位在下陽中之險爲右手巽之類也是長子帥師弟子輿師內剛外柔以之艮禦敵無不順道（兌悅也順也）坎三五合艮銳兌綜震離三五合兌錯艮綜巽言剛柔相濟時措咸宜自合艮兌震巽四卦之情性至於運行之妙亦與漸晉兩卦竊有關會

七言俚語

六子用事各有長皆於乾坤耀精光（乾坤是個陰陽震巽坎離艮兌六子皆是一陰一陽）果能悟得眞主宰（太極之理以御氣）人生何處不陰陽

其二

遙承玉女弄金梭中間攬插漾輕波忽然一字長蛇亘宛似淸秋舞太阿

攬插衣下單鞭上夾縫中左右手足圖

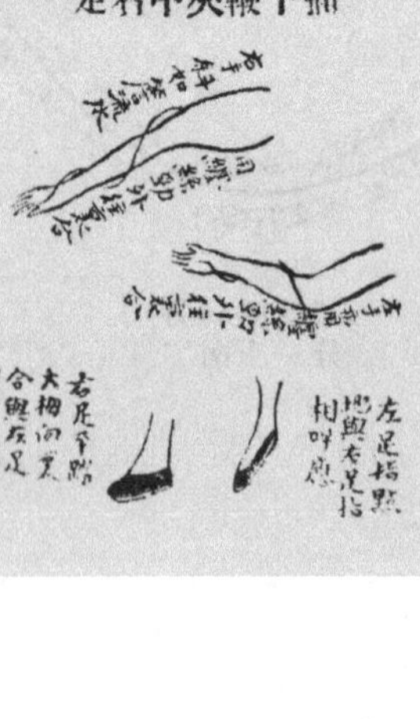

內精

此是攬插衣下單鞭上夾縫中勢內精何發何行發於一心而行於四肢之骨髓充於四肢之肌膚如單鞭夾脈處上勢攬插衣既用開精此處心說宜合則上下手足一齊合住右手由外往裏合精斜插而下指肚用力肘與掌後皆不著力左手從左脇至右乳下亦是向外往裏纏精指肚用力與右指相應右足如八字形踏地不動左足從左面收回去右足七八寸許五指點住地右足隨右手左足隨左手心意欲合則上下手足皆是外往裏一齊合住合者手足而所以合者心精也心精一發而周身之筋脈骨節無不隨之外之所形皆由內之所發故曰內精既合之後左手繞一小圈由右向左伸開肐膊伸到七八分似停不停左肐膊用裏往外纏精右手由下而外而上而裏亦是繞一小圈與左手相應似停不停右肐膊却是逆纏精運行於肐膊中右肐膊與左肐膊其精一順一逆前後自相呼應下體左足與右足其精亦然兩足既合之後左足指點地者向左開步不過尺四五寸而後止當將開步時左足亦是先繞一小圈而後開之不如此不惟無勢足亦無力故必先繞一小圈以爲開步設勢之由

天地運行全憑陰陽二氣人得天地之氣以生亦全憑陰陽之靈氣以爲之一身之輾轉開合循環不已故吾身之運行亦同天地之運行也然運行者官骸而所以運行者太極之理惟以理宰乎氣故吾身之運行或高或低或正或反且忽遲忽速忽隱忽現或大開而大合忽時行而時止莫非一片靈氣呈於色象眞如鳶飛魚躍化機活潑吾觀拳者必不於耳目手足之鼓舞於迹象間者深嘉賞也故學者必先研其理理明則氣自生動靈活非氣之自能生動靈活實理使之生動靈活也知此而後可與言內精如第以由內發外者爲內精此其論猶淺焉者也或者曰此拳不能打人不打人只是功夫不到若使功夫純熟由其大（放之則彌六合）無外之圈造到其小（捲之則退藏於密）無內之境不遇敵則已如遇勁敵則內精猝發如迅雷烈風之摧枯拉巧熟聖能之卽以此勢之先合者言之不知者但謂爲單鞭設勢而不知非爲前之攬擦衣既已禦人之侮矣或又迫制吾肘吾肩從下往後向上轉一小圈向前斜插而下卽送出客於大門外矣此謂制肘者以肘擊之制肩亦然如制吾手手卽從前往後一翻亦是轉一小圈以手背擊之既擊之後或又有人來侵我左半身吾即於左手既合之後隨勢向左禦之此卽單鞭左右手皆有打人之法先合者以合打

之後開者以開打之手足無在非轉圈之時卽無在非打人之地蓋吾以吾之理運吾之氣無滯礙則氣自無窒機吾豈有心打人哉吾自打吾拳亦行所無事而已矣拳至於此藝過半矣

取象

上攬插衣成勢用開精本勢開端起勢先用合精有變開爲合之意且物極必返自然之理開極必合合極必開亦理之自然而然也故於起勢有取諸革既合之後手腕朝下者漸漸翻過手手掌朝外左手自右乳下上行漸漸運行過頤越鼻前踰左耳前漸漸向左面舒展手領肐膊展至七八分其形若止其意不止漸漸充其內精必使精由骨中充至肌膚以及指頭待內精十分滿足則下勢之機致自動右手既合之後手腕向下向右者亦漸漸束住指向下向後上行向前後向後此處最難形容肐膊向前彎右手與左足一齊運行然肐膊之精必須轉夠一圈而後似停不停與左手相呼應合住精以漸而進故中間運行有取諸漸本勢將成精貴豐滿易宜日中日中則光照天下故勢末又取諸豐言內精之充積飽滿以象日中之光也

第六單鞭七言俚語

一開一合妙入微上下四旁洩化繄縱使六子俱巧舌也難描畫雪花飛

其二

一片靈機寫太和全憑方寸變來多有心運到無心處秋水澄清出太阿

四十四勢中運手此勢從重出然前有義蘊未盡發明者故特補之（非另外又一勢）

起勢先運右手次運左手運手無定數左手先往上領起左手不領則右手起不來即起來亦無勢且非一氣相承故有此一領則週身血脈皆叫起來

1頂精領起來2左肩鬆下3左肘沉下4左手運行到下則右手運行到上5腰精下去腰是上下交關處不下則上體氣浮足不穩6尻骨微往上泛起7左膝亦微屈住8左手運到下面左足踏實9髀骨不泛起則前面襠合不住精右足隨右手運從左方面10運到右方面亦是轉一圈11右膝屈住不屈則襠不開故膝屈要得屈五六分12胸向前微合13右手指肚用力五指束住右手運行到上則左手連行到下14肘沉下15右肩鬆下16眼看中指

第四十四勢

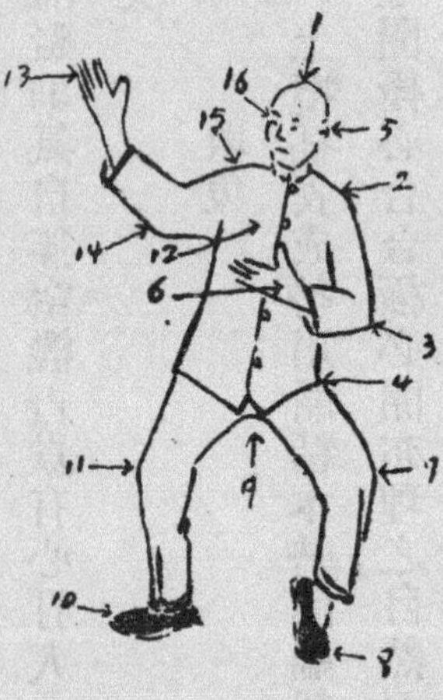

前是右手運行到上此是左手運行到上是為左右一週左右一週畢仍以右手運之右手

運畢仍以左手運之必至前運手下高探馬地位而後止右手運則以右手爲主右手運畢即以左手運之左手運則以左手爲主以左手爲主則全身精神皆注左手而眼神尤爲緊要故當注於左手下依着右手運行則眼神即隨住右手運行不可旁視旁視則散神志亦不專運行根於一心至精神著於眼目眼目爲傳心之官故眼不旁看足徵心不二用

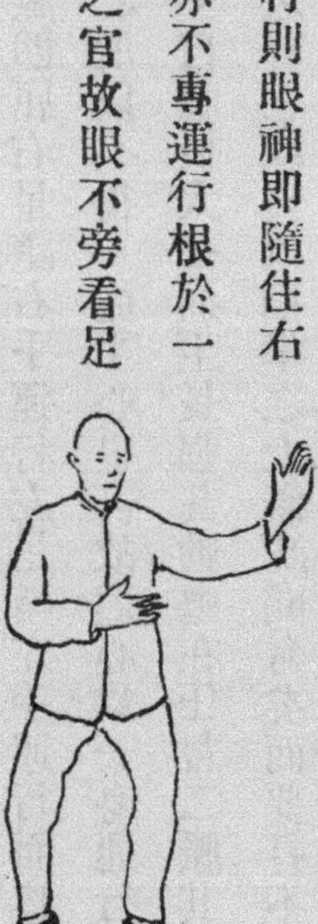

引蒙

問運手其端由何而起曰由左手指頭領起運由何先曰由右手指肚與小指掌由何處爲運轉機關由何處爲運行之始曰左手既領動右手則右手之與右肱平者由上設下順轉至右膝外上行過心口運至鼻越右額角過右肩上復運至起初運動原位纔夠一圈右肘沉下右肩壓下右脚隨右手也是順轉右手至膝外右脚隨右手收至左足邊是時右手上行往外運右脚亦是上行往外運但右足落脚比原位稍近裏邊五六寸是謂開步於無意之中當右手至右膝外將上行之際則左手自上下行也是順轉法右手上行向右運

行至原位則左手下行至膝矣右足亦收至右足邊待右手下行至膝外則左手與右手一齊運左手也是上行至心口復上運至鼻準越左額角過肩上運至左手與起初原位左足從右足外向左開步亦是順轉法但右足於右少運五六寸則左足方能於左多開五六寸左手至原位則左右運轉各自一週左右一週之後機不停留右手從下復上行左手從上行終而復始更迭運行循環不已如日月之代明問運行之主宰曰主宰於心心欲左右更迭運行則左右手足卽更迭運行心欲用纏絲精順轉圈則左右手卽用纏絲精順轉圈心欲沉肘壓肩肘卽沉肩卽壓心欲胸腹前合腰精劃下襠口開圓而胸向前合腰精卽下襠卽開圓無不如意心欲屈兩膝兩膝卽屈右足隨右手運行左足隨左手運行而膝與左右足皆隨之不然多生疵累此官骸之所以不得不從乎心也吾故曰心爲一身運行之主宰問打拳綰鍵在何處曰在百會穴下自腦後大推通至長强其動處在任督二脈其精神在何處曰在眸子心一動則眸子傳之莫之或爽或曰拳之大概旣聞命矣而要打不出神情何也曰此在平居平居去其欲速之心如孟子所言必有事而正心勿忘勿助長焉臨場先去其輕浮慌張之氣清心寡慾平心靜氣著著循規蹈矩積久功熟然後此中層累曲折歷

盡難境苦去甘來機趣橫生浮不可遏心中有情有景自然打出神情矣要之此皆人力所能爲者至於無心成化是在涵養日久優游以俟其自至則得矣孟子曰我善養吾浩然之氣斯言誠不誣矣問者唯唯而退吾因援筆以誌之

中運手與前後兩運手遙遙相呼應却劃然分上中下三界而三界却是一理貫通

內精

左右手沿路所走之圖

取象

左手運行圖

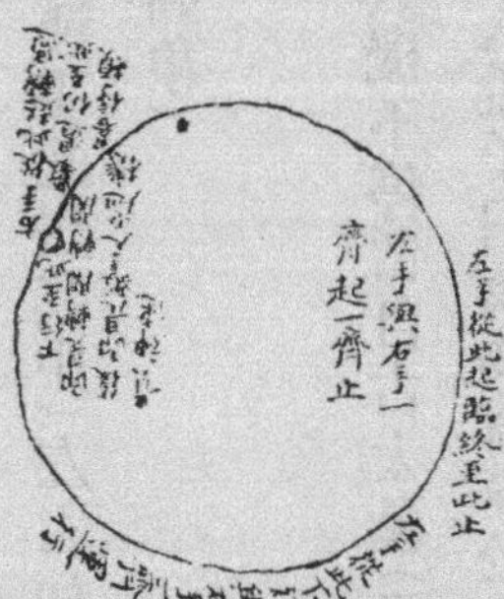

右手運行圖

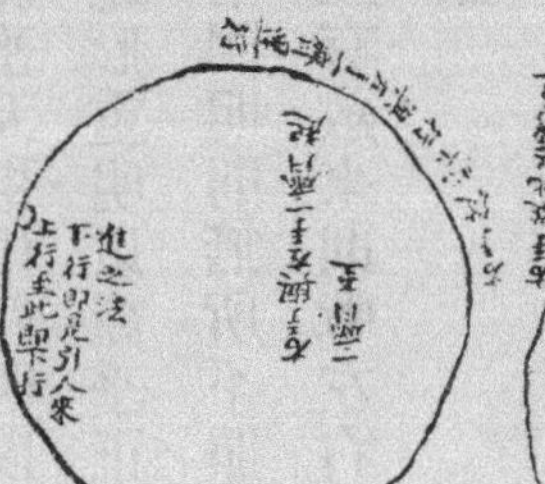

左右手雖是一齊起運然左手是從左面手與肩平下行起手右手是從左乳下肐膊屈住上行起手所以左手到下右手到上左手到右乳下宜屈右肐膊宜伸到右方面

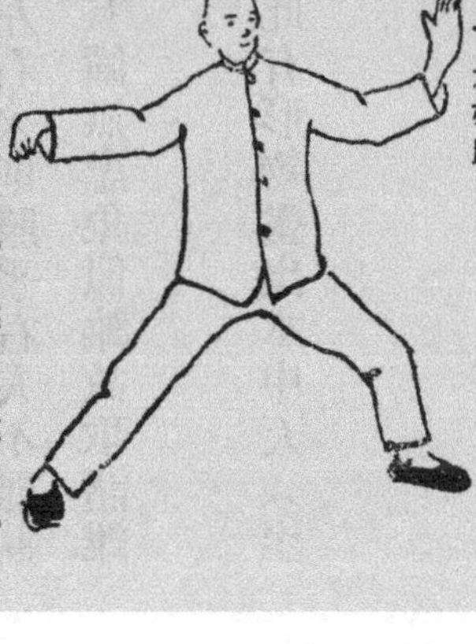

補單鞭鬆肩圖打拳運動全在手領轉關全在鬆肩此圖特寫單鞭運手鬆肩之法自始至終鬆肩法皆是如此

功夫久則肩之骨縫自開不能勉強

左右肩鬆不下則轉關不靈且鬆肩不是轆肩骨節開則肩自鬆下

人心屬火火無常形附於手足之運行而後心火之明見如易之離卦離者麗也明也兩手左右運轉如日月之麗乎天相代而明以氣（氣即神氣）運也兩足運於下如百谷草木麗乎地相代相謝以形麗形重明以麗乎正上下手足中道而行運轉不已也人心惟私欲淨盡理障一空故其體常明明則無所不照故左來則照乎左右來則照乎右人不能欺明則靈靈足以應萬事故左有敵來則擊左右有敵來則擊右有備無患象似離故取諸離

中運手五言俚語

兩手運中間（上中下三運手此居其中）左右如循環借此有形物畫出水中天（至虛至靈一舉一動俱是太極圓象）

七言俚語

一往一來運一週上下氣機不停留自古太極（言陰陽之理剛柔之氣）皆如此何須身外妄營求（中庸言道不遠人孟子曰萬物皆備於我返求諸己而已矣

第四十五勢 擺脚

何謂擺脚左脚抬與左腿根平橫而向北以足捭人（捭擊人）然必右肱向左伸開左

肱屈住手向左兩手掌朝下左右手橫而向南打右足右足橫而向北（卽右方）迎左右手至中間如兩人對敵左右手摩盪右足右足摩盪左右手手足對頭畢錯過去右手左手平而向左左肱伸開右手亦平而向左肱屈住右足與肱平向右膝稍屈住停而不停將有下落之機其實未落擺脚之界至此而足

第四十五勢

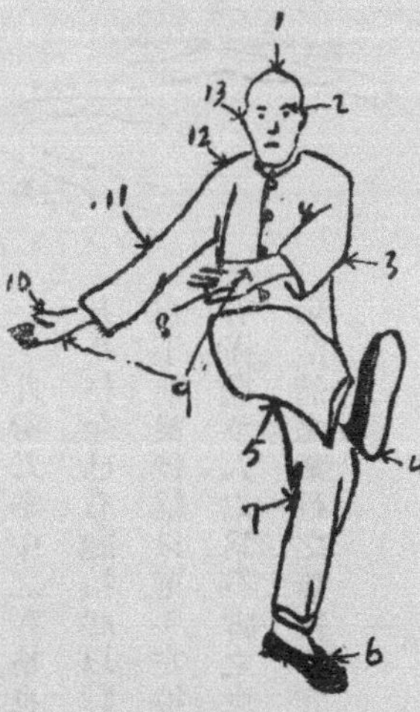

1頂精領住耳聽身後肩
懸下2眼看右脚3左肘屈住
4右脚與腿平膝七八分5左
膝屈二三分6左足實踏地周
身全盪此脚當十分用力7左
腿彎可不軟8腰躬下精9左
右手微向上從左繞面向右將
擺脚放成此勢以下是擺脚正
面10左右掌朝下11右肱伸開

引蒙

上之成式圖節解已明不必再贅但運手下擺脚上此處夾縫手足宜如何曰運手將終左足略移於右面二三分爲下勢地基窄狹騰路上體左手領住右手先向左右下而上轉一小圈向右屈住肱膊左手落在右髈前停住右手隨住左手亦是自下而上轉一大圈展開肱膊向右停住兩手向左者引敵人也轉而向右者以右手擊敵人也復轉而向左者以左手擊人也右足本在右而向左者不向左則向右擊人無力故必先向左而後擊兩手

左右橫擊右脚亦抬起在上向右擺而擊人則四支只剩左腿一足在下矣然此一足卽易所謂長子主器必使如盤石之安金湯之固夫而後環而攻之不可搖撼不然敗矣問何以安何以固髀骨微往下坐一二分左膝屈一二分上體項精領好中間合住胸左足抓地脚心窪(去聲)住地上下體前後左右皆稱住無使偏重則足底自然穩當安且固矣

內精

擺脚左右手起端式

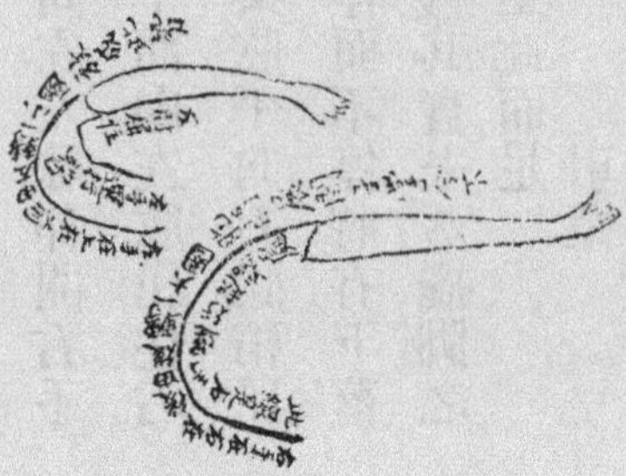

擺脚左右手已成圖

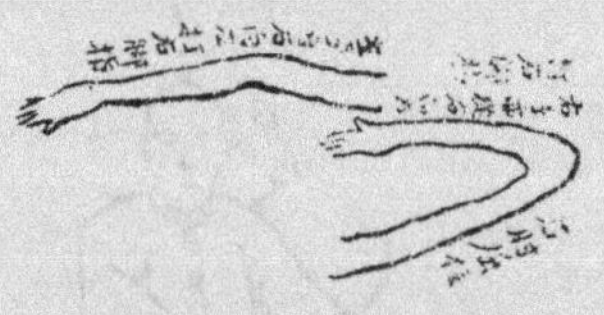

此勢乃拳中之變格也足之在下前踢後蹬下蹴此是正格今已右腿抬起以脚橫運擺而擊人故謂變格左右手前擊後擊以單手左披右引往往有之今以兩手左右橫擺擊人以爲右脚之應亦拳中左右手之一變格也以浩然之氣行之無往不宜下體左腿獨立猶中流砥柱

取象

擺脚似艮艮爲手以左手右手左右止物艮止也下則艮其趾未失正三爻艮其身止

諸艮足穩則身不可搖上九敦艮吉象曰敦艮之吉以厚終也（言足底力大上體自難擺挫）故取諸艮又似乎旅天地者萬物之逆旅光陰者百代之過客左右手先從右而左復從左而右又從右而左如旅之往來行路一過而已右腿橫擺亦一過而巳左足立而不動是當止則止當行則行（言左腿也）莫非過客往還全不留滯故又取諸旅

擺脚七言俚語

一木能支廣廈傾（一木喻左腿廣廈喻衆體）上抬右腿一劍橫左右兩手左右擊先置死地後求生

其二

擺脚一勢最爲難夔夔獨立似膽寒豈知太極有妙用手如平衡萬事安

長短句俚語

一縷心血運吾浩然之氣前後相稱無不如意任他四面來攻怎當我手足橫擊左右前後事皆濟

四十六勢跌岔

何謂跌岔身從空中跌下去兩腿岔開方爲跌岔此圖左腿展開右腿屈住此爲單跌岔以雙跌岔非用縱法不能起來不若單跌岔只用左足踵前往一合右足往外一開右足蹄用力一翻即遂落遂起較之稍易故用之亦能制勝且今之拳家皆如此姑從之

第四十六勢

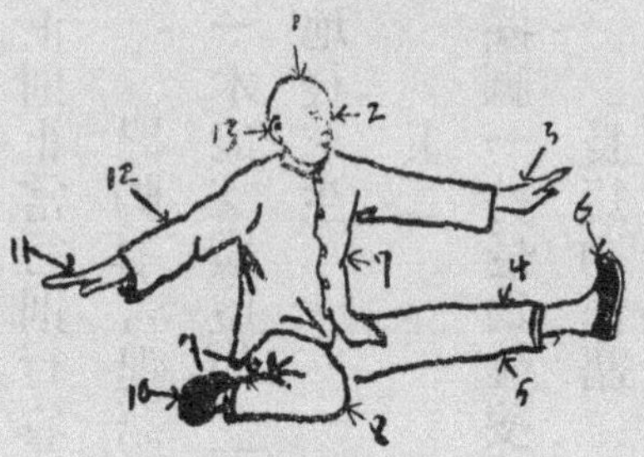

1頂精不可失2眼看左手左足3左手從右腿下去與4左腿一齊展開以漸前進5左腿展開半落地面6左足用力蹬敵之臁骨左膝不可屈7身要領住氣往前合住8右膝屈住不可踏實9屁股似坐非坐實而虛10右足面朝下鞋底朝上11右手似有欲前之意12右肐膊展開13右耳聽住右面

引蒙

跌岔與二起迴顧照應二起從下而上飛向半空此則由半空而下兩腿着地天然照應不假牽合此古人造拳法律之言如此當擺脚畢屈右肱伸左肱手皆在左兩手復從左

方自下而上轉而向右右肱展開左肱屈住兩手皆伸此時右脚跌下至地左足即從右足足踵依地以次漸向西南蹬去其意上彎如新月形左手與左腿一樣運行也是自右腰慢彎下去與左足同行向西南推去始用指力繼用掌力右手在後肐膊雖伸而手却含住精自上而下邁往欲前之意特其勢尚未之呈耳（跌岔界至此）

內精

右腿圖

跌岔頂精提好心精提足胸合住精屁股背照實坐下右足從空中跌下底朝天

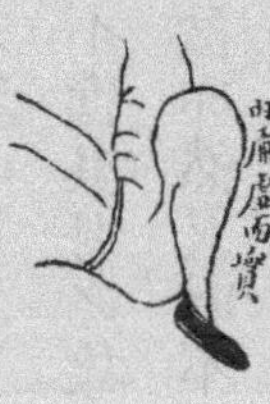

此是左腿進往前蹬之意

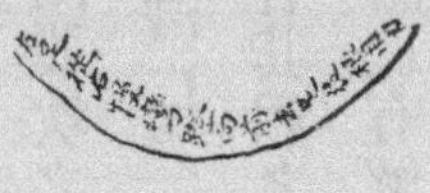

此是左腿伸蹬之形

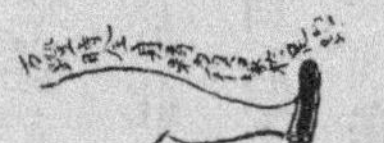

此勢以左足前蹬爲主蹬非虛蹬蹬敵人也故足後踵不可不用力而左手前推助左足也右手在右亦大有欲助左足之意

取象

跌岔一勢雖左足能以蹬人取勝而屁骨坐於地不啻習坎入於坎窞險莫甚也非有孚維心不能行有尙苟能以太極之理誠實於中禍福利害有所不計又能以浩然之氣行其心之所安將來坎不盈祇（祇作坻坻中水小渚也詩曰宛在水中中是也）既平入險者

能出險矣故无咎跌岔之勢有似習坎故取諸坎人惟兩足立於地左右兩手鼓舞於上禦敵猶易至於跌岔身入重圍難莫甚也易卦艮下坎上爲蹇蹇難在東（艮方）北（坎方）文王圓圖皆在東北若西南皆无難故利西南此跌岔左右足之所以向西南蹬者因西南吉利方也故往蹬有功六二王臣蹇蹇王者五也爲元首二者臣也爲股肱外卦之坎元首之蹇蹇中之坎股肱之蹇易以二五在兩股坎之中曰蹇蹇人以元首股肱皆居坐下亦如之易已匪躬之故有不獲其身之象（言滅亡之禍莫大於此）又有非自致之意敵人侵暴不盡已之所自致跌岔亦然又有不自有其躬之意元首居下左足不敢自愛向前急蹬因此蹇蹇之故九三往蹇來反言人內反諸已有解蹇之具雖蹇可往六四往蹇來連來連者左足結連右腿與左右手用其周身之力以赴難勢衆者力強武王曰予有臣三千惟一心境雖有蹇履險者若夷蹇可往也九五大蹇朋來元首雖居下只要全身精神皆能相助上六往蹇來碩往蹇者言我有可以任艱鉅之實猝然臨之理直氣壯蹇奚能阻昆陽之大戰秀終得勝此來碩之證也總之有此一蹬不至受困功夫純熟可收其效故又取諸蹇又離下坤上明入地中曰明夷亦遇之至艱者也初九明夷於飛垂其翼言跌岔左右在下如鳥翼

下垂六二明夷夷（平也）于左股言左足前蹬腿宜展平舒開用拯馬壯吉言足不能如馬之壯不能救難九三明夷于南狩內卦離爲正南外卦坤爲西南南狩者向西南蹬敵獲其大首言勝敵也六四入於左腹言左足中敵之左腹獲明夷之心官敵痛也于出門庭言可以出難實時地還難知己知彼百戰百勝內文明故也故取諸明夷坎卦蹇卦明夷卦三卦皆是借形境遇之最難者非有盛德不足以處此事無大小其理則一拳中跌岔亦境之最難者非有大功夫不能以一足勝人也非好爲難也亦迫於時勢之不能逃耳

跌岔五言俚語

右足從上擺左足下擦地西南足一蹬又是攻無備

用弓背朝下精如初月上彎形左手與左足自上而下至下向前蹬復自下而上自上而下者跌岔之始事也自下而上者跌岔之終事也非此無以叫起下勢之起勢

七言俚語

上驚下取君須記左足擦地蹬自利右股屈住膝埃地盤根之中伏下意

其二

右脚一擺已難猜又飛兩翼落塵埃不是肩肘能破敵一足蹬倒鳳凰台

其三

陰陽變化眞無窮只說英雄遇匪躬誰料妙機難預定解圍卽在一蹬中

其四

果能太極(言太極拳)仔細研絕處逢生自不難天下凡事皆於此非徒拳藝令人觀

其五

一縷浩然向下行坐中能令四座驚此身若非成鐵漢擲地何來金石聲

四十七勢金鷄獨立

何謂金鷄獨立一腿獨立如鷄之一腿獨立一腿蹺起象形也此勢迴應以前右插脚

節解(節解者周身骨節節節而解之也)

第四十七勢

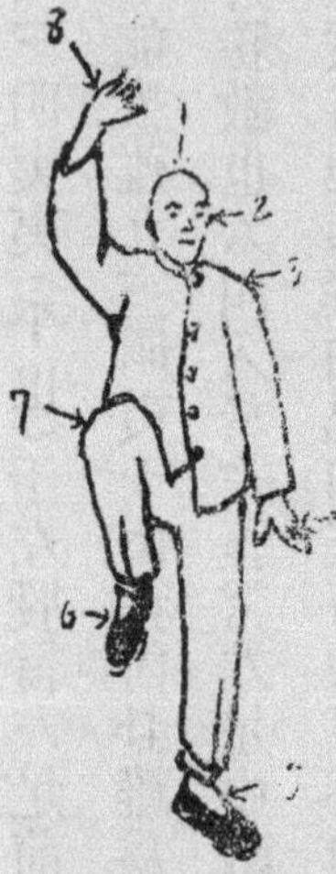

1頂精領住與中氣一齊上行2耳聽身後兩旁眼能視身後眼不能視3肩鬆下4左手下垂如推5左足平踏6右足帶有上踢意7右膝猛抬與右掌起用力往上頂8右手掌向上頂

引蒙

自跌岔後心精往上一提左足大指與足踵用力前合右膝往上一起右足指與右足踵往前合兩腿執硬兩手往前攢頂精與膽精往上一領手足隨之一齊俱用力自然起來將起來時身往前縱右足踵往後蹬身既離地左手慢彎上行至耳精在手中若從左肩臂下行至左足後踵左手從肩前下行至左脇手與乳平則右手與右膝一齊上行右手掌由下上行至右脇外與左手平不停直往上行伸足肐膊掌心朝天右膝上行與小腹齊則左手已垂於下矣右手掌上拏沖敵承漿下骨右膝上行頂敵之腎子兩處皆人之痛處不可輕用左足踏地如山右手擎天直欲天破

內精

右膝圖

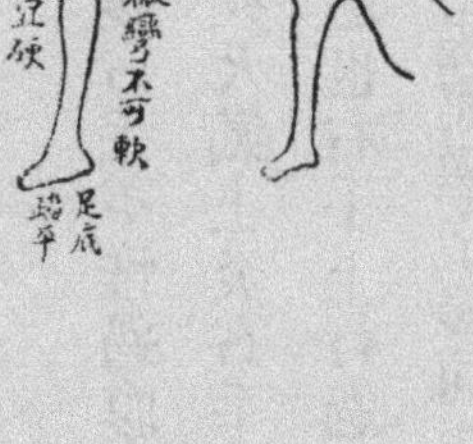

右掌圖

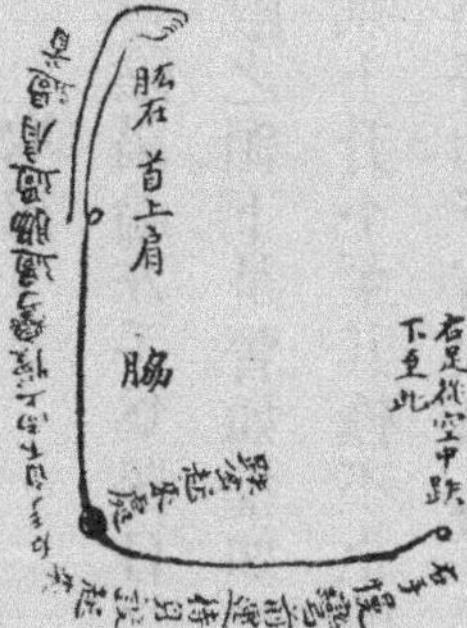

左手圖

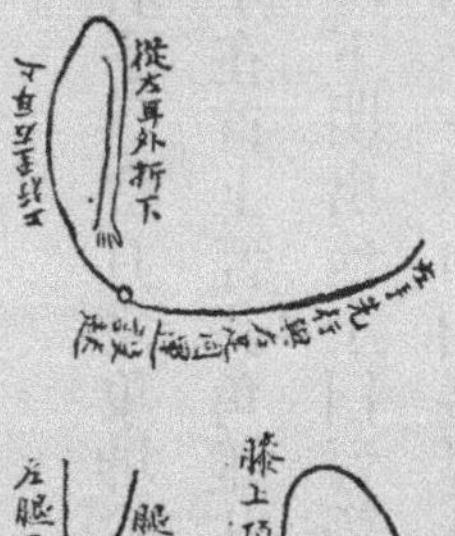

取象

以陰陽論左手爲陽日之象右手爲陰月之象坤爲腹右手不惟過腹且上過首以掌上項敵之領下是晉如摧如也右手在首上晉其角離其火火氣上炎右手與右膝皆上行猶火氣上升不至其極不止離上坤下明出地上曰晉晉進也右手上行過乎項有上升意故取諸晉山下有火賁艮爲手爲山手上舉如山峯嵸峙（嵸與聳字義同）六二賁其須右手能護項則元首無問矣初九賁其趾左足自當用力離居下卦明無不照故取諸賁金鷄獨立已出險而制勝身否極泰來七日來復之意易曰雷在地中復坤爲地爲腹震爲雷爲足動也右足震動以膝上行至腹如雷之迅所以中行獨復中行者以中氣行於中間獨復者獨能出乎險而復太平之地前之擺脚右脚獨立至跌岔則左足不能立矣迨金鷄獨立則左脚仍然獨立前之右脚擺人跌岔腿盤屈住在地至金鷄獨立復以右膝膝人復能膝其痛處令其叫苦是卽由否之泰七日自然來復矣彼碩果之仁未息猶拳之天機未息終有可復之理故又取諸復

七言俚語

聳身直立手擎天左手下垂似碧蓮金鷄宛然同獨立不防右膝暗中懸

其二

一條金蛇拖玉堂忽然飛起似鷹揚只說右手冲上去誰知膝膝（上膝膝蓋之膝下膝字是上頂之意）也難防

金鷄獨立

此偏運身法也右體主動左體主靜金鷄獨立其立在左靜也其運動在右故以右爲主本勢從跌岔起來右手精由右大腿上去過右胸至腋過肘彎至右手掌從五指稍轉到手背過肘至肩臂下行至右足踵右腿精由右足指上行至膝腕膝骨中氣由舟天上行過頭項轉到腦後下行至長强以上手足中氣只是一齊並運不可迭次運左手精也由是大腿上行至左耳下行過肩臂從左臂到委中行至左足踵止左足立而不動前後左右用精勻停自然立得穩至朝天蹬左手左膝運行如右

四十八勢朝天鐙

何謂朝天鐙左手掌朝上如今之朝天鐙象形也此勢迴應前之右插脚

節解

人之一身以腰爲中界右手右膝氣往上行左手左股氣往下行中間以腰爲分界

第四十八勢

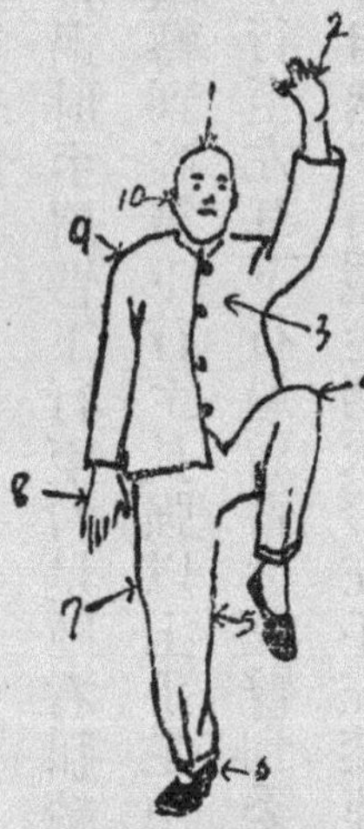

1頂精領起2左手掌朝上3胸要含畜4左膝蓋往上頂5右膝微屈一二分6右膝用力平踏7一身全憑一隻右腿載身故不可軟8右手垂下9右肩鬆下10耳聽身後

引蒙

右掌上頂畢精由指運到手背下行過右肩臂直下至右足踵過湧泉至大敦隱白氣方運夠一圈此是精該如此運法是心中運行之意也至於右手之迹則大指向右肩肩髃下行過右脇至右大股指頭下垂如推右足下行未著地卽移向西北右足指向西北足踵先落地去左足一尺餘遠左手慢彎勢由左大股前上行過左腹左脇左肩前左耳側上踰左額角展開肐膊直冲上去手掌朝天左膝屈住上行膝至左小腹前上或問左右運行是一樣法門何不一齊並運而必分開更迭運之何也曰不能兩手可以一齊並舉若兩足並

起是縱法也以上縱法行於此勢心氣往上一領則周身之氣聚於胸中下體足雖起上體手掌無力矣非全無力力不能聚於手掌即下體之力亦不能皆聚於兩膝蓋心氣一提氣皆聚於胸中不及分布四體散而任其各體之按部就班徐徐以行其團轉此所以左右分成兩部令左足着地則右半身精力可以仔細運一周右足着地則左半身精力可以仔細運一周而不至設險履不測之禍且如此運法亦不至有偏廢之弊此所以用迭運法遞運法而不用一齊並運法者職是故也吾故曰不能學者當細參之

內精

右手運行圖

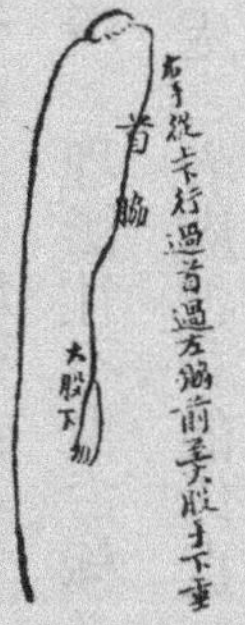

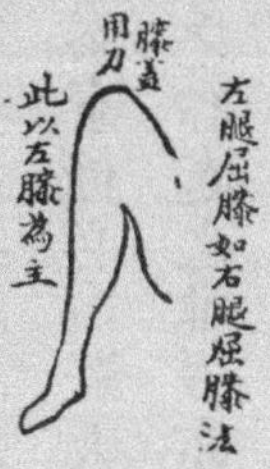

膝蓋
用力
此以左膝為主
左腿屈膝如右腿屈膝法

前之面向西南者今則轉向西北上勢令雖獨立以右手右膝爲主此反之

左手運行圖

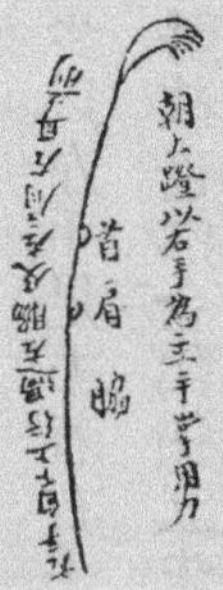

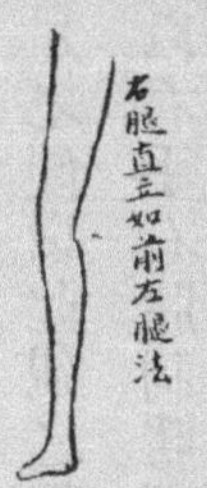

取象

上勢從跌岔起來帶起帶擊似較此勢爲難然人之一身右手右足用之居多左手左足用之少以左手足未若右手足之便以此觀之朝天蹬較之金鷄獨立爲尤難以左手右膝不得勢故也然金鷄獨立先以右手右膝制勝朝天蹬繼以左手左膝制勝盛極矣拳至跌岔否極矣否極者泰必來金鷄獨立與朝天鐙左右疊次取勝可謂泰極矣故取諸泰天地循環之理無往不復否極必泰泰極必否雖天地亦不能逃其數况拳之小技乎雖然是在善處之者處否苟能以貞一之心處之雖否亦未有遇不去遇泰等能以持盈保泰之心處之而泰亦不至遽否也學拳者宜知之

朝天鐙七言俚語

也是手掌上朝天中間膝蓋法如前猶然一屈分左右又使英雄不著鞭（倘不能騎馬何用鞭爲）

其二

右足落下左足懸上伸左掌鐙朝天英才若會其中意翻笑金鷄一脈傳

其三

右膝膝𦡆人不服不料左股又重出不到眞難休便用此着不但令人哭（生死之命係之愼之）

其五

牙與領下不相干最怕手掌向上端（借字）狂夫不識其中苦管令一日廢三餐

四十九勢倒捲紅此退行法也與眞珠倒轉簾相同故名之此勢與前倒捲紅相呼應又與野馬分鬃對向照應彼是向前進此是往退後法

第四十九勢

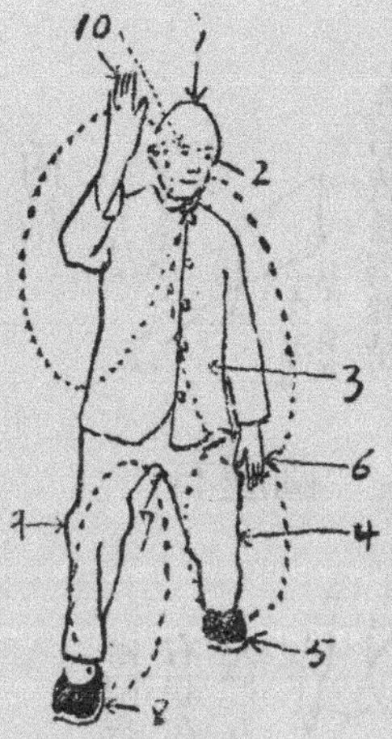

紅線爲手足各運行轉圈所走之路

1頂精上提2眼看住手左手手從前到後眼亦從前看到後3腰精下去4左腿能展儘管展足5左足指先著地6手如摟物7[illegible]囫不得不開然會陰要虛小肚要實8右足用力平踏9右膝用力稍屈10看畢左手即轉過臉看右手看右手運亦是從前而看到後面

引蒙

此勢是大鋪身法退行中第一難運之勢朝天鐙左手從何道而上亦從何道而下手指略摳向後如樓（平聲）左足從何道而上亦從何道而下足不落地即往後退行開大步

迨開步畢右邊有敵持械來即右手帶往右邊撥械（械如槍棍之類）帶往後摟右足亦展開腿往退後行開一大步右足退行畢則又挨著左手倒捲（倒轉即倒轉圈）左足退行矣先左後右左右各二三次至左手與左足俱到後邊爲止

內精

兩腿皆用纏絲精皆是外往裏纏此謂倒纏法即倒轉圈也

右腿在後則

左腿在前矣

右手圖

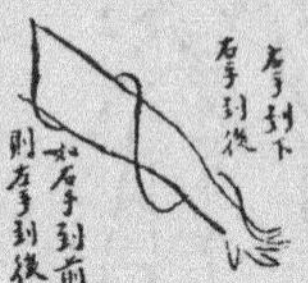

左手圖

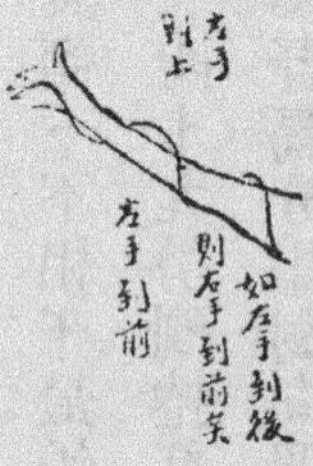

左右皆是倒纏精

右腿圖　左腿圖

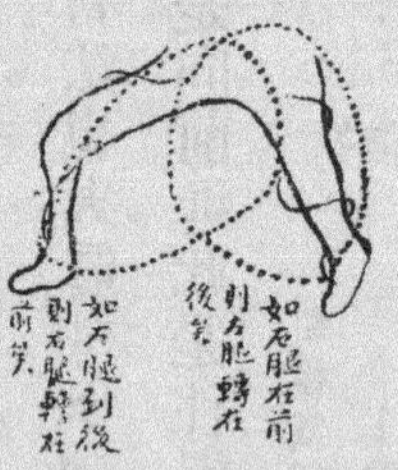

左腿到前則右腿到後

取象

前之倒捲紅象取乎坤今復取之何也試以前所未盡之意言之左右手足各以倒捲而退行之是坤六斷之義也問何以不往前進而往後退無乃怯乎曰非也譬如行軍能進

攻則進攻不能進攻則退守進攻難守亦不易能退守爲進攻地爲尤難如此勢非不欲前進但千人萬馬槍刀俱近吾前無縫可入是不得不退行而以左右兩手倒捲以避其鋒刃伺其有隙而後進未爲晚也況有機可乘則箭中的（或擊首惡或中要害）勝於殺其無名之卒萬萬矣此所以退行之故其意在此何懼之有且坤順也順其時時當退則退順其地地能退且退順其機機無可乘自宜倒轉轉其勢勢非可進又宜退行此柔（坤柔道也）能克剛以退爲進者坤道也坤錯乾乾剛也坤至柔而而動也剛此拳外面似柔其實至剛初爻變震震爲足動也足動退行之象錯巽巽爲進退拳之進退原無一定可進則進可退則退酌其可耳爲多白眼眼主乎視瞻視左右使無失敗綜艮艮爲手手能止物以手禦敵使不護傷已成復兩手來回迭運終而復始二爻變坎坎中滿中間一畫如人之身自百會至長强中氣貫通上下四畫如左右四體錯離離爲目目能眼光四射離明也左右手足運行如日月代明離中虛退行者其心皆作退一步想不敢自滿以期必勝上下兩畫如左右兩半個身運以實行也成師師者衆也以心爲主而五官百骸無不聽命三爻變艮艮爲閽寺爲指爲門闕左右手顧往前後左右如閽寺以指止物固守門闕也錯兌兌爲金百鍊此身

成鐵漢如兌居西方屬庚辛金綜震震爲龍拳之變化如龍之不可端倪成謙我之遇敵能以謙退自守無咎居多至於四五六爻之變其義相同坤之變爻如是故復取之而此勢之前虛後實自不待言而明矣

第二倒捲紅七言俚語

朝天鐙下倒捲紅左手先回快如風左手轉畢左手轉退行眞是大英雄

其二

兩手轉來似螺紋一上一下甚平均全憑太極眞消息四兩擒動八千斤（言四兩力氣可以撥轉八千力）

五十勢白鵝亮翅與前兩個白鵝亮翅相呼應

以此勢迴應前兩個白鵝亮翅作結束

節解

1頂精領往2左手隨右手3左肘沉下4眼看右手5肩鬆下6右手領住右足7右肘沉下8腰精下去9左膝亦微屈住10左足隨右足至右11膕精開圓12右足平踏於地13右膝屈住

第五十勢

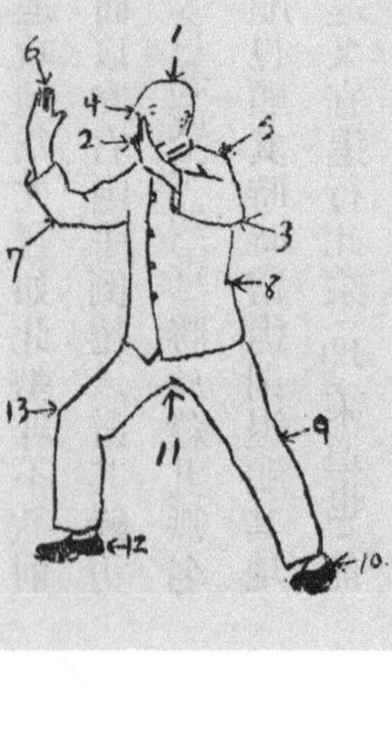

引蒙

此勢純是引進精倒捲紅左手到下右手從右向左兩手相距尺許右手領左手從左先轉一小圈隨勢由左斜而上行至右右足亦是先轉一小圈從左向右開步左足隨右至右兩足相去五六寸左足指點住地右手與右足一齊運轉方成一氣

內精

沿路運行之法前己圖之右手用順轉法右足亦然左手倒轉法皆是纏絲精右手右足足與左手一齊運行惟左足必待右足落地而後左足隨之亦向右方足指點地

取象

上勢倒捲紅身在險中此勢排難解紛出險之外故取諸解然解難非用引進不可

七言俚語

第三白鵝羽毛豐左旋向右術最工此中含蓄無限意又是引人落到空

其二

一勢更比一勢難此勢迴旋如轉丸妙機本是從心發敵人何處識龍蟠

其三

引進之訣說不完一陰一陽手內看欲抑先揚眞實理擊人不在先著鞭

五十一勢第三箇摟(平聲)膝拗步此勢迴應前兩個摟膝拗步

節解見前第六勢

第五十一勢

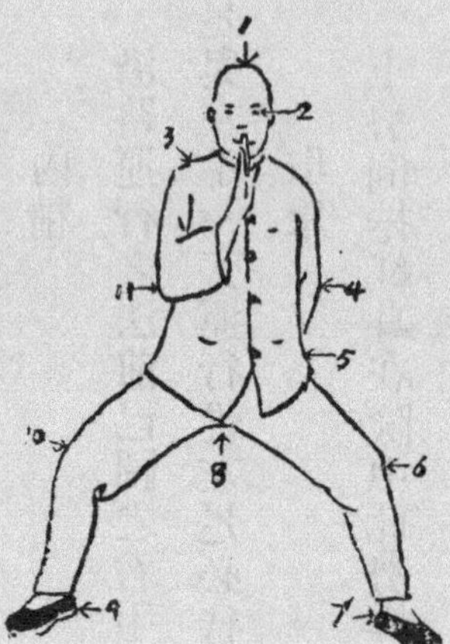

平心靜氣勿使橫氣塡塞胸中

1頂精領住2眼看中指3肩鬆下4左手在後5腰精下去6左膝露出膝蓋7左足較右足略前平踏地8襠精撑圓9右足略後平踏10右膝微屈11右肘沉下

引蒙

左右手從胸前平分下去皆用倒纏絲精右手繞右膝向後轉至胸前去胸尺餘中指與鼻準相照眼看住中指左手從左面摟左膝手自後而前繞一圈復轉至後手與脊骨照落住撮住五指左足從右向左開一大步落住後脚如鈎上下一齊合住

內精說見第六勢

頭直眼平視肩與肩合時與肘合手與手合大腿根與大腿根合膝與膝合足與足合平心靜氣說合上下一齊合住氣歸丹田合法皆用倒纏法獨左足開步順轉法此是勢純是合精

取象

本勢取乾坤坎離以方向言之說見第六勢言乾坤坎離而兌震巽艮四隅之卦在其中矣此以卦德言之非徒取其卦位卦體也

七言俚語

摟膝拗步至第三迴應前伏（指前兩摟膝拗步言）與正酣四面八方皆有備成功始悟不空談

其二

太和元氣到靜時不靜不見動之奇六封四閉（上下四旁）誰能喻惟有達人只自知

五十二勢閃通背回應前閃通背

第五十二勢

節解

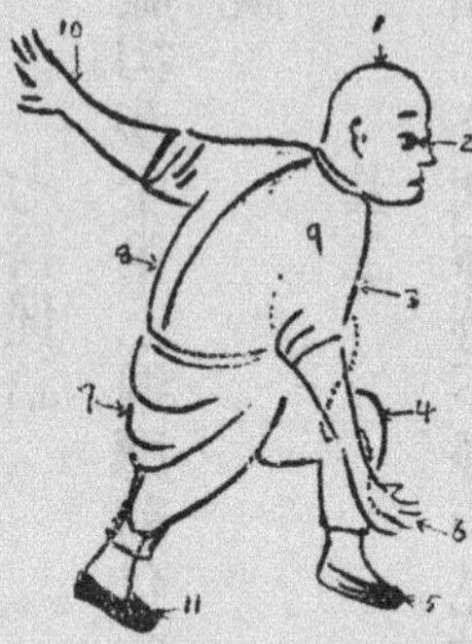

1頂精領住2眼平視3腰彎下4右膝屈住5右足在前踏實6襠精下去7左足在後8左手在上在後

引蒙

上勢摟膝拗步畢右足向前開一大步右手由右而左先繞一小圈轉回至前項從上側欞住手大彎腰膀襠而下至右足內髁再從下涉上去手至顛會左足向前開一大步左手隨左足由後而前手與肩平肐膊展開然後身倒轉右足隨身倒轉落至左足之後右手亦隨住身倒轉自上而下落到右足之後手與腰平肐膊展開此是大轉身法全在頂精領住襠精下去步法活動兩肩鬆開手足上下相隨方得

內精

圖畫講義俱詳於前

七言

再將右手禦前敵身後敵人復摟腰豈知我腰忽彎下臀骨上挑（上聲）敵難逃

此是速精綏則不及矣看似粗勢其實精妙無比

五十三勢第六演手捶與第三演手捶爲正應又通結前五箇演手捶且起後指膪捶

節解

此一捶與文法承上啓下同意

第五十三勢

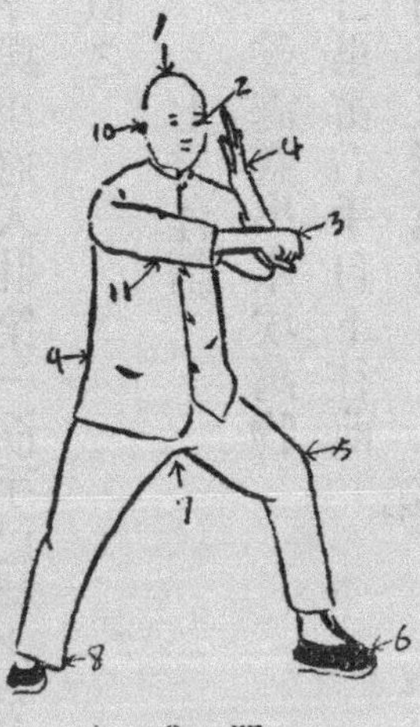

1頂精領住2眼看住捶頭3右手拧住捶頭4左手指展開以應右手捶頭5左膝屈住6左足用力平踏地7膪精下好8右足踵蹬住地須用力9腰精下去10耳聽身後防敵暗算11右手合住肘尖朝上

引蒙

第三演手捶右手向前擊敵右足亦隨之向前落住脚故成背面圖以敵稍遠故特進右足與敵相接此演手捶也是右手向前擊用合捶但敵去吾身甚近故右足不必前進步以助右手之不及右足不動仍在後面故成正面圖

內精

閃通背身撞倒轉過來右足在後右手亦在後用纏絲精從後轉一圈向前合住捶擊捶方有力然又必週身上下一齊合住精精神皆聚在捶頭方能破敵圖畫內精皆見前

取象

萃與小過大壯第三演手已言之矣茲又取諸震以捶之能懼邇能驚遠震驚百里演手捶似之

七言俚語

一聲霹靂出塵埃萬物羣驚百里雷右手自下往前擊如同天上響風風

五十四勢此懶插衣與前懶插衣爲呼應且通結前三箇懶插衣

節解

第五十四勢

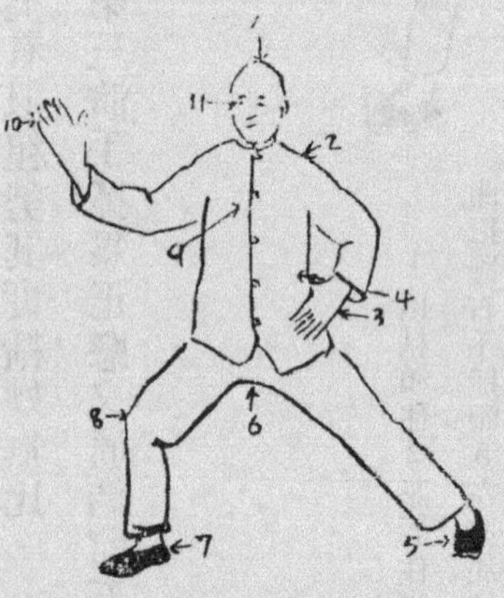

1拳自始至終頂精決不可失一失頂精四支若無所附麗且無精神故必領起以爲周身綱領2左肩鬆開3左手岔住腰4腰精下去5左足用力蹬住地6自始至終臑精下去不下臑精下體不穩要撐圓7右足平踏8右膝屈往9胸向前合住精胸微彎自然合住10右手伸開束住指11眼看住右手中指

引蒙

右手收至左脇前右足從後進至左足之右與左足並齊然後右手與右足一齊運行右手從右脇前先自下而上繞一小圈然後徐徐自左向右展開肐膊手伸開五指束住手與肩平右足隨住右手亦先繞一小圈然後徐徐自左慢彎勢（如新月形）向右開步左足在原位不動左手自內而外亦繞一圈復轉囘至左腋下岔住腰

內精

右手用順纏精纏至指頭自內而外纏者謂之順纏右腿亦用順纏精纏至足指左手用逆纏精自外向內纏者謂之逆纏倒纏圖畫見前第一懶插衣與第二十二勢

取象

第二勢取泰二十一勢取小畜四十三勢取蒙皆各有取意前已言之此勢左肱屈似潛龍勿用右肱伸似見龍在田故又取諸乾乾道變化無方具陽剛之德左右肱也是變化無方故以龍比之

七言俚語

獨伸右手似見龍左手盤囘左面封自有太和元氣宰一陰一陽護前胸

五十五勢第七單鞭與前六箇單鞭遙遙相應

節解

1頂精領住2眼注左手中指3肩鬆開4左肱與指伸開束住五指5胸要含蓄氣降丹田無留橫氣於上6左膝屈住7左足八字形平踏8襠精下去撐圓9右足往前鈎足踵用蹬精10右腿不可軟11腰精下去12右肐膊背住右五指束住13右肐膊與上架順其自然14耳聽身後

第五十五勢

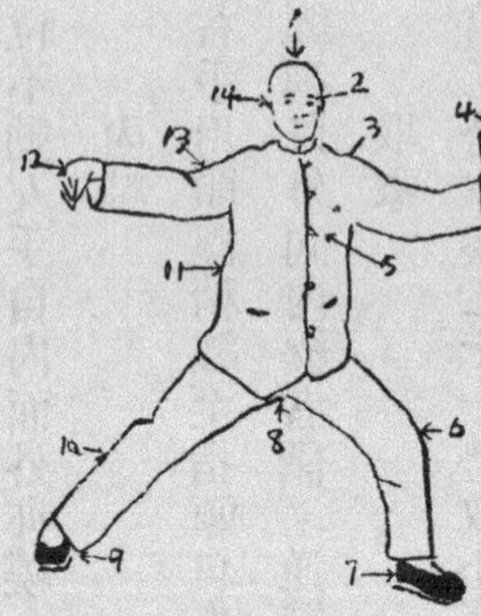

引蒙

左手從腰掐出與右手一合右手先轉一小圈用順轉法徐徐向左伸開肐膊五指束住眼注中指右手從向前轉一小圈與左手合住右手用倒轉精左足先收至右足邊先轉一小圈復向左開一大步如八字撇右足向後蹬住平踏住地

內精

左右手合皆是倒纏絲精合畢左右手運行法左手用順纏精精自脇下上去至腕由腕往外向裏纏纏至指肚止右手精由脇後上行至肩由肩從裏往外斜纏至指甲是倒纏精此兩手運行之法至於足右足在本地不動但寧足踵使足指向左鈎住左足收回復展開開步時亦是順纏精由左足指肚起從裏往外纏至屁骨意向裏合左手領左足右手領右足一齊運行講說不得不一一分明圖畫詳第三勢單鞭

取象

第三勢取坎離否泰二十七勢取无妄三十六勢坎離與乾坤相合四十一勢取震四十四勢取坎離之變卦此勢外柔內剛故取諸乾坤乾坤者六子之父母故皆包之

七言俚語

七言來復（第七單鞭）運轉寄上虛下實象坎離豈識剛柔無不具六子由來宗兩儀

五十六勢下雲手與前之兩雲手相呼應此居其下故謂之下雲手在前者爲前雲手在後者爲後雲手雲手者手之來回旋轉如雲之旋轉繞螺鬟象形也又曰運手以手旋轉

運行亦通

打拳全在起勢一起得勢以下無不得勢如此勢上承單鞭敵人從右來者必先以右手引之右手引必先卸其右肩卸右肩必先以左手上領左手上領左肩鬆下胸向前合住下去膽精左足實右脚虛身法手法一齊俱動以下先運右手自然得機得勢來脈眞故也即無人徒手空運亦覺承接得勢機勢靈活故吾謂每一勢全在一起於接骨逗筍處彼勢

第五十六勢 雲手起勢圖

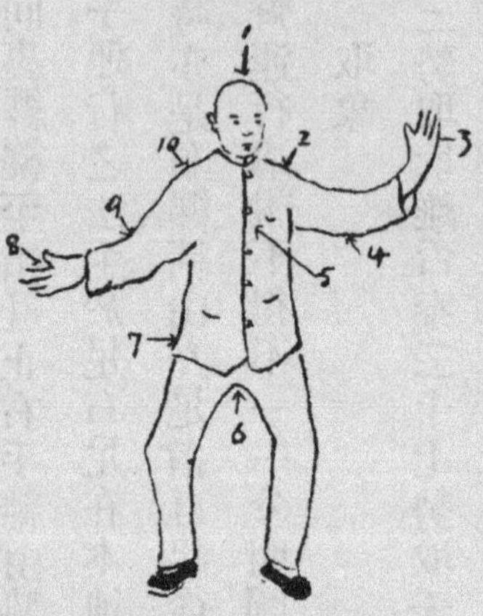

1頂精領住2肩鬆下3五指束住手向後去4肘微彎住5胸合住6膽開圓7腰精下去8手落下有欲往裏收兼有上泛勢9肘沉下10肩鬆下

左足踏實後踵用力足指隨左手指似有上提意後腰向下右膝微屈右足直向左足收回不落地隨住右手順轉復向右慢彎開步大約一尺

如何落下此勢如何泛起須要細心揣摩又全在一落必思如何纔算走到十分滿足無少欠缺神氣既足此勢似可停止而下勢之機已動欲停而又不得停蓋其欲停將停蓋其欲

停將停之機又已叫起下勢矣（吾）故曰

雲手右手運行圖

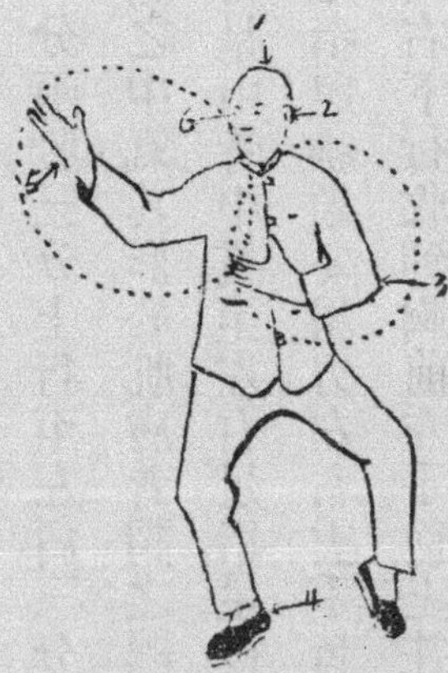

1頂精領好2耳聽左面3左手轉一圈至此則往上領之左手隨右手向右轉運行亦至胸前然左手自上收到此已轉半個圈左手亦不停即往上向前運行4右足隨住右手收到左足邊不停向外慢變勢開步足點着地不停5此是右手收到身胸前自上而下而後上行用纏絲精轉一大圈至此不停6眼隨右手運行右手到何處眼亦到何處左面亦然以中指爲的指肚用力

下雲手左手運行圖

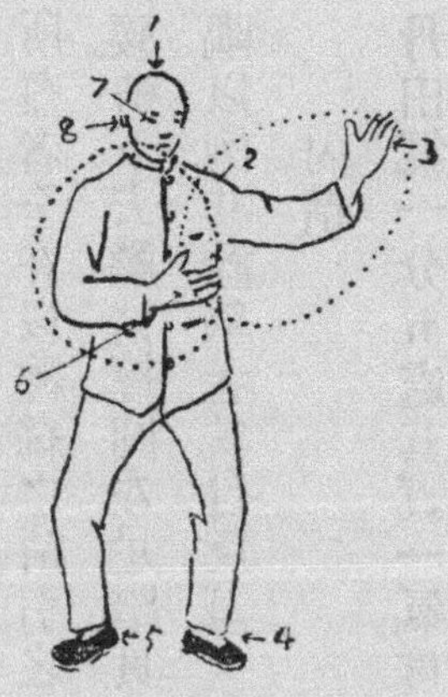

1頂精領好2肩要鬆下左手轉圈肩亦隨住轉圈3此左手從胸前用纏絲精向上往左運行至此不停右手腕向前該左手運手兩眼不注左手手要靈活4左足向左開步須大約尺五寸左足隨左手運如右手足法5右足向右開步須小約尺許此步驟漸向左去右足自該相讓數寸6左手到上面則右手自下漸漸收到胸前五指束住不停留即向右而自胸上行向右運去更迭運轉不息7眼宜看注左手8耳宜聽住後面

此時之境似停不停（不停者神猶未足也）不停而停（所停者只一線下勢即起）此際當細參之況且右肱本自伸展不屈勢必不能再伸故左手往上一領而右肩自然卸下右手

自然以引進之精收回肐膊故不屈者不能伸抑不伸者必不能屈此皆自然之理人所共知

所難者全在以纏絲之精引之使進耳左手雖向上領起右手引進收回又全在胸前合住腰精下去膕精撐圓左足踏實右足虛提而後上體愈覺靈動六十四勢看看如此特舉一隅以例其餘學者當自反耳

內精

丹田氣一分五處其實一氣貫通上下不可倒塔一也心氣一領丹田上行六分至心又一分兩股三分上行至左肩三分上行至右肩皆是由肩骨中貫到左右指頭其在骨中者謂之中氣其形於肌膚者謂之纏絲精其餘四分一分兩股二分行於左股二分行於右股皆是由骨中貫至左右足指足後踵先落地前掌要靈指頭該點則點須要用力該運則運足指與腓須要用力左右雲手皆是以順轉法運之先上領其左手次降其右手再次右手由右下行收到胸前左手從上往後轉半圈待右手從胸上行向右運行則左手下行收到胸前待左手由胸上行運於右則右手自右下行收到胸前左右手皆不暫停此往彼來

彼往此來左右連環遞運如日月之運行日往則月來月往則日來故一隻手只管半箇身左手向左運左足隨左手向左運行開步左足開步稍大純用橫行進落法也故大所不得大至於右手運行其轉圈一班大獨於足步稍異右手運行向右足亦是由左向右開步但所開之步略一小點身橫行向左方進右足步不小不能往左漸趁漸進故右步須遜於左步亦小所不得小雲手無定數目因現在之地以爲停止大約不過向左面開三四步爲遠率至於將停止時其始左手上領在左左肱半伸半屈雲手臨終左手仍落在左面半伸半屈右手則落在胸前矣此是左右手之規格至於足步左足向左開步畢右足應分往裏收回此時却不收回卽於所開之步落住脚大約左足與右足相去多不過二尺

運行法左右運行皆是一順前去如左手右由胸由裏上行手向左伸展左足由裏上行開步則右手下行收到胸前右足隨右手收到左足邊相去不過四五寸右手由胸前上行向右伸展遡行則左手卽從左下行收到胸前左右手皆是向右面去右足從裏彎向右運行開步則左足卽從左方收到右足微收一二寸亦算不必收到右足邊此卽漸往左趁之法不然則左足收到右足邊左足仍在原位不能向左開展此卽一起足卽爲下步蓄勢

預留下步地位相讓之法也每勢皆是如此須記至或左或右左右手足一順運行但分上行下行外往裏收之形迹耳

左右運行手圖

左手上行與右手下行一齊逆行

右手上行向右運行與左手下行向裏一齊順運行方爲一順左右運環運轉不息

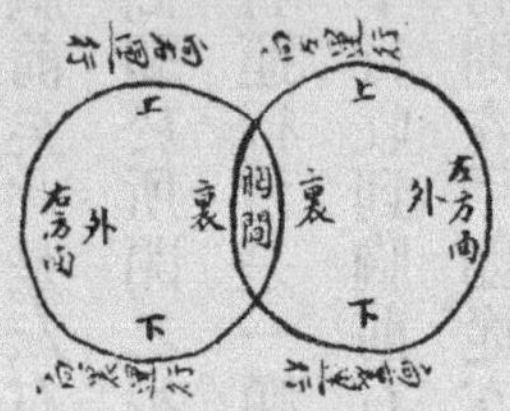

左右運行足步圖

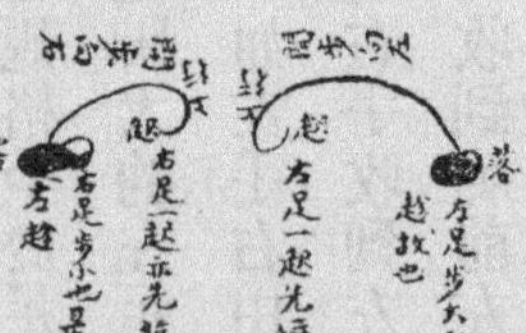

取象

下雲手心極虛明且兩手旋舞有象日月故取諸離彖曰離麗也日月麗乎天重明以麗乎正六二六五皆得其正拳以中氣運行人乃心服斯即化成天下離得乾之中氣故拳之中氣皆乾剛之中氣也象曰明作兩離左手如日右手如月一伸一屈如日月之代明大人即天君也以繼明（即左右之旋轉也）照四方（禦敵於上下四旁也）惟其得中故出有獲中爻初變艮艮爲山中氣貫注屹如山峙艮爲手止也以手止人擊也錯兌悅也我之交敵純以一團和氣引之使進綜震奮也精神振作意震爲足左足運行無間意二變乾錯坤能得乾坤之正氣三變震震東方之卦萬物出乎震得生動之氣錯巽萬物齊乎巽言官骸一齊運動皆順以動也綜艮艮爲門闕爲昏寺爲手我之守戶謹嚴無間可入

況至昏以寺人禁止以手令敵人進不得攻離錯坎人能虛心待物小心謹慎不敢自恃雖左右上下俱有敵來則視爲無平不陂以此黃中通理柔順濟以剛直則履險若夷亦無陂不平矣離往銷化得動故無往不吉

同體　遯者藏也言精神貴乎蘊蓄不可外露圭角　鼎上則兩耳在旁耳中之環動之則循環不已左右手之運動似之下則三足並峙屹然不動如打拳之兩足一足踏地不動鼎足峙也一足運行如鼎足之似折非折極其穩當蓋以彼足穩此足何至有變雖似不穩其實無意外之變蓋取足底穩當不必泥鼎三足人兩足之形

訟兩人對質此一言彼一語各說已之直左右手之遞運各形其是而已家人　五官百骸更迭運動如一家人內外男女老幼各盡其分所當爲　无妄打拳之心一誠而已以實心行實事絕不自欺全是一實理貫注於其間革變也該左手當令則易以左手該右手當令則易以右手無少差錯無少委延　大畜含養也太極陰陽包含極廣睽隔也左右足之運行神雖無間中間形迹不無隔閡　中孚言拳之情性皆誠實也　大壯四陽並進銳不可當打拳中氣所往人孰能禁需自需於泥以至需於酒食言由危至安先憂後喜也需

經需有光亨貞吉利涉大川彖曰需須也險在前也剛健而不陷其義不困窮矣言得乾之中氣無往不宜初爻需於郊利用恆二爻需於沙衍在（衍寬意以寬居中）中故終吉三爻需於泥致寇至敬慎不敗四爻需於血出自穴五爻需於酒食（喻樂境也）貞吉以中正也上六入於穴有不速之客三人來敬之終吉運手向左有進無退以中氣行乎其間故入險出險皆得其吉

七言俚語

日月光華旦復旦左右手運形糺縵向左左右（言手）（言手而足在其中）皆向左左上（言左手上行由裏向外）右下（言右下行由外往裏收回）次莫亂向右右足專向右左足（言足而手在其中）在右意相貫（言左足雖在其意亦向右）左右自有各當令當令之時遞更換（該左皆向左該右皆向右）太極陰陽眞造化鴛鴦繡出從君看

其二

一來一往手再運旋轉與前不差分但從下棚觀仔細左足微殊（略向西北趁五六寸）啓下文

太極拳推原的解

人之一身心爲主而宰乎內心者謂之道心卽理心也然理中能運動者謂之氣其氣卽陰陽五行也然氣非理無以宰而理非氣無以行故理與氣不相離而相附此太極根無極者然也天之生人卽以此理此氣生於心待其稍有知識而理氣在人心者渾然無迹象然心之中或由內發或由外感而意思生也當其未生渾渾沌沌一無所有及其將生其意微乎其微而陰陽之理存乎其中順其自然之機卽心搆形仍在人心之中卽中庸所論未發也及其將發而心中所搆之形呈之于外或上或下或左或右或前或後或偏或正全體身法無不俱備當其未發搆形之時看其意像什麼形以什麼命名亦隨意拾取初無成心是時卽形命名之謂着而每着之中五官百骸順其自然之勢而陰陽五行之氣運乎其中所謂動則生陽靜則生陰一動一靜互爲其根是所謂陽中有陰陰中有陽此卽太極拳之本然也如以每着之中必指其何者爲陽何者爲陰何者爲陽中之陰何者爲陰中之陽此言太滯言之不勝其言卽能言亦不無遺漏是在學者細心揣摩日久自悟前聖賢云能與人規矩不能使人巧舉一反三是在學之者不可執泥亦不可偏狃

七言俚語

掤縷擠捺須認眞引進落空任人侵周身相隨人難近四兩擒動八千斤

其二

上打咽喉下打陰中間兩脇並當心下部兩臁合兩膝腦後一掌要眞魂

節解

五十七勢高探馬上是正面圖新式也下是背面圖老式也

第五十七勢

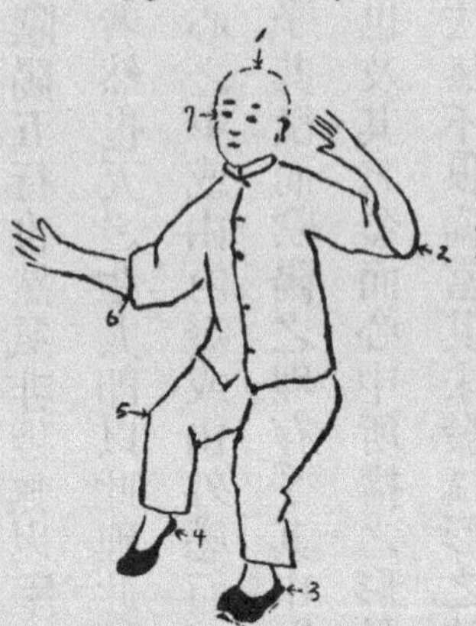

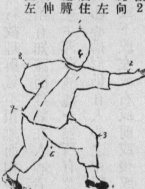

1頂精領住2右肐膊屈住手腕向下3右足平踏4左足點住5左膝屈住肘尖向下6左肐膊似屈不屈似伸不伸手心朝上7眼注左手

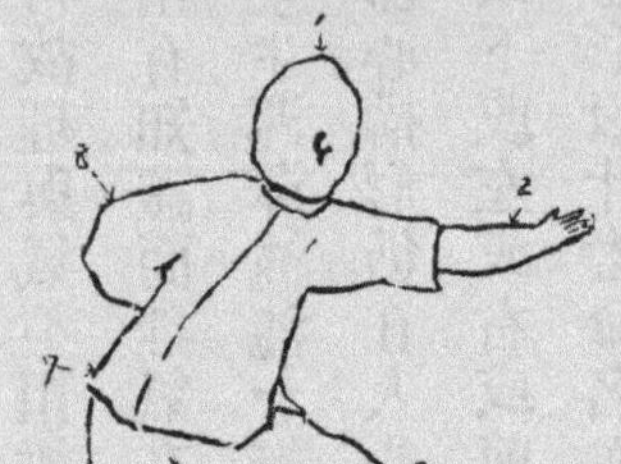

1頂精領住2右肱在前手背朝上3右膝屈住4右足虛踏5膅精下去6右足實踏7腰精下去8左肱屈住手心朝上

引蒙

新式右足進至左足邊不落地即抽迴落住地左足亦抽回落在右足邊足指點住地

當右足抽回時左右手亦隨住右足自上而下向後轉一大圈轉向前左右手掌合住相去尺許　老式左右手亦是從後繞一大圈身順轉過來右足不動左足抽回落在後面右肱伸展左肱屈住左右手雖相去尺五而手掌却自對臉合住精

內精

高探馬新舊式右手皆是倒轉精由背下上行至背由背向裏再由下至外斜纏至指甲陽精也左手皆是順轉精由腋下上行至腋再由腋上行從裏向外斜纏至指肚陰精也一陰一陽精方合住新式身法不動故左足在前然胸中之精亦是隨手足而順轉是謂內外一氣流轉老式身順轉半圈故左足在後身法轉圈較新式大然無新式胸中之和新式是背折肘精其路近舊法是轉身纏法（纏法即引進之法）其路遠圖見二十四勢

取象

前高探馬取噬嗑取賁此勢又取諸隨言內外上下必隨其精不可拂逆

七言俚語

上下手足各相隨後住前轉莫遲遲只分身法轉不轉擊搏各有各新奇

五十八勢十字脚此勢與前左右插脚相應謂之十字脚者以手排成十字打脚

節解

第五十八勢

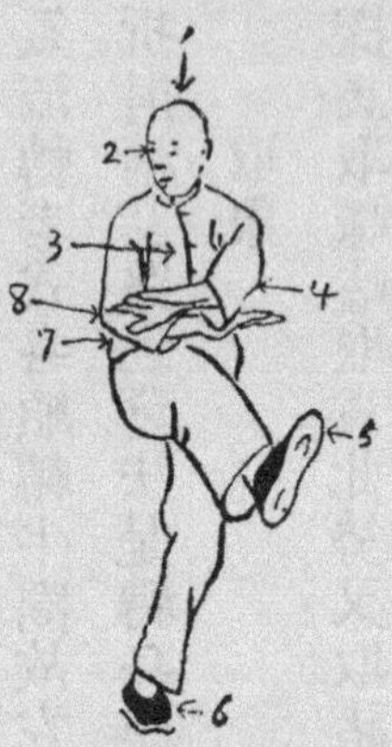

1頂精領住2眼神注於左手3身往前合4左肱屈住在上5右足面平膝微屈6左足平實踏地7腰精下去右足抬起與大腿根平8右肱在左肱下

引蒙

高探馬畢先將左足向前偏左斜開一步右手攔腹放在左脇左手屈住肱膊亦橫在右肐膊上面然後右脚自左向右橫擺之左手自右向左如平衡橫打右足之指

內精

右手先用順轉纏絲精由腋纏至指肚落在左脅手背朝上左手則用倒轉纏絲精纏至指肚由下而左上行而右壓在右肱之上右足自左橫擺向左右手自右向左橫運打右足之指左手自右而左擊左面敵也右足自左而右以足橫擺擊右面敵也如左手右足不得勢擊或裹靠或外靠右脚先落在地肩（或右肩或左肩因已之得勢者用之）向前一合（愈快愈妙）以肩擊敵之胸此十字脚之妙用也人制我兩手以靠打之我制人之兩手裏

外靠打人吏覺得勢爽快

凡左右纏絲精伸展肐膊向外去者皆是由肩出腋纏到指頭往裏收束引進其精皆是由指甲指肚纏至肩纏至腋

左右手內精運行圖

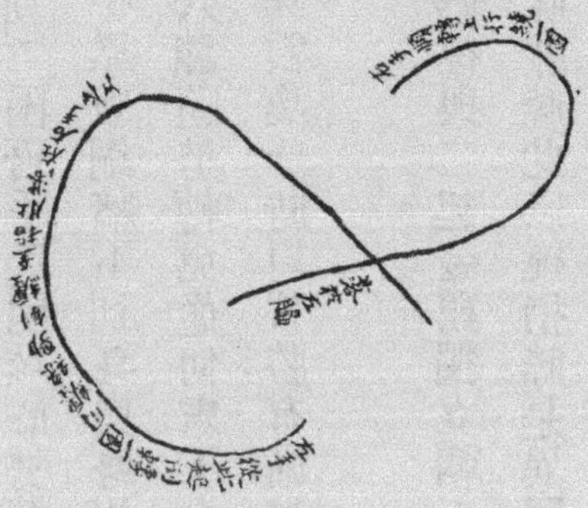

周身之精往外發者皆發於丹田向裏收者皆收入丹田然皆以心宰之處處皆見太和元氣氣象

取象

我先以右手擊人人捉住吾右手帖住吾身此右手已不得勢一難也吾繼以左手擊人又被人捉住吾左手壓在右肐膊之上左手又不得勢又一難也非我故以兩手排成十字是我以兩手先後擊人人制我而砦成十字形難而又難故取諸蹇蹇難也易曰蹇利西北故左足向西南開步（因西南之地平易）初爻往蹇來譽三爻往蹇來反皆誠心以待救

靜心以自守至九五大蹇朋來或以脚擺或以左靠或以右靠無數法門不得於此即得於彼故象曰大蹇朋來左右肩左右手足皆一身之同體也有此同體蹇何患也上六往蹇來碩何吉如之

七言俚語

兩面交手較短長上下四旁皆可防惟有拴横（拴横者人以手捉住吾手横而著之心胸之間吾不得動）困吾手兵困垓心勢難張豈知太極運無方無數法門胸内藏山窮水盡疑無路俯肩一靠破銅牆不到身與身相靠雖有寶珠難放光元氣自然藏妙訣饑極捉兔看鷹揚鷹追兔翻隨勢轉兔從何處不倉皇曹操燒輜重漢高脫滎陽奇計奇謀原無定有智全在用當場當場一時以智勝有備無患在平常平常功夫誠無間一點靈心聞妙香

五十九勢指膛捶與二起金鷄獨立朝天鐙三勢相應二起踢頷下此指膛下是上下相應金鷄二勢以膝膝膛此以捶指膛是異同相應收束謹嚴斐然成章

節解　右手捋捶向腎囊擊之

第五十九勢

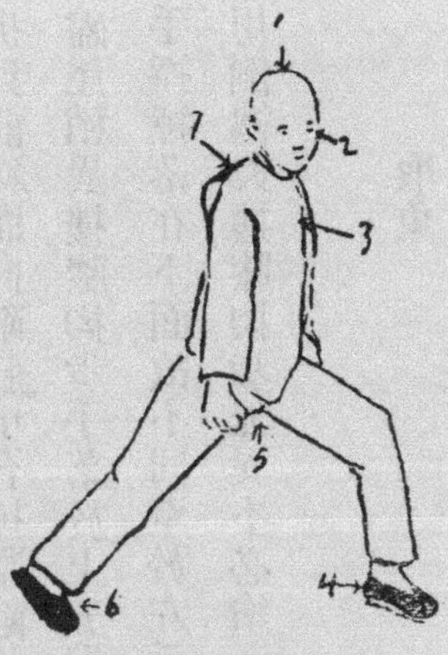

1頂精領住2眼注敵人胸口3胸向前合精4左足在前用力平踏5二精圓活6右足在後亦用力蹬住7左手在背後肱展開亦可屈住亦可展開肱則宜撮其指屈住肱則宜捋捶

引蒙

十字脚左足向前偏左開步待右脚擺罷左足踵順轉大半圈面轉前勢身後右足落住地左足向前偏左方面開一大步左手從左膝摟過落身後撮指腕朝上先時左足繞落地右手即從面前自上而下向右方脅後復上行轉過向前自上而下以捶擊敵人之臘臘者要害之地擊之可以制勝

內精

左足踵落地用跌脚精然左踵扭轉必由右足之力與屁骨微向下下坐之精均而後

陳氏太極拳彙宗

右足自右而落在南方形如衡平一撥轉則左足踵如磨臍扭轉自易左右足轉運是順轉精然左膝必微屈二三分不然右足用擺精則左足站立不住上面身體却是倒轉扭轉左足向前開步左手從左膝摟過向後用倒轉纏絲精纏到指當右足落地時右手卽用倒轉精斜纏至腋待右手從後轉過來向前時腋下精出腋後斜纏至捶頭全身精神俱聚於捶用合精手背朝上合住精擊敵之臆此近吾身者用之遠則不及週身精神皆是合精

右手用倒纏法與摟膝拗步精同但摟膝拗步右手從後折過來到面前手落在胸前此則右手從後折到前斜而向敵臆中合捶擊敵用精雖一樣而婦尾稍異摟膝拗步手落於上五指伸而東此是手捋捶落在下面故不同至於左手手之運行精用倒纏與摟膝拗步無異不必繪

此是面向西圖西卽面前此仍在擺脚界裏

取象

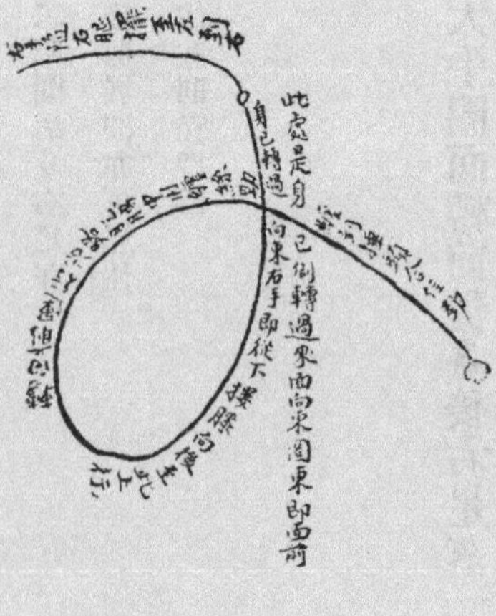

此勢右手捋住捶象碩果不食故取諸剝上勢在險之中此勢出險之外難已解矣故又取諸解象曰解險以動動而免乎險解蓋剛柔得中其難自解平易而遇險今又復平易故又取諸復蓋中道而行自無不復易曰七日來復其否極泰來之謂乎

七言俚語

衆敵環攻難出羣左肱右足掃三軍轉身直取要害地降得妖魔亂紛紛

其二

人身痛處原不少尤痛常存膪口中能入虎穴取虎子英雄也教不英雄

兩勢各界解

指膪捶下雖名清龍出水其實乃是指膪與下勢單鞭夾縫中運行之勢不可另作一勢指膪是青龍出水前半勢青龍出水是指膪後半勢合之爲一勢所以將青將龍出水者另圖因其內精發原最遠由僕參逆行而上喻背後至附分以至右指故另圖之青龍出水（指膪後路）勢近與玉女攢梭相應其右手順轉同左手倒轉同其平縱法但玉女攢梭大轉身此不轉耳遠與七勢九勢兩收相應左右手精皆一樣但左右手從遠收到胸前此從近

處縱到遠方一收一放遙遙相應

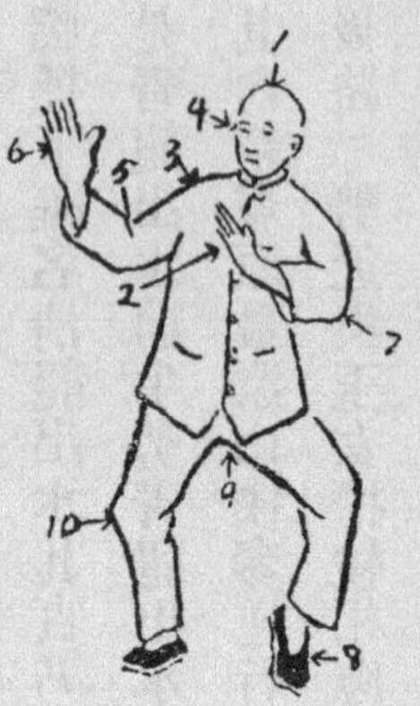

1頂精領住2胸向前合3右肩鬆下4眼神注於左手側欄住手5肱膊微屈一二分不可太直亦不可太彎6右手將所捋之捶展開手束住指全身精神皆隨右手前去7左肱膊屈住右手落右脅8左足隨右足向前飛縱9臑中會陰長強精隨頂精上提前縱爲靈貓撲鼠純是精神又虛又靈10此膝是右足向前縱足始落地故屈膝

引蒙

指臑捶下緊接青龍出水二勢夾縫中先將右肩鬆下右半個身隨之俱下下足再泛起來往前縱縱時右手捶如蠅鞭穗欲往前擊先向後收然後從後翻上向前繞一大圈擊去身亦隨之前進其縱之訣前面手向前領後面右足之隱白大敦厲兌竅陰俠谿皆用精精由足底過湧泉至足踵翻上去逆行而上喩委中殷門承扶環跳斜入扶邊上行越魂門魄戶至附分再斜上行由曲垣踰小海斜入支溝陽池沿路翻轉將手展開束住九指右手領身縱向前去左脚用力往下一蹬隨右手皆至於前左手亦隨身至前脚落地後左手落右乳前停住

內精

右半身皆用右轉精（右轉卽順轉從裏往外轉）右手用纏絲精由腋上行從裏向外斜纏至指肚右足亦用纏絲精順纏至大腿根上行與扶邊相會一齊上行至附分分行至腋斜纏至指肚左手左足須用倒轉精而後纔能隨往右手右足轉圈前縱之本全由於心心精一提上邊項精領住中間丹田精發上行偏於右半身下邊兩足右足用躍法左足學用力後蹬未縱以前全是蓄精聚精會神團結其氣方縱之時純是向前撲一往直前右手帶轉帶進如鷂子撲鵪鶉蒼蠅捉狡兔一樣其志專其神凝其進速其氣（氣卽魄力）隱玉女攛梭平縱身法此亦平縱身法愈遠愈好要皆本自己力量爲之必得優游氣象勿露努張之氣方好

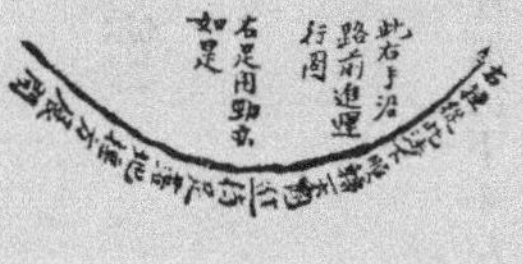

躍（前進也跳疾貌如俗言向前踐一步踐（上聲）踐履也踏也無前進意）

七言俚語

龍在水中自養眞如蠖先屈用求伸天上一聲雷震疾池中踴躍倍精神

其二

翻捶吊打進莫遲如龍出水別春池騰空一躍飛天上五色祥雲身後隨（五色祥雲喻周身也）

節解

六十勢單鞭（此第七單鞭通結前六個單鞭如七日來復章法嚴密）

第六十勢

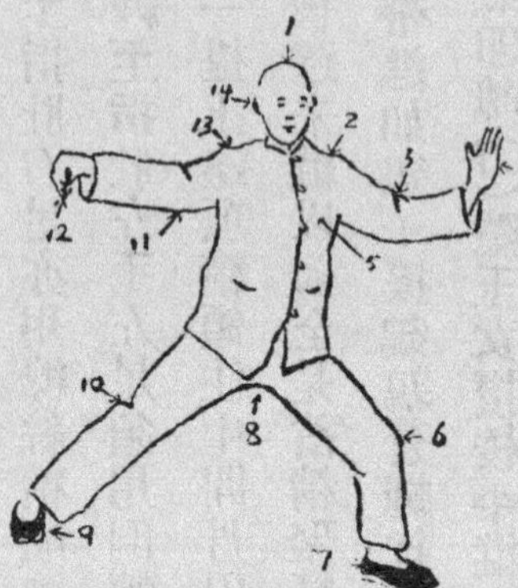

1頂精領住2左肩鬆下眼注左手中指3左肘沉下4左五指束住5胸向前合6膝屈7左足如八字撇平踏8襠開圓9右足鈎住用力後蹬兩腰精下去10左膝微屈二三分11右肘沉下12右手五指撮住13右肩鬆下14耳聽身後

引蒙

兩肱與左右手兩股與左右足先從向裏一合然左手自右脅向左伸開束住指左足

亦自右向左開步沿路運行慢彎勢右手從後向前轉一小圈撮住指與左手相合兩手合則上體皆合右足鈎向左兩足與兩膝一合則膪精自開圓餘法見前

內精

左右兩手先一合其精皆是纏絲精由肩顒向裏斜纏至指甲然後左手先由下而上繞一小圈再徐徐慢彎向左運行伸開肱展開指束住指勿令散開用纏絲精由內向外斜纏至指肚是順轉圈右手向後轉前也轉一小圈用纏絲精倒纏由肩向內斜纏至指甲兩足合時皆是倒纏由足指從外向裏逆而上行斜纏至腿根從以後左足隨左手順轉一小圈然後慢彎向左開步其精由腿根從內向外下行斜纏至指放成八字形大敎僕參須實踏地右足前鈎上下體皆外往裏合住精方不渙散

取象

上虛離象故取離下實象坎故取坎坎離乾坤之中男中女水火相交仍歸乾坤乾坤者萬物之父母故前之取象總有不同要皆不出乾坤坎離之外故此勢以乾坤坎離通結上六勢

七言俚語歌

第一單鞭取坎離第二單鞭亦如之第三單鞭震无妄第四單鞭仍坎離第五單鞭取晉震第六單鞭中爻宜乾坤坎離第七勢包羅萬象更無疑

其二

第七單鞭旨歸宗長蛇一字勢若重豈知起下承上處如因地勢聳孤峯承接不同象自巽請君一一視來跡陰陽變化原無定乾坤坎離盡包容

其三

東衝西打在單鞭左右運行玄又玄此精皆由心中發股肱表面似絲纏斜纏順逆原有定最耐深淺細研究研究功力眞積久一旦豁然太極拳人身處處皆太極一動一靜俱渾然如欲渾然窮原象三光五明月正圓照臨天下千萬物無物能逃耳目前或擒或縱皆由我頭頭是道悟源泉

六十一勢上步七星前半勢名鋪地鷄後半勢名七星捶勢成如金鋼搗碓何謂七星捶以左右手形象七星故以七星捶名之所以不名金鋼搗碓者以左手由下而上行則以

右手屈而在上形如北斗故不名金鋼搗碓而名上步七星捶

節解

第六十一勢

七星捶前半勢鋪地鷄

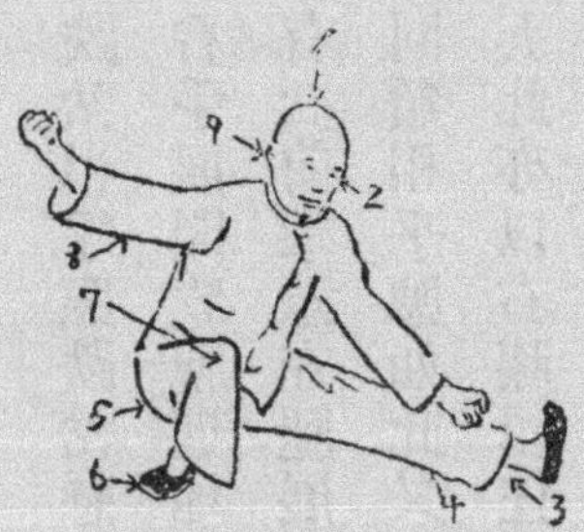

1頂精領住右手捋捶2眼注左手左足3腿肚依地4左足僕參依地身將起來時足指前合僕參用力方能起5屁骨坐不會陰居下而上提6右足半踏待身上提腰前彎身起來時膝往上提足踵用力7右腿屈住膝朝上8右肘屈住如斗9耳聽身後

引蒙

右手捶肐膊屈住身坐地左手左肐膊展開左腿展開腿肚依地足踵依地右膝屈住膝依身右足五指抓地足大指與後踵皆用力

內精

身將起來時右手用順轉精由手斜纏至腋由腋上行至肩至背後下行至右腰由右腰至左右髀股用倒纏精至左足指與青龍出水用精相反彼是由足運至手此是由右手

運至左足左手用往前上沖精

上圖是坐後上起之圖其用精如此

下圖是屁股初落地身未起來時圖下圖在前上圖在後

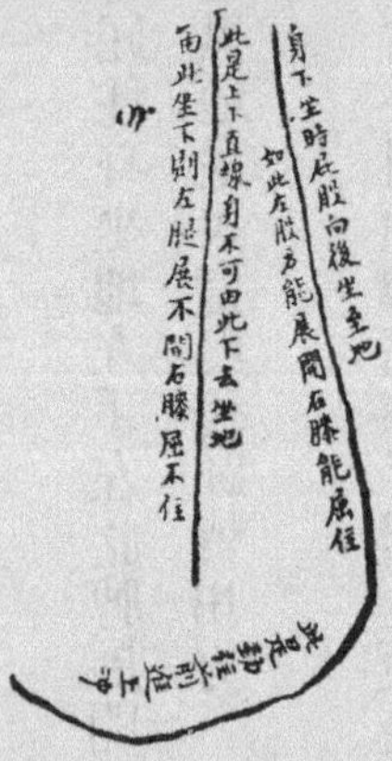

此初坐下左右腿圖

身往上提右膝與蹬與左足指與蹬一齊用力身方能起來

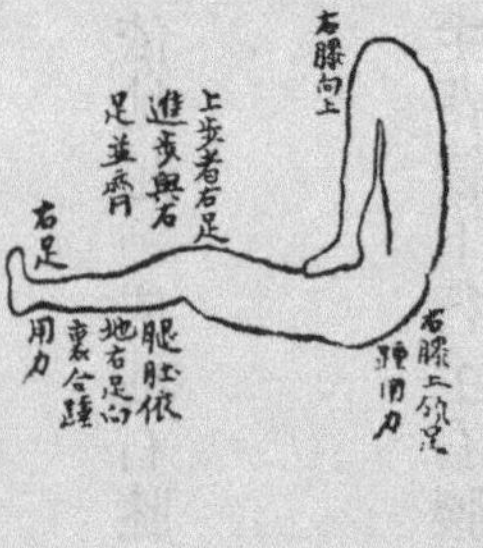

此勢與跌岔相呼應跌岔懸空直下右腳踩地如金石聲以踩敵人之足左足蹬人臁骨可破其勇右手展開肐膊握地而上左手前冲以推敵人之胸此則以屁股後坐坐人之膝右手拳屈有欲前擊意左腿展開如不得勝兩手向右捺地用掃堂鞭以掃摯敵下臁則難自解此以同類相乎應如此又與金鷄獨立相呼應金鷄獨立左腿豎起此則左腿橫臥金鷄右膝膝人此亦以右膝屈住金鷄獨立左手下垂右肱向上伸此則右手屈住左手向前冲故以上下相呼應又與二起相呼應二起身飛半空此則身落地面故亦以上下作呼應

鋪地鷄鷄性躁肌膚熱欲就濕土臥以凉其膚其臥於地一翅展開一腿伸展人之左

手右肱伸展似之故以是名

取象

巽爲鷄雄鷄好鬥鬥則展翅左右手似之雌鷄孵卵好臥身坐地上其形和似故取諸巽巽在人爲股巽入也屁股坐地展開在地身皆落於地上猶陷入坑坎巽之九二巽牀在牀下地也鷄鋪地身臥地猶巽在牀下初爻利用武人左手伸右手屈武人象也故取之

七言俚語

未被人推身落地如何下體坐塵埃下驚上取君須記頷下得珠詑奇才（此說到七星捶）

其二

曩時跌跌岔甚無情（以足蹬臁）此又落塵令人驚人知掃腿防不住豈料七星耀玉衡

六十二勢上步七星

節解

第六十二勢

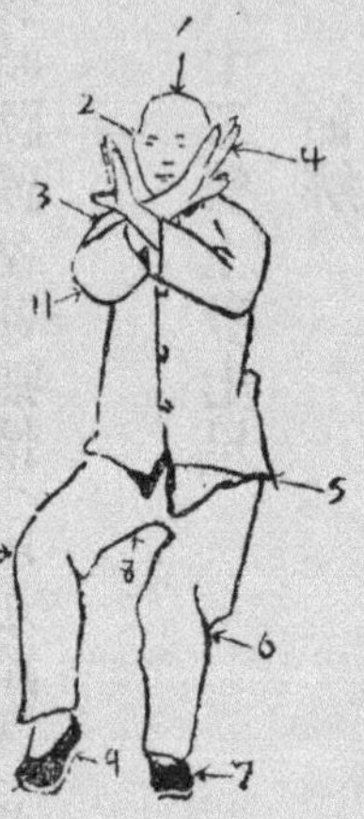

1頂精領住平心靜氣氣歸丹田2耳聽身後3右左肩鬆下4右手落左手中右肘沉下5眼平視左手落心胸間手腕朝上右肘沉下左肩鬆下6胸向前合股似直不直7膝微屈一二分不然則無髓精8左右足平踏左股似直不直6腰精下去

引蒙

左手前冲向上繞一圈落胸前指微彎腕向上右手自後向前兼向上行亦順轉一大圈捋捶落左手腕中左足向裏一合頭上頂精一提下體右膝右足僕參裏邊與左足踵一齊用力上提身卽起右足從後向前進步亦向上轉一圈落下與左足齊

內精

身起來時用身內精與前三個金剛搗碓同要皆氣歸丹田心中氣和得太極原象

取象

七星捶與前三個金剛搗碓取象同但前者取一本散爲萬殊此則取萬殊歸於一本如中庸始言天命中散爲萬事終言上天無聲無臭意同如此方能收束全局

七言俚語

太極循環如弄丸盈虛消息化波瀾豈知凡事皆根此那有奇方眩人觀

其二

人人各具一太極但看用功不用功只要日久能無懈妙理循環自然通

其三

脚踢拳打下乘拳妙手無處不渾然任他四圍皆是敵此身一動悉顛連我身無處非太極無心成化如珠圓遭著何處何處擊我亦不知玄又玄總是此心歸無極煉到一朵蓮功夫到此仍不息從心所欲莫非天

六十三勢下步跨虎與摟膝

抝步呼應摟膝抝步右手在前左手在後此則右手在上左手在下彼則步寬而抝此則步收而東以反對相呼

第六十三勢

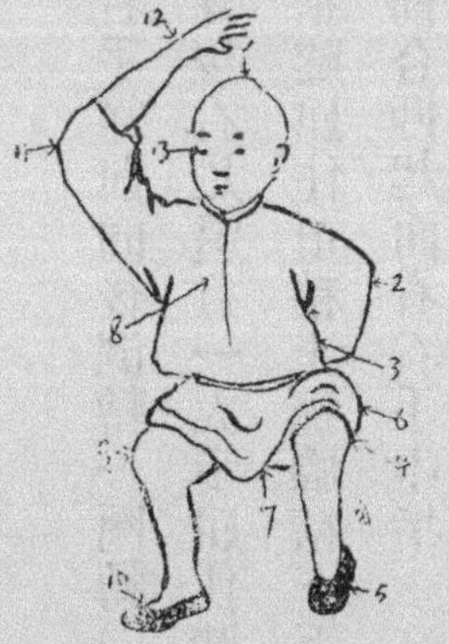

解節

1頂精上領領足2左手
在後撮住指腕朝上肘變撐圓
3腰精下去4膝屈住5足指
點住地6屁股蹶起來7腰精
足臏撐圓8胸向前合9右膝
屈住10右足平踏11右肘屈住
懸於頭上12右肱上掤右手指
束住13神眼注於右手

引蒙

右手與左手從胸前平分而下右手從前向後倒轉一圈轉向前橫屈肐膊落顱門上左手分下來亦倒轉一圈肘撐圓落身後右足退行一大步屈住膝足平踏地左足亦退行一步橫寬相去一尺足落地點住足指膝屈住項精上提膽精下下上下兩奪精中間胸向前合屁股向後蹶腰精下去小腹向前合仰起面看右手中指

內精左右手足圖

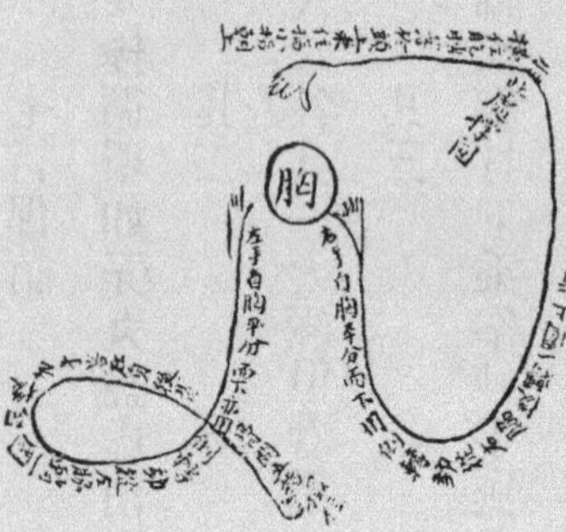

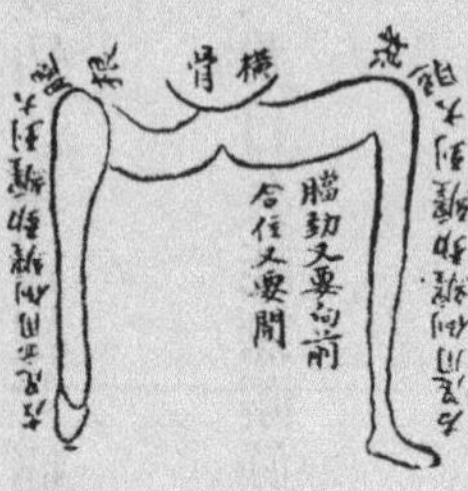

右膝屈住足平踏左右膝對面合住精

此勢下身法愈小愈好然襠非大開則身不下去右肱膊上如千斤重物壓在項上左右肱外方內圓上下精神團聚皆用抱合精上虛下實然實處亦要運之以虛惟虛則靈靈則物來順應自無窒礙此勢易犯者有十弊右肱不可直直則不能顧頭顱一也左手在後合不住精則呼應不能相顧二也左右足大近則襠不開三也左右足也知分寬而人字襠不變遂令身下不去四也或硬往下滑足項精不領強使襠開強則硬硬則死煞死煞則不活動不活動則不靈不靈則轉動癡五也項精亦知上領左右股未用纏絲精撐開合住合住撐開雖名曰開不過襠間少差一點縫不能襠如斗口穩如太山六也一身精神全於在目目之所注卽精神所聚處右手上掤左手合於後兩肱膊撐圓纔算得一勢如糊糊塗塗上下其手不用其心心一不用神無所趨亦凝聚不住失之散渙七也腰精下不去不能氣歸丹田氣不歸到丹田則中極會陰失於輕浮因而胸中橫氣塡塞飽滿卽背後陶道身柱靈台左右橫氣亦皆塡塞充足而前後胥滯澀矣蓋不向前合失之仰胸向前合則襠精輕浮足底不穩上體亦不定空靈八也項精領過則上懸領不起則倒塌此不會下腰精襠精以致不身不自主九也襠精腰精旣皆下好而屁股泛不起來不惟前襠合不住卽上體亦

背扣合不住上下扣合不住精則足底無力而外物皆能推倒我其弊十也具此十病則上下四旁焉能處處合式處處靈動乎不但不能合式不能靈動而且奇奇怪怪百病叢生至此雖有良醫不可救藥蓋由積弊之深以致入於岐途不可哀哉問運動此勢如何爲合式胸前兩手自胸平分下去一向右一向左右手向右者用上往下分披精分開右手用倒纏法纏到肩顒此是手自上而下向右脅之後此半圈也再從下之後向上行屈住肱落到頭上去顖門五六寸手展開束住指束則心歛小指腓朝上手腕向外手背向裏用倒纏精復從肩顒纏囘斜纏至五指側此右手後半圈也合之方成一大圈肱膊在上勢爲蛾眉此右手之式左手自胸披下用纏絲精倒纏至肩待左手從後向左脅外轉向前復轉向後落在脅之後其精復由肩逆纏至指五指撮住肱膊彎撐圓左手與右手合住精相呼應此左手式兩眼神注於右手指甲眼注於此心亦在此令神有所歸此眼視項精領起來領項精非硬蹬腦後項間二大筋之謂乃是中氣上提若有意若無意不輕不重似有似無心中一點忽靈精流注於後頂不可提過亦不可不及提過則上懸不及則氣留胸中難於下降此項要式項要靈活靈活則左右轉動自易此項式耳聽左右背後恐有不虞侵陵入有從後來

者必先有聲音可聞其聲音有聲自與無聲不同故心平氣靜耳自聽靈此左右耳式兩肩精常鬆下見有泛起卽時鬆下然不得已上泛聽其上泛泛畢卽鬆下不鬆則全肱轉換不靈故宜泛則泛宜鬆則鬆每勢畢胸向前合兩肩彼此相呼應此兩肩式兩肘常沉下不沉則肩上揭不適於用獨此勢不然此勢右肘在上屈住向上撑小肱膊横而上撑肘與肱不上撑則擎不住上邊之物左肘背折撑住與右肘相呼應此左右肘勢右手五指力皆注於小指髀擎而上撑此處用力領則對與大小肱皆用力矣左手在後撮住指腕向上不至被人捉一指而背折且指撮住亦見心收歛左右手一上一下一前一後呼應一氣此左右手式腰以上背後魄戶膏肓向脅前合胸前左右脅第一行淵液大包屬三焦二行輒筋日月亦屬少陽三焦三行雲門中府食竇胸鄉屬肺與脾四行厥陰期門天地屬肝膽五行陽明大腸缺盆氣戶梁門關門屬腸胃第六行少陰腧府神藏幽門通骨屬心腎中一行華蓋紫宮玉堂膻中庭鳩尾左右脅由液淵大包以至幽門通谷兩邊皆向玉堂膻中合住左右各脅相呼應此左右脅腰以上之式腰以下左右氣沖維道皆向氣海關元中極合住此左右軟脅下式兩屁骨臀肉向上泛起來不泛起則前面臟合不住軟脅下為腰腰精劉不下則

膝與足無力屁股環跳裏邊骨向裏合不合則兩大腿失之散此腰與臀環跳裏邊骨三處式胸中橫氣下歸丹田(即氣海)丹田之氣會於會陰橫氣聚集於此剛氣化爲柔氣心不動此氣常靜待心氣一發則此氣上升以輔心氣即此氣善用則爲中氣不善用則爲橫氣氣非若兩其柔而勁者爲中氣一味硬者爲橫氣其爲用也不偏不倚無過不及是中氣之用非中氣之體中氣之體即吾心中陰陽之正氣即孟子所謂配道義浩然之氣也此胸以下丹田之氣如此心中一物無有極其虛靈一有所則不虛不靈惟敬以持之養其誠以至動靜咸宜變化不測此心之式至於襠中上體氣集卯上邊向下一降即俗所謂千斤墜至實矣不用則實者反化爲虛此謂運實於虛不虛則上下皆不靈動卯兩邊大股根撐開此處撐開一寸則兩膝自開一尺此實勢應開二寸然所開處要虛不可犯實一涉於實則轉動不靈然開處兩腿根皆是合精屁骨泛起小腹向前合則襠自開矣善開襠者襠開一線亦謂之開以其虛而圓兩邊相合中間寬大不善開襠者襠如人字肐叉上窄下寬不虛不圓雖亦像開不得謂之開矣此襠中式兩大腿前合後開外合內開兩兩相對相呼相應此大腿式兩膝蓋皆向裏合兩膝屈住兩膝之間撐一尺餘寬此膝之式兩小腿外臁皆向內

臁合住精兩兩相對此兩小腿式兩足左右足平踏如土委地左足點住如錐扎地中右足平而實左足緊而虛虛者伏下勢脈足指與腓皆用力往裏合並足踵皆重踏於地此兩足之式至於下體兩足皆用纏絲精倒纏逆行而上由足指過湧足到足腓從外往裏纏纏至兩大腿根入丹田此下體用精式以一勢之微其生弊如彼其立規如此自首至足各有定果能力去其弊入規矩中超規矩外循規矩而囿於規矩則得矣式

取象

左肱居上如離之上一畫中間心之虛明如離中虛下體丹田精實足底用力如離之下一畫故取諸離

七言俚語

平分兩手泛輪尻蛸縮微軀似攖揉右手上擎山嶺壓左肱下跨虎身牢臁根大開圭璧勢眼精上視指甲高一實一虛足相巽轉身一動服兒曹

其二

泰山（喻强敵）壓卵（喻手）據上游（言在頭上）乾錯爲坤載地球（離爲乾之中爻

變來是乾爲離之父故言離必本於乾）乾卦中爻又一變重離火耀碧峯頭

六十四勢頭半勢轉身擺脚此勢與前之擺脚相呼應其承上起下處機勢不同中間一樣

節解

第六十四勢

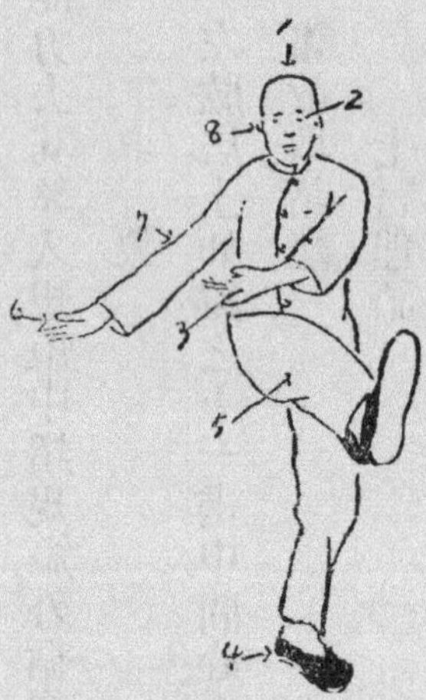

1頂精領住2眼視胸前3左手落左乳前4右膝微屈足踏平地5右腿抬起在身左足與腿根平6右掌朝後肱膊慢彎勢7右肘向外撑住8耳聽身後

引蒙

上勢下步跨虎右手在頭上上棚手背朝上右肱膊似動不動不動而動隨身倒轉左手在後漸往上去亦隨身倒轉左足向西北開一步右足隨身倒轉倒開一大步落在左足之西北方左右肱亦向西北展開手展開騈（並也）住五指兩手與乳平右腿向東南抬起

來足與腿根平然後右足自南而北空中橫運左右手自北而南橫擺右腳擺畢右足落在原位左右手自南涉下去至西北不停從後向前轉一大圈落胸前左手在前右手在後捋住兩拳合住胸合住膅左右足不動屈住膝

內精

左手從後轉過來其精自日月上行至肩前用順纏法斜纏至手右手用倒轉纏絲精由肩背上外往裏纏纏到捶頭左腿用順纏精由足指纏到腿根歸丹田下入膅中右腿用倒纏精由足指上行纏到腿根歸膅中

七言俚語

右手上托倒轉躬先卸右肱讓英雄再捋兩手向左擊左脚橫擺奪化工

六十四勢當頭炮此成勢名以此爲主合之擺脚爲一勢當頭砲者面前先捶擊擊人故名

節解

第六十五勢

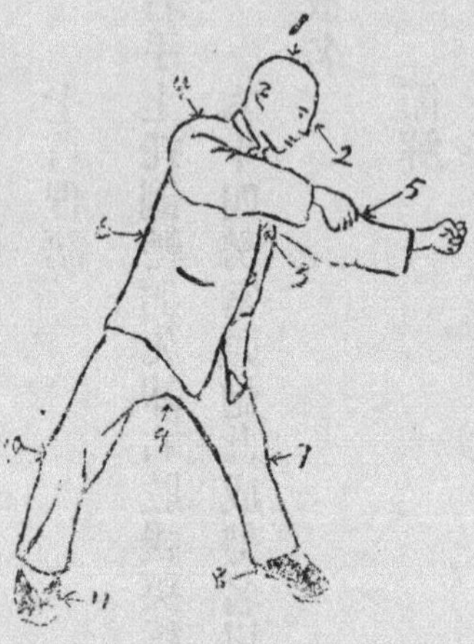

1頂精領好頂精下通長強身之管鍵2眼神注於左肘左拳3胸要向前合住空空洞洞萬皆涵極虛象4兩肩鬆下勿上架5兩肘向外兩拳相對一前一後合住精6腰精下去不下腰精足底無力且合不住膽7左膝屈住勿過足指8足大梅向裏合五指與踵皆用力抓住地9襠要大要虛要圓要合住10右膝微屈則襠開11右足鈎住向裏踵向後蹬指向裏合

引蒙

左右手自上而下從前而右而後復自右之後轉向前轉一大圈捋捶落胸前左手（言手而肱在中）用順轉精右手用倒轉精左腿用順轉精右腿用倒轉精上擺腳已言之左右肘向外左右捶指背朝上上下四體皆用抱合精胸中精也是自左自上而下從下向上自右轉向左轉一圈胸向前合膽精開圓合住兩足指對臉合住精頂精領住兩肩兩膝兩踝皆外往兩扣合力聚於捶眼視左右手中間此勢一名護心捶與第二勢金剛搗碓緊相呼應皆是以護心爲主不動捶則上下四旁皆顧而無失

內精

轉身後左右手從後繞一圈向前左捶用背折精捶打不上用背折肘右捶合住精向前以爲左手接應此勢左手倒轉自上而下周身皆是隨左手之轉而轉蓋全身自左脚踰開一脚轉過身來則右肐膊已得順勢往下卸其上壓之重任重任方卸八九分則左手即用順轉背折精擊敵之左脇雖可解矣然左手究竟恒不及右手力量今左手近敵先得勢擊故全身精神則必隨勢以助左手外面兩手雖對面相合其實皆是自右向左而合其自左而下卸也開也轉過精自左向右合精也一開一合拳術盡矣然吾身之開合即天地之闔闢天地之闔闢即吾身之開合人身一小天地一而二二而一也合之即太極也太極者陰陽已具而未形者也陰陽者太極既分之名也動而生陽則爲開靜而生陰則爲合故吾謂一開一合拳術盡之左足在前右足在後右足前進與左足齊左右手自下而上轉一圈落於胸前則爲金剛搗碓終而復始始而又終惟終與始循環不窮故用功如因自己力量運動其遍數一遍可十遍亦可不拘遍數有力盡管運動無力即止不必強爲運動以致出乎規矩順其自然則得矣

此是轉關處轉過彎來手向前去卽是擊人處不轉一圈則擊人無力

左右運行圖

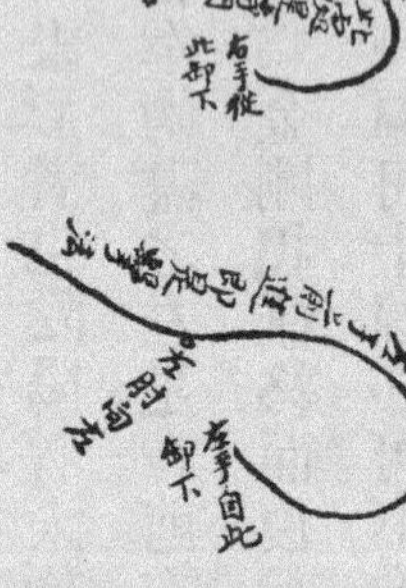

此是沿路運行之法纏絲精卽寓於兩肱運行之中

取象

兩手分開象坎之上爻中間將身平臥象坎之中爻兩足分開象坎之下爻故取諸坎坎中滿言陽之實在中也外柔內剛坎之象也坤以中爻之柔交乾之中爻陰者易爲陽是坤以中氣相交之驗也中男之象也合之上勢雖下坎上則爲旣濟綜之則爲未濟首一勢金剛搗碓是太極生兩儀孔子曰有天地然後萬物生焉有萬物然後有男女有男女充後有夫婦有夫婦然後有父子自有父子以後生生無窮矣末二勢中男女血氣方剛理充氣足有生生無窮之望故取離坎離下坎上日旣濟物不窮也故受之以未濟終焉

七言俚語

闔闢剛柔順自然一揚一抑理循環當頭一礮人難禦動靜無偏太極拳（言皆歸於太極）

五言俚語

太極理循環相傳不計年此中有精義動靜皆無偏收來無爲引（此二句上句言引進落空下句言乘機擊打）虎豹深山踞蛟龍飛潭淵（上句言靜下而言動）開合原無定（活潑滿地）屈伸勢相連（却有一定）太極分陰陽神龍變無方天地爲父母摩盪柔爲剛生生原不已奇正不尋常乾坤如橐籥太極一太囊盈虛消息故皆在此中藏至終復自始一氣運弛張有形歸無迹物我兩相忘（與道爲一）太極拳中路功夫最爲先循序無躐等人畫自合天空談皆漲墨實運是眞銓鳶飛上戾天魚躍下入淵上下皆眞趣主宰貴研究若問其中意道理妙而玄往來如晝夜日月耀光圓會得眞妙訣此即太極拳凡事都如此不但在肘肩返眞歸樸後就是活神仙隨在皆得我太璞自神全（仍歸太極）

民國二十四年十月初版

陳氏太極拳彙宗

每部上下册實價大洋貳元正

著作者　陳績甫

印刷者　仁聲印書局
南京錦綉坊十六號
電話二二二一二

發行者　青年會
仁聲印書局

太極拳圖説

金倜生 著

上海武俠社 民國二十二年十月版

太極拳圖說

金倜生先生著

上海武俠社出版

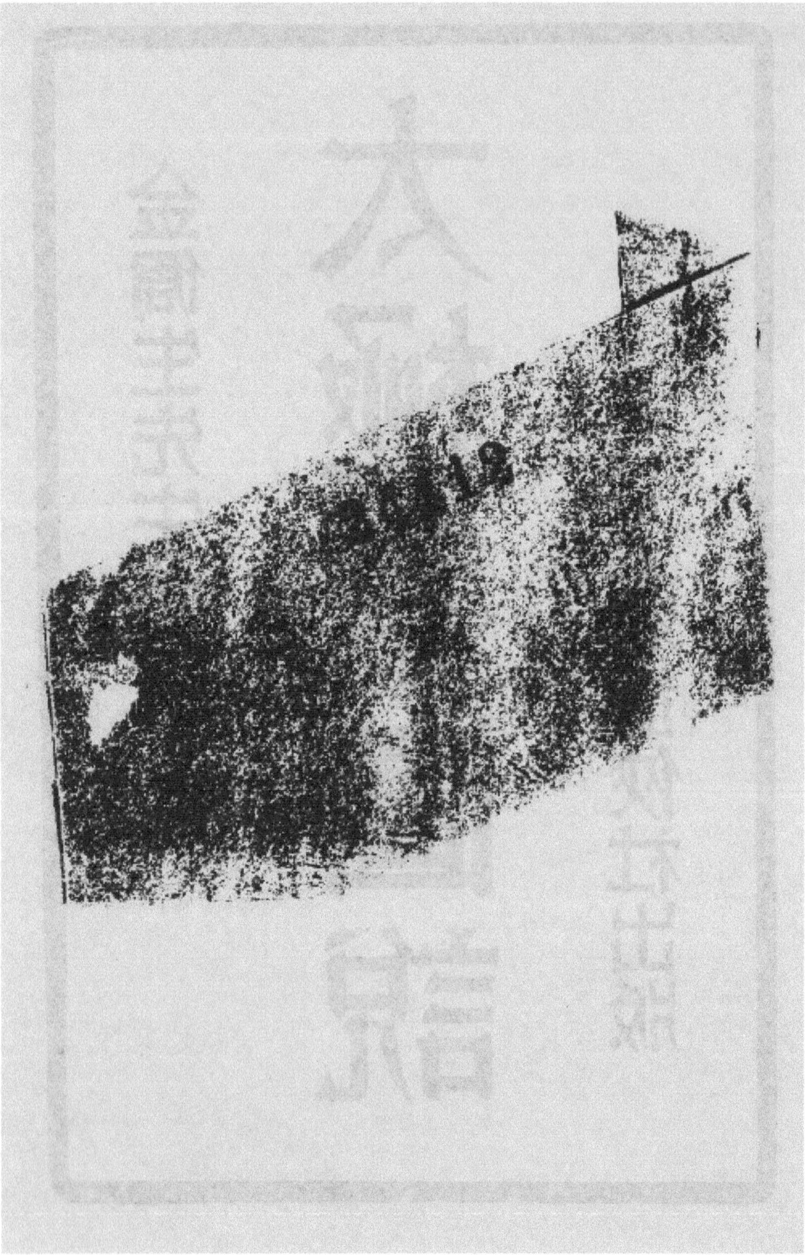

太極拳圖說

目次

△太極拳之源流
△練習太極拳之預備
（甲）外部動作之預備練習
（一）身部之圓轉
（二）手部之圓轉
（三）足部之圓轉

太極拳圖說　目次　　二

(乙)內部運化之預備練習
(一)呼吸之要義
(二)運行之程序
△練習太極拳之注意點
(甲)姿勢　(乙)動作　(丙)用意
(丁)發勁　(戊)靈巧　(己)養生
△太極拳總名
△太極拳各勢之詮釋
共九十三勢九十四圖共中定勢凡五十四稱餘係複勢
△太極拳推手
(甲)合步推手　(乙)順步推手　(丙)活步推手

太極拳圖說

▲太極拳之源流

太極拳爲武當內派拳法之一種。據此中人之傳說。咸謂創自宋丹士張三丰。惟考張三丰其人。則各家之說不同。汪錫齡張三丰本傳。則謂名通，字君實。江西龍虎山人。而外傳則謂名君實。一名仲猷。字玄玄。道號昆陽。又稱斗篷。又呼張邋遢。遼東懿州人。至于明史列傳。則謂張三丰。遼東懿州人。名全一。一名君實。三丰其道號也。以其不修邊幅。又號張邋遢。以上諸說。自以明史列傳爲可信。然皆不著年代。且但有修道武當山之事。並未提及太極拳一事。豈創太極拳者並非張三丰而另有其人耶。抑固有其事。而記事者軼之耶。是皆非後人所可推定矣。惟據武當內派拳家言之。則謂張三丰爲武當丹士。宋徽宗召之。道梗不得進。夜夢元帝授以拳法、黎明單丁殺賊百餘人。此種拳法。卽今世所傳之太極拳也。據此說則太極拳之始傳自張三丰無疑。予謂太極拳爲武當派傳法。張三丰爲武當山開創之人。其間雖容有附會。正不妨隨俗。斤斤于考證。亦甚無謂也。百年以後。三丰之術。流傳于陝西。其中以王宗爲最著。而陳同州者。從王宗遊。歷十餘年之久。而盡得其秘。陳爲浙之溫州人。藝成回里。卽以授諸鄉人。于是此太極拳之法。隨又由陝西而流傳于浙江矣。至明代嘉靖年間。浙省之以太極拳著名者。以張松溪爲最。松溪之徒四五人。又以四明葉繼美近泉爲之魁。而此術于是又盛行于四明。當時投葉氏門下者。有吳昆山、周雲泉、單思南、陳貞石、孫繼槎等。而茲數人者。又各有傳授。昆山傳李天目、徐岱岳。天目傳余仲波、吳七郎、陳茂宏。雲泉傳盧紹歧。貞石傳董扶輿、官枝溪。繼槎傳柴元明、姚石門、僧耳、僧尾等。單思南則王征南及後征南又授徒松江。故極拳之在明代。盛行于江浙兩省。代有聞人。以後河南徐奉明聞征南之名。不遠千里。投其門下。專心致志以研習之。歷數年而盡得其祕奧。歸而授徒自給。時山右王宗岳。亦得太極拳之精微。而見重于世。至此而太極拳隨有溫台派河南派之分。而今之以太極拳著名者。亦大有人在。不出于彼。必出于此。派雖不同。而其理則無二致。依此一說。則張三丰之爲宋人無疑。予以爲創此拳者。不論其是否爲張三丰。

而其人之智慧要不可及。蓋必當時鑒于外家拳法。均趨尚猛烈。拚身鼓氣。跳擲騰挪。一趟甫畢。汗流面赤。氣喘如牛。此種拳法。在練習時稍有不慎。卽弊竇冗生。或使內府諸官受傷。甚或咯血者。此無他。皆因其動作違逆先天自然之機也。于是乃從而改良之。一反其道。使合于自然之旨。故人主猛烈。我主柔和。人主迅疾。我主平順。以養氣而免拚氣之害。舒展筋骨。不尙堅强。參陰陽而分虛實。雖和而並不脆弱。雖慢而並不板滯。寓剛于柔。寓快于慢。由柔得剛。斯始剛柔咸宜。由慢得快。則快慢如意。如此則無往弗利。無堅弗摧矣。故練習太極拳者。不必斤斤于創始者之爲何。所學之爲何派。但能專心致志而研究其先天自然之理。而悟其陰陽虛實之道。則必能使體魄堅强。而獲益壽延年之效。蓋學拳之本旨卽在此。

非如彼考古家以考證淵源、尋根究底爲能事者所可比也、今太極拳一道。經當局者之特加提倡。而學者隨益見衆多。各地之設社傳習者亦不可指數。行見十年之後。普徧中原。而老大之病夫。皆成爲强壯之士。圖强興霸之機。或基于此乎。

▲練習太極拳之預備

練習拳技之人。在入手之前。必有相當之預備。如坐步柔腰等基本法則。皆須達到相當之程度時。始進而練成趟之拳法。此亦猶小兒讀書以識方字爲入手之初步也。外派拳技如此。即太極拳亦未能獨異。惟預備之法則、不能盡同耳。蓋外派拳技、純以力行。而太極拳則純以氣行。力主剛而氣主柔。剛柔既判。則練習之法。亦自在異矣。今之學太極拳者多矣。往往以時間之關係。入手卽從整趟。而不及于預備。此種練法。雖可以達到成功之境。但其間必多阻障。手足生硬等弊。固所不免。而行氣致柔之道。尤難稱意。此皆準備不足之害也。若入手之前。對于種種緊要之關鍵。而有充分之預備者。進而練習整趟之太極拳。則駕輕就熟。定可收事半功倍之效。不至發生不良之反響矣。其所應當預備之事。亦非一端。在動作之表面。以柔和勻稱爲最要條件。在動作之實際。以運氣化力爲不二法門。能知此二事。始可與言太極拳。然表面之柔和勻稱。易于練習。實際之運氣化力。難于見功。故往往有練習甚久。姿勢亦頗悅目。而並未得其實益者。卽未得運化之道也。故太極十三勢行功心解云。「以心行氣。務令沉着。乃能收斂入骨」以氣運身。務令順遂。乃能便利從心。」又云「行氣如九曲之珠。無往不利。」又云「氣若車輪」于此亦可行氣之道矣。凡練習太極拳之人。不能僅以動作柔和匀稱卽謂盡其能事。務必達以心行氣。以氣運身之目的。然後始可得其實益。茲將基本之各種方法分述于後。以爲入手之準備。庶學者可以循軌而進。不致誤入迷途也。

▲外部動作之預備練習

所謂外部動作。卽爲有形之姿勢。吾人可以目見者。舉手投足。進退起落是也。夫太極之形本爲渾圓。拳之所以名爲太極者。實循其理而象其形也。故太極拳之動作。無論身手足步。不動則已。若動則終不脫手圓圈一趟太極拳。實爲無數圓圈所組成。雖有縱橫平各勢。但其爲圈則一也。此卽內派拳家所謂圈中自有妙理者是矣。拳法既不離乎圈。則學此者對于圈自當重視而熟習之。故入手之預備。亦卽以此爲標的。玆分身手足三節述之如次。

(甲)身部之圓轉　身部圓轉之法。可分平、縱、橫、三種姿勢。平圓之動作。則先並足正立。兩手高舉。扶持頭部。掌心向前。次乃將上身徐徐俯下。兩腿挺直。至全身成ㄱ形爲度。至此卽向左向移動。至正左方爲度。再徐徐移向正右方。成半個平面圓。如此左右更迭移動。以八次爲止。縱圓之動作。亦先並足正立。兩手如上法舉起。平直而掌心向前。繼乃徐徐將上身俯下。兩膝亦宜挺直。至掌心向內。指尖靠足尖貼地。而成爲∩形爲度。按此卽俗稱爲打躬式者是也。俯至極度之時。更徐徐昂起而回復正立之式。此無異在縱面成半個大圜也。亦以俯仰各八次爲止。橫圜之動作。亦先並足正立。兩手高舉。與以上兩勢完全相同。次將兩腿坐實。上身向左方旋轉。至正左方時。卽徐徐向下俯。兩手繞過足尖。徐向右移。緩緩抅起。轉上而回復正立之勢。繼再旋身向右。亦依上述之法反行一次。在迴面抎成整個橫圜。如此以順逆各行四次爲止。以上各法行時務須凝神運氣。且行時徐緩爲貴。起落務必停勻。否則卽爲無益。

(乙)手部之圜轉　手部圜轉之法。亦分平、縱、橫三種圜。特此三種圜中。又有長短中之別。其間中手之式樣最多。而短手最少。茲分別述之如次。

平圜可分爲頭上臂下兩種。全身正立。兩臂上舉。屈肱交錯橫置額上。然後參差向後移去。至後腦之外。卽分向左手划開。轉前攏入。仍置前額之上。兩手在頂上挽成平面之圜。此係順勢。若逆勢則先向前移。轉向左右。繞後出前。至原處爲止。此係中手順逆各行四次而畢。至于臂下之平圜。身步亦如上式正立。先將臂舉起平肩。屈轉肘節。使肱疊置大臂之下。掌心向上。指尖對脅。然後徐徐向後移動。划開向左右轉前。各在臂下挽一平面之圜。此爲順勢。若逆勢則反行之。亦係中手。練習時順逆各四次而止。依上述之同一方法。臂平而肱直垂。單將手腕前一部份屈轉。亦掌心向上。指尖對脅。依上述之動作。而挽成平面圜者。是爲短手。卽俗稱爲腕旋轉者是也。練習時亦以順逆各行四次爲度。至于縱勢之圜。亦可分長中兩手。惟不及短手。皆在兩肩之外側行之者。先全身正立。兩臂舉平肩。

屈轉肘節。使肱前各部直垂。指尖向下。掌心向內。然後徐徐移向後方。各就臂外抝起。出前而落下還原。此係順勢。若逆勢則先向前面抝起。轉後落下。而挽成從圜。此爲中手。練習時順逆各行四次爲止。至于長手縱圜。其預備之姿勢。亦全身正立。先將兩手高舉。雙臂夾持其頭。指尖向上。掌心相對。然後徐徐向前落下。至兩腿側面時。轉後抄起。仍還原處。此係順勢。若逆勢則先向後落下。轉前抄起還原。練習之時。以順逆各行四次爲度。橫圜者。卽在迎面所挽之法也。亦可分中長兩手。而不及于短手。中手圜之先。全身正立。兩臂屈肱平舉。肩肘掌三部成銳三角形。指尖相向。掌心向內。然後將兩肱徐徐壓下。至垂直之時。乃向左右划開。轉向上方抝起。落下而回至原處。此係順行之法。若欲逆行。則依預備之式。先將兩肱向上豎起。然後划向左右。落下由腹抄起還原。此係單用肱之一部。在迎面所挽之横圜，故爲中手。練習時以亦順逆各行四次爲止。長手圜之先。亦各法正立。兩臂平舉左右。掌心向下。肘不可屈。然後徐徐將臂壓下。經過兩腿之前面。至少腹之前。參差成爲交叉勢。而兩臂各向其反對方向抄起。當至額前時。又成一交叉式。乃分向左右划開落下。而回至起手時之原處。此爲順勢。若逆勢則先將兩臂向上抬起。攏入額前而成一交叉。乃在迎面各向其反對方向落下。至腹前再成一交叉。乃分向左右划開各向上抄起。而至原處。此乃用臂之全部而行者。故爲長手。練習時以順逆各行四次爲止。以上各種手法。初時宜就每勢單獨練習。至純熟後則不妨將各勢加以連絡。錯襍相間而練習之。循環往復。既可以增加活動之能力。亦可以提高學習之興趣。洵一舉兩得之法也。

(丙)足部之圓轉　足部圓轉之法。亦分平、縱、橫三種圜式。但足爲人身支點之所在。勢不能如手臂之雙方同時並行。只能以一足支拄全身。而以一足爲過圜之用。且腿部以骨體之關係。其轉動亦不。若臂部之靈活。故除中手之圜可以照行外。其餘長短兩手。皆不適用。茲將三種法則。分述各次。足部平圜之先。全身正立。兩手叉腰。將右足坐實。左足提起屈膝。然後將膝以下之各部。徐徐向外移動。漸漸轉後而從右膝之內側抄出。轉前而回至原處。此爲順勢。若逆勢則先向內移動。由右膝內側轉後。抄至左方轉前而回原處。如此左右各行四次而止。即將左足落下踏實。乃將右足提起。如法亦順逆各行四次。此種平圓。無論足之爲左爲右。凡由外轉內者爲順勢。由內轉外者爲逆勢。行時皆以先順後逆爲宜。縱圜之先。亦宜全身正立。兩手叉腰。手之位置則拇指在後。餘四指在前。虎口適當腰際。亦先將右足用力坐實。腿部宜挺直。不可任其動搖。繼將左足提起屈膝。使上下腿成曲尺形爲度。然後小腿徐徐抬起。使足之位置至前面之斜上方。乃漸漸向前伸出。至膝直時。則向下降。至離地少許處。則向後拖。經過右膝之後側。而轉向前面。回復原處。此係順勢。若爲逆勢。則先向後移。經過右膝後側。漸漸下降。而向前冲出。轉上而折回原處。練習之時。亦以順逆各四次爲止。左足既畢。卽落下踏實。提起右足。依上述之法。亦順逆各行四次而止。此種縱圜。其圈形之大小。亦與平圜相等。兩足宜先左後右。行時宜先順後逆。橫圜之先。亦全身正立。兩手叉腰。與以上二勢之起手時完全相同。惟在坐實右腿之後。而其左腿則並不屈膝上提。但向前出挑起。足部離地約三四寸。膝亦不屈。使左腿全部躺直于前面之斜下方。略如拳法中之寸腿。如此舉定之後。乃徐徐向右方移動。經過右下斜轉上而至正右。再抄起而經右上斜以至正中。乃左移經過左上斜、落下而至正左。再下降經過左下斜而至原處。此爲順勢、若逆勢則先左移。經過左下斜、正左、左上斜、正中。再抄右而經右上斜、正右、右下斜、而回原處。如此順逆各行四次而止。乃將左足踏實。右足挑起。依法行之。惟以右足行者。則先左下斜、正左、左上斜、正中、右上斜、正右右下斜還原者爲順勢。反是則爲逆勢、亦順逆各行四次而止。此種圜法較以上兩種之圈形較大。惟終不及以全臂行之者耳。

▲內部運化之預備練習

外部之動作。爲有形之表演。內部之運化。爲無形之作用。無形爲先天。有形爲後天。凡物皆從無形而至有形。太極拳之注重于運化。亦此理也。此種拳法在表面上觀之。其動作有如柔技嫩葉。弱不禁風。但其作用。則深合于太極之理。蓋以心行氣。以氣運身。其理固非俗人所易悟也。以心行氣。則氣無不達。以氣運身。則身無不遂。心之所至卽氣之所至。亦卽身之所至。所謂如九曲環者是也。行氣之道。其理玄微。非片言所可盡。亦非平此拳有深切之研究者。不能悟其奧旨。茲將預備之種種方法。分述如次。俾學者得入手之門經。以後逐步做去。待造詣旣深之後。自能逐漸領悟也。

（甲）呼吸之要義　人之氣息。必須調勻。始可心中無滓。而神志靜定。此可于吾人熟睡時驗之。凡安然酣睡之人。其呼吸必甚爲停勻。呼氣吸氣之間。其時間長短。毫無參差。蓋此時其內部之精氣神三者。凝固異常也。吾人行氣之初步。卽當從呼吸入手。平時則注意于調勻二字。靜止之時。固宜使呼氣吸氣之時間。毫無參差。卽動作之時。亦宜如此。外派拳術。則以摒氣爲事。往往一路未終。已氣喘如牛。面紅頷汗。卽不注意于調和呼吸之所致也。蓋一呼一吸。本自然之機能。若強抑之。則失去自然而發現種種不良之現象矣。太極拳之法。以自然爲第一要義。又重行氣。故絕不準有強抑之事。此係屬于平時者。至若吾人于睡眠之前。晨起之後。往往感覺濁氣太甚。則宜至空曠之地。而行吐濁納淸之法。此種法則。甚爲簡單。卽今體操中之呼吸運動耳。行時宜雙手高張。使肺部開展。然後徐徐從鼻中吸氣一口。再落下其手。使肺部收縮。乃徐徐從口中呼氣一口。行時亦須調勻。如此呼吸各十二次。則將內部之濁氣完全吐出。而易淸氣。此法朝暮各行一回。非但可以使內部淸潔無滓。且可以却除疾病。法又簡而易行。如能將此法每日多行數回最佳。吾人能使內府無滓。而平時之呼吸。又能停勻不亂。則深得自然之旨矣。此中禁忌。亦頗衆多。卽喜怒哀樂之事。亦不得縈于心。因此種種。皆足以亂神擾心。心不寧則氣亦渙散矣。故欲達到其目的。必先忘却種種。而始得也。

（乙）運行之程序　運行其氣之法。雖非一端。而入手之初。則跳不出設想二字之範圍、所謂設想者、卽以意想達之也。譬如我以指指一物。指端並無氣出。我乃假想。此一指者。我之氣已由丹田而達于臂。繼乃由臂而腕而指。終且一縷由指端透出。而及于所指之物。此種設想。在初時自無所表見。然久而亦能成爲事實。此卽所謂以心行氣之法也。然其練習亦有一定之法則。其維何。卽係靜坐。夜深人定之後。獨坐靜室中。初時但默念目觀鼻。鼻觀口。口觀心。此無非欲其凝神斂氣寧心。使六賊不生。萬慮皆絕也。然在初時。猶每感不能收攝。亦須功行到時。始能寧靜。次卽以設而行氣。卽于靜坐之時。暗想我之氣本凝聚于丹田。今乃運之下行。而達海底。抄尾閭而起。緣脊上行。經玉枕天靈而等穴而下。過前額人中喉結心窩臍輪處。而仍歸于原處。此種設想。本係平空。但久而久之。則心神相合。氣亦竟能隨之運行。惟在行功之時。切不可操之過急。須純任自然。能達此目的。則以後心之所至。即氣之所至。無往不利矣。惟此一步功夫。頗費時日。大可與太極拳並行。若必先練成此功後。而再練拳法。則太費時間矣。

▲練習太極拳之注意點

吾人對于有形之表演。及無形之作用。既有相當之預備。乃可進學習其拳法。惟此種拳法。與少林派之拳。完全不同。蓋動作皆主柔和。勁蓄于內。非若外家拳之專以跳擲剛暴爲能事也。茲將練習此拳所應注意之點。分述於下。以資參考焉。

（甲）姿勢　太極拳之姿勢。固極繁多。然就大體言之。則不出十三總勢。此十三勢者。乃按五行八卦之理也。進退顧盼停五勢。暗合五行。掤攦擠按採挒肘靠八勢。暗合八卦。其餘各種姿勢。皆由此化生而出。故此十三總勢。實爲練習太極拳所必經之途經。而不容忽視者也。使能逐日練習不稍間斷。則若干年後。歷練既深。自能探索此中之精奧。而有益于身心若貪得之心重。反足以爲害。蓋光天之理。難言雖悟也。

（乙）動作　練習外家之拳法。見效雖較爲迅速。然流弊極多。太極拳則不然。收效縱不如外家拳之速。而絕無弊害。蓋專以活動筋骨爲主。故一切動作。以柔和停匀爲上。惟慢始能柔。匀始能和也。且各種動作。咸成圓形。一圓之中。虛實變化生焉。其無窮之奧妙。悉在此虛實變化之中。特此妙用。在初學之人絕不能有所領悟。習之既久。始能逐漸悟其意。而練習此拳之奧趣。亦必因之而逐漸增加也。

(丙)用意　凡練習太極拳之時。以自然爲主旨。不尙用氣力。而尙用意。蓋用氣則滯。用力則笨。故以沉氣鬆力爲要着。氣沉則呼吸調和。力鬆則發展其先天之力。而排除後天之力。先天之力爲固有之力。故在勢爲順。後天之力爲勉强之力。在勢爲逆。太極拳以逆來順受。以順制逆爲不二法。故注重先天而排除後天。行時純任自然。不用過分之氣與力。全憑意志爲進退。惟其能用意。故能使力蓄于內而不外露。氣沉于丹田而不停滯于胸。惟其不用過分之氣與力。故習之既久。積蓄之氣力愈大。乃能運用自如。毫無困難與勉强。意之所欲。無不可達之境矣。惟所費之時間較多耳、彼外家之拳法、其力完全流露于外。毫無含蓄。練習之時。表面雖見功效。內部之力。並無加長。此卽勉強之故耳。故習太極拳者。必先知運意行拳之理。與夫自然運化之機。始可望其進步之速。否則徒尙拙力勉強而行之。則流入外派之歧途。而無成功之望矣。

(丁)發勁　勁有二端。卽剛柔之分也。吾人之動作。固有輕重。而勁亦因之而分大小。勁之大小如何。今且勿論。但有剛柔之分耳。何謂勁。卽一往直前。含有抵抗性質。而絕無含蓄者是也。何謂柔勁。卽我勁並不直出。但隨敵人之勁而爲運化。不加抵抗者是也。太極拳之妙處。則全在于以靜制動。以柔克剛。譬如與人交手之時。並不先取攻勢。彼動我靜。以觀其變。待人既至。而我却能接受其勁。初不加以抵抗。運其黏柔之勁而化去敵人頑强之勁。待敵人一擊不中。欲圖再舉之時。然後蹈其瑕隙。順其勢而反守爲攻。則敵人力竭之餘。重心移動。則無有不受制者矣。蓋如敵人在前用拳擊我。其勁直出。我若迎格之。則非有過彼之力不可。今乃避過其鋒。順其勢而掖之。不費氣力。彼自必前磕矣。此歌訣所謂牽動四兩撥千斤者是也。且太極拳之動作。爲無數圓圈所組織。而此圓圈、卽重心之所寄。處處立定脚跟。敵人發勁雖强。而可用逆來順受之法。引之入轂。待其强勁既出。重心既失。然後從而制之。避實就虛。自能得心應手矣。

(戊)靈巧　拳術以靈巧爲貴。固不僅太極拳然也。卽外家拳亦莫不如是。惟外家拳法。專務拙力。欲達靈巧之目的。實非易易。蓋拙力乃從勉强而生。今姑不論。若太極拳者。于自然中而求其靈巧之道。斯乃靈而又靈。

巧而又巧。但太極拳亦非入手而卽能靈巧者。亦須熟習而得之。諺云。熟能生巧。太極拳卽本此意。而于熟之一字中以求其靈巧者也。太極拳之優劣。以功夫之深淺爲斷。蓋初學之人。以生疎之故。决不能完全得到自然之妙。功夫漸深。則漸合自然。而于各勢之虛實變化。逐漸領悟。此虛實變化。卽靈巧之所寄。但能了然于虛實變化。則靈巧自見。一舉一動。無不輕靈圓活。如珠走玉盤。毫無阻滯矣。以視外功之用力用氣。專注一隅。成爲死笨之勁者。迥乎不同。故太極拳之靈巧。完全在自然中得來。絕無勉强。且亦非勉强所可致。多一分功夫。卽增一分靈巧。靜若處女。脫如狡兔。豈彼外家拳之專以叫囂隳突爲能事者所可幾及耶。

(己)養生　武術之道。尙德不尙力。重守不重攻。故凡功夫愈深之人。其待人接物。皆循規蹈矩。謙恭有禮。此無他。涵養功深也。蓋練習拳技。所以煆煉體魄。使之堅强。實養生之道也。若以此爭强鬥勝之具。則失其本旨矣。太極拳實爲養生之不二法門。無論男女老幼。皆可練習。夫身體之發達。貴能平均。不能失之偏頗。太極拳之動作。處處以輕軟鬆緩爲主。一動則全身皆動。任何部分。莫不偏及。動作柔和輕靈。尤合于調和氣血陶養性靈之旨。而使身體平均發達。故練此功深之人。皆能獲却病延年之效。而于爭强鬥勝之心。亦絕不稍動。此非予之妄語。請一觀當代之太極拳家。卽可爲證也。

▲太極拳各勢之次序

一、太極　二、太極起式　三、攬雀尾一
四、攬雀尾二　五、攬雀尾三　六、單鞭
七、提手上勢一　八、提手上勢二　九、白鶴亮翅一
十、白鶴亮翅二　十一、摟膝拗步一　十二、摟膝拗步二
十三、手揮琵琶　十四、進步搬攔捶一　十五、進步搬攔捶二
十六、如封似閉　十七、抱虎歸山　十八、摟膝拗步
十九、攬雀尾　二十、斜單鞭　廿一、肘底看捶
廿二、倒輦猴一　廿三、倒輦猴二　廿四、斜飛勢
廿五、提手上勢　廿六、白鶴亮翅　廿七、摟膝拗步
廿八、海底針　廿九、扇通臂　三十、撇身捶

卅一、卸步搬攔捶　卅二、上步攬雀尾　卅三、單鞭
卅四、雲手一　卅五、雲手二　卅六、高探馬
卅七、分脚　卅八、高探馬　卅九、分脚
四十、轉身蹬脚一　四一、轉身蹬脚二　四二、進步栽捶
四三、翻身撇身捶　四四、翻身二起脚一　四五、翻身二起脚二
四六、雙風貫耳一　四七、雙風貫耳二　四八、披身踢脚
四九、轉身蹬脚　五十、上步搬攔捶　五一、如封似閉
五二、抱虎歸山　五三、摟膝拗步　五四、攬雀尾
五五、斜單鞭　五六、野馬分鬃一　五七、野馬分鬃二
五八、野馬分鬃三　五九、野馬分鬃四　六十、玉女穿梭

六一、玉女穿梭二
六二、單鞭
六三、雲手
六四、下勢
六五、金雞獨立
六六、倒攆猴
六七、斜飛勢
六八、提手上勢
六九、白鶴亮翅
七十、摟膝抝步
七一、海底針
七二、扇通臂
七三、進步搬攔捶
七四、上勢攬雀尾
七五、單鞭
七六、雲手
七七、高探馬
七八、迎面掌
七九、十字擺蓮
八十、摟膝指襠捶
八一、上勢攬雀尾
八二、單鞭
八三、下勢
八四、上步七星
八五、退步跨虎
八六、轉脚擺蓮
八七、灣弓射虎
八八、上步高探馬
八九、迎面掌
九十、翻身撇身捶

九一、上步高探馬　九二、上步攬雀尾　九三、合太極

▲太極拳各勢之詮釋

太極拳之預備等事項。已如上述。依此循序而進。即可從事于拳法之練習矣。太極拳之姿勢。自預備之太極式起。至合太極而收拳。其中共九十三勢。而複勢亦甚多。如攬雀尾、高探馬、單鞭、野馬分鬃、玉女穿梭等勢。或一勢兩用。或一勢數用。故依定勢而言。則僅二十餘式耳。茲特依其次序。將各勢之動作。詳加說明。並附入各定勢之清圖。俾學者可以按圖索驥也。

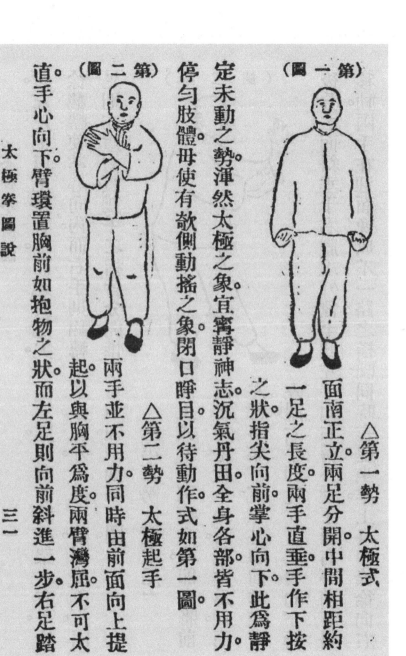

（第一圖）

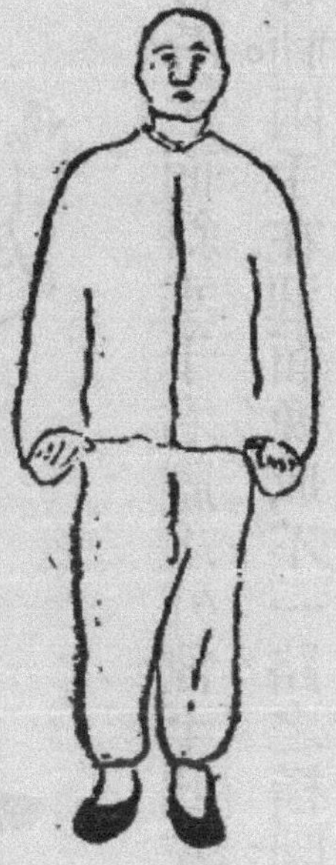

△第一勢　太極式

面南正立。兩足分開。中間相距約一足之長度。兩手直垂。手作下按之狀。指尖向前。掌心向下。此爲靜定未動之勢。渾然太極之象。宜寧靜神志。沉氣丹田。全身各部皆不用力。停勻肢體。毋使有欹側動搖之象。閉口瞬目以待動作。式如第一圖。

（第二圖）

△第二勢　太極起手

兩手並不用力。同時由前面向上提起。以與胸平爲度。兩臂灣屈。不可太

直。手心向下。臂環置胸前如抱物之狀。而左足則向前斜進一步。右足踏

實。左足則以足跟着地而翹其足尖。身坐右腿。同時卽將外架之左手。徐徐翻轉。使掌心向內。而右手則翻轉使掌心向外。上身正直。腰略下沉。兩足則左虛右實。雙手之指皆分開。惟不可勉強。式如第二圖。

（第三圖）

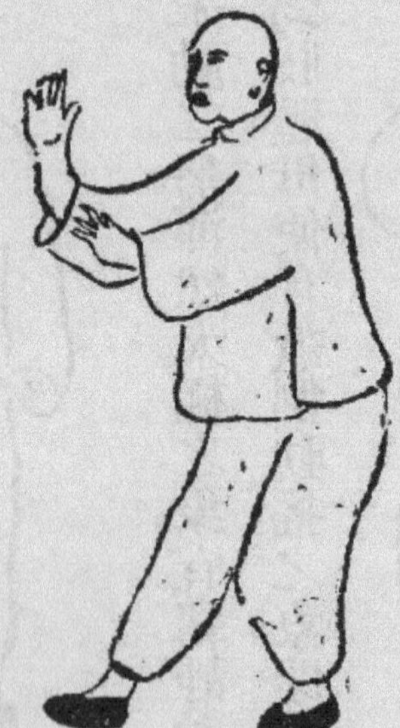

△第三勢　攬雀尾一

依上式兩手翻轉之後。卽宜將前面之左足。放平地面。變虛爲實。而左臂略略下沉。上身卽前移坐于左腿。右手卽從左臂之內。向下轉後分去。而斜垂于右腰之外側。至此左手向右脅外壓下。而右亦前下斜移動。兩手在迎面挽成不一路之橫圜。同時左腿坐牢。上身卽徐徐向右旋轉。至正右方時。兩手恰在當面移至右肩前。肘皆微屈。右手掌心向左。而左掌則斜向下。位于右肱之側。兩足左實右虛式如第三圖。

（第四圖）

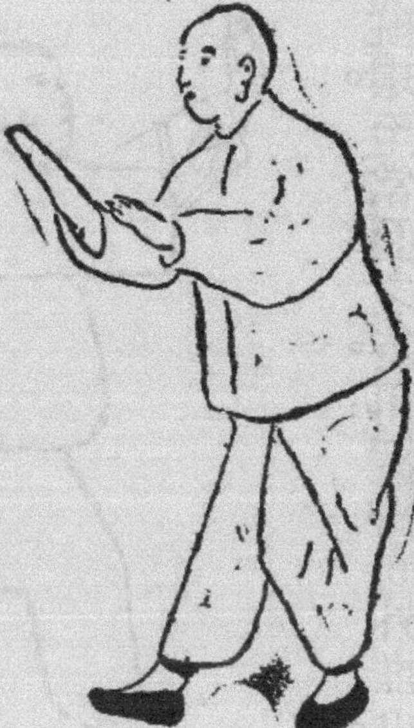

△第四勢　攬雀尾二

依上式身步變換之後即將左手徐徐向前面推出。至小臂將直之際。即向外划開。轉至左脅側面而前出。有如在平面桌上摩動平圓之勢。同時右手亦向外側徐徐分出。至右肩前斜。下壓抄左。由迎面泛上。不啻在斜面挽成一縱圓。在兩手方動之際。上身亦隨之向前移去。兩足變成左虛右實。待兩手圓勢至收末時。仍徐徐後移。而此時左手在右肱之斜上。掌心向下。右手則翻掌向上。兩足仍爲右虛左實。式如第四圖。

（第五圖）

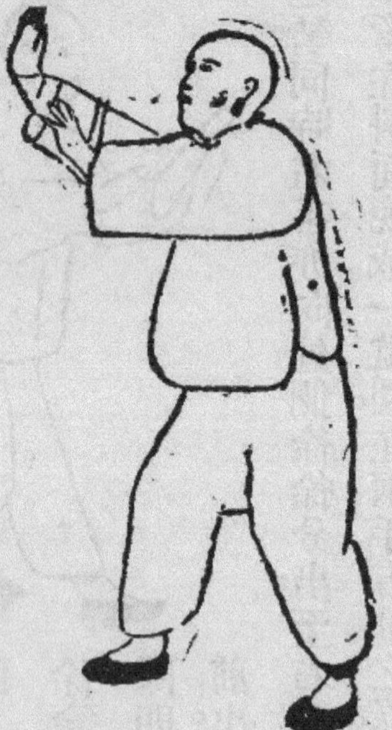

△第五勢　攬雀尾三

依上式兩手已至定勢。而腰腿同時鬆回之後。坐身左腿。兩臂取垂肩墜肘之勢。略與胸齊。同時兩手再抄右落下。繞左轉上。在右斜挽一不同之縱環。至當面之時。再緩緩向外推出。上身亦隨之前移。坐身右腿。兩臂不可推至過直。指尖向上。掌心向前。以面向斜方之故。兩手之位置。略有參差。右前左後。兩足則左虛右實。式如第五圖。

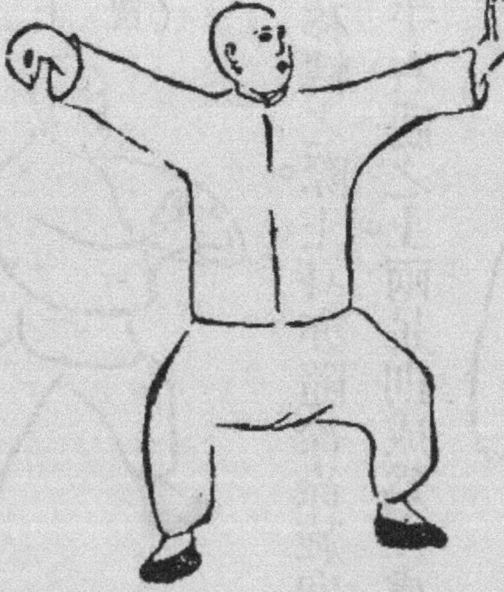

（第六圖）

△第六勢　單鞭

依上式之勢。先將兩手與腰腿同時向後鬆回。仍變爲右虛左實。乃將右足稍爲摩轉。使趾向後。乃將身移坐右腿。左足同時邁進。使趾偏後。而右手屈回挽一小圜。往側面鬆直。五指旋即屈轉。變爲弔手。左手屈回。由左而右畫一大圜。待挽出時。兩足即行轉向左前斜方而作單鞭之式。頭左旋。目視左手。手直豎。掌心向左前斜。沉腰正身。式如第六圖。

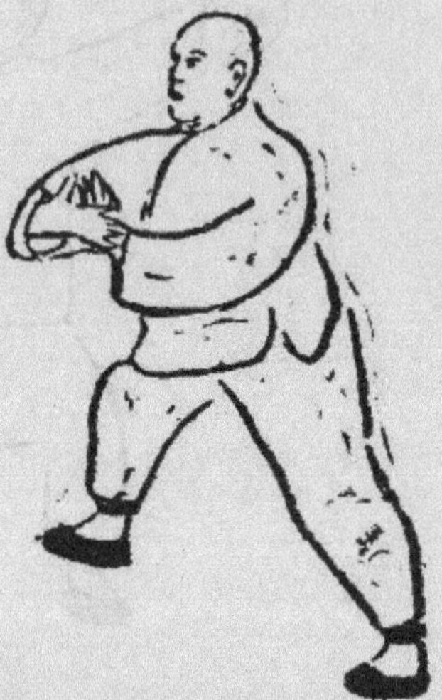

（第七圖）

△第七勢　提手上勢一

依上式單鞭之後。兩足即摩轉而使趾尖向右前斜方。兩手同時向當胸合攏。略與太極起手勢相似。兩臂微屈，掌心相對。手之位置。則右前而左後。在趾尖移轉之際。上身亦隨徐徐旋向右前斜。兩手略上抬而上身乃向前移坐于右腿之上。兩足則成爲左虛右實之式。而上身略向前俯。式如第七圖。

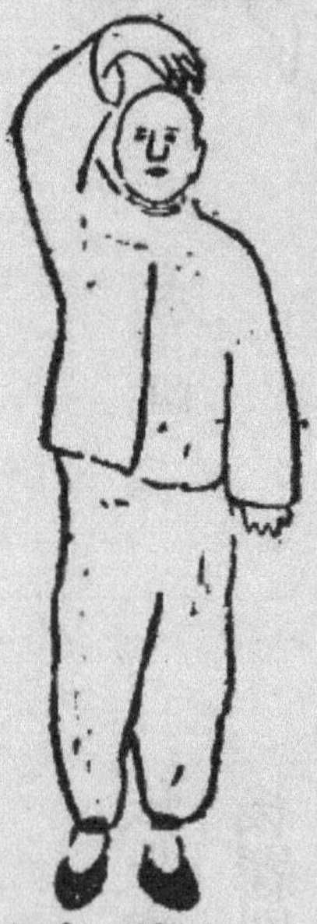

（第八圖）

△第八勢　提手上勢二

依上式定勢之後。先將腰腿鬆囘。而前面之右足。即旋向前方。上身亦隨之旋轉。繼乃移身仍坐于右腿，而左足亦卽轉向前方。兩手則隨腰進退。至人向正前方時。右腿卽緩緩挺直。而左足亦隨之收起。略作太極預備之式。同時在前之右手。卽由正面屈肱上提。以至額前爲度。而左手卽向左腰下分去。至臂垂直爲度。兩掌皆向下。式如第八圖。

(第九圖)

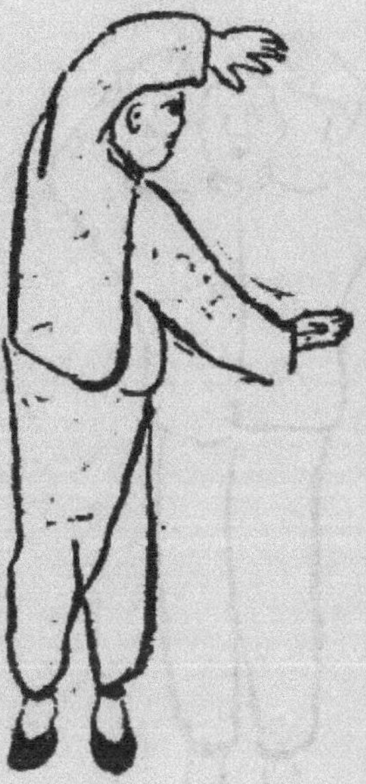

△第九勢　白鶴亮翅一

依上式右手一提。左手一分之後。卽將右手在額緩緩摩成一小圜。而下垂之左手。卽向右移動。抄過少腹。在右腰處引起轉上。至胸前再向左分去。在當面挽成一中手圜，由胸前分出時。宛如鳥之刷翅狀。同時上身亦隨之旋向左前斜方。足步並不變換。以左臂微直爲度。兩手則掌心皆向下。面位置則右高左低。式如第九圖。

△第十勢　白鶴亮翅二

依上式向左前斜方之後。兩手卽同時向斜方摩動。使各成一小圜。此圜宜取順勢。在兩手動作之際。上身卽隨之而緩緩移動。旋囘前方。待面向正前時。右手卽厭下。屈肱張手側面。而左手亦同時上引。亦屈肱側張。兩手夾持頭部。作同等之度數。掌心皆向前。身正立。式如第十圖。

（第十圖）

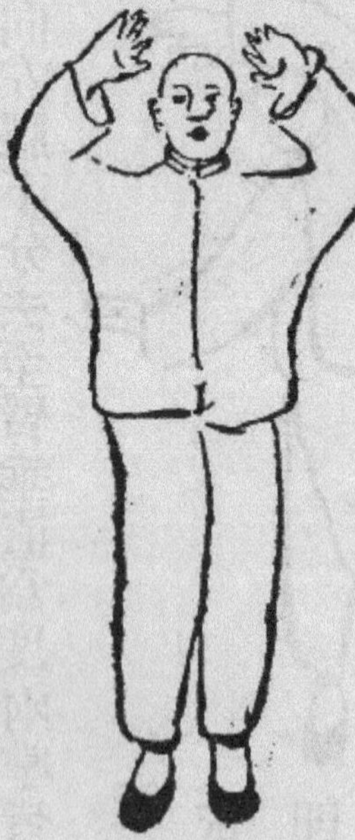

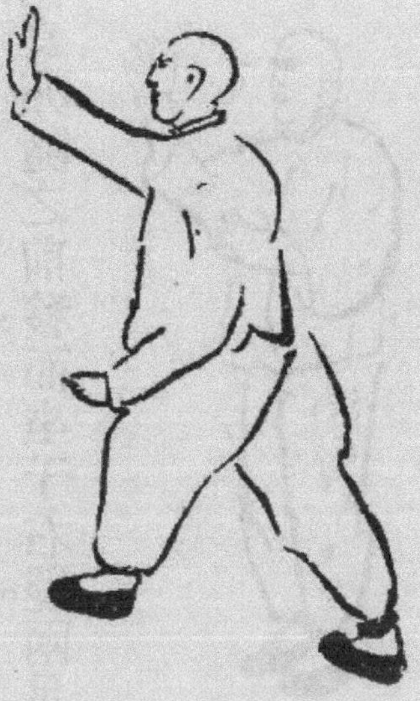

（第十一圖）

△第十一勢　摟膝抝步一

依上式旋身至正前方時。兩手即摩轉在原地位之四周。緩轉成小圓。同時上身旋向右面。并向前移。坐身于右腿。而虛其左腿。繼將左足徐徐上前一步。同時左手即挽圓按下直垂。而右手即在本肩外挽一大圓。而向前推出。在兩手動作之時。上身亦前移而坐于左腿。而虛其右腿。式如第十一圖。

△第十二勢　摟膝抝步二

依上左手摟過膝外。右手推出之後。兩手就原處摩動。同時將身勢略後。

（第十二圖）

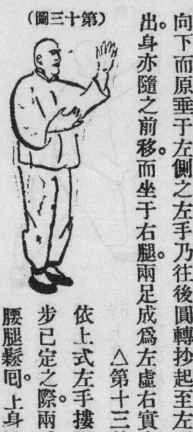

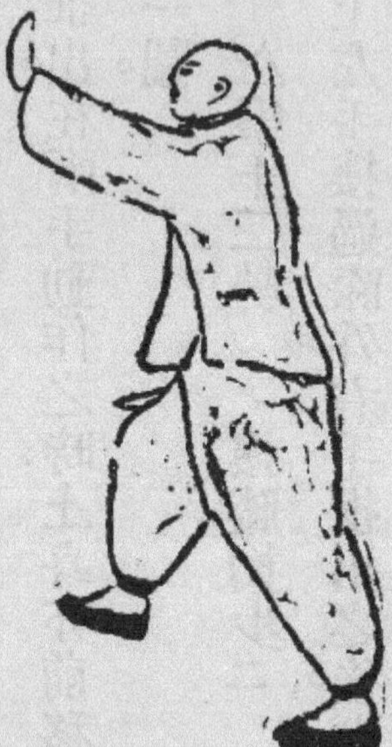

而將居于後方之右足。再徐徐向前進一步。身亦隨之前移。此時推出之右手。卽抄左轉下。向右膝前摟過。垂于右側。掌心復向下。而原垂于左側之左手。乃往後圓轉抄起。至左耳根後。徐徐向前按出。身亦隨之前移。而坐于右腿。兩足成爲左虛右實之勢。式如第十二圖。

（第十三圖）

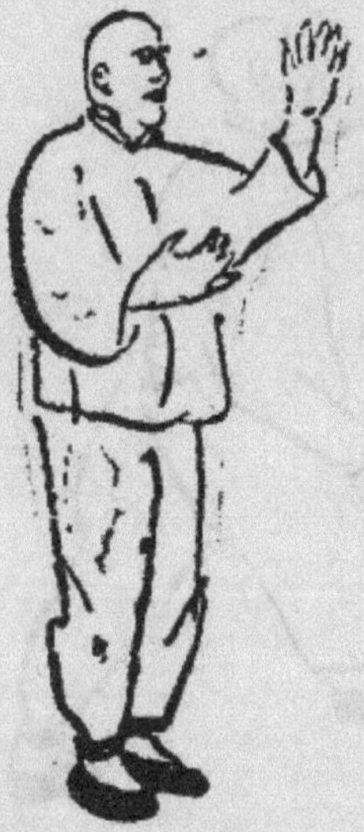

△第十三勢　手揮琵琶

依上式左手。摟過膝外。右手推出。身步已定之際。兩手就原處微微摩轉。腰腿鬆囘。上身乃徐徐旋囘前面。再左旋而至左前斜方。後坐于右腿。左足跟點地而趾上翹。同時左手即落下轉後。抄上出左肩上。而成大圓。而右手則自在腰脅前挽一逆勢小圓。至外側向上托起。此時即將左足收起而成並足正立之勢。兩手掌則斜角相對。式如第十三圖。

(第十四圖)

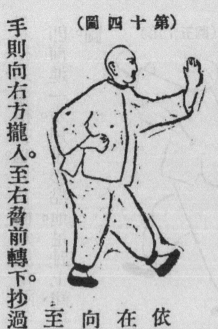

△第十四勢　進步搬攔捶一

依上式面向左前斜。收足正之。兩手在張之後。即將右手下壓。至少腹。乃向外移。更轉上而成一斜方之小圓。至右脅前握拳攏入以護脅。同時左手則向右方攏入。至右脅前轉下。抄過少腹。再轉右泛起。至斜平方乃向右推過。蓋橫攔也。以當面爲度。在兩手動作之時。卽將右足坐實。而左足卽前進一步。用足跟點地。足趾上翹。身後坐成左虛右實勢。式如第十四圖。

（第十五圖）

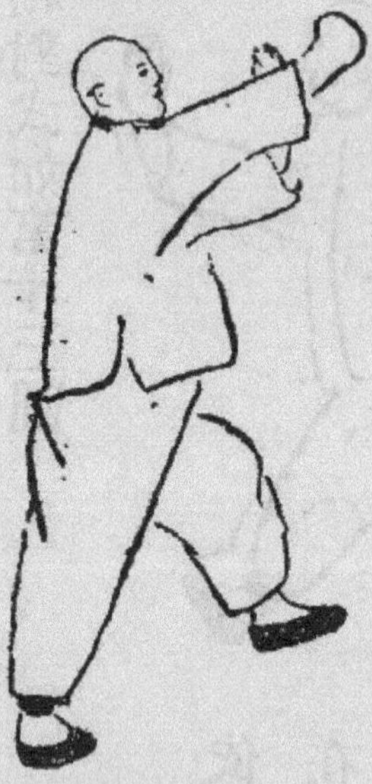

△第十五勢　進步搬攔捶二

依上式左手搬攔至迎面。而左足前出成虛式之後。先將左足徐徐放下。踏實地上。上身亦緩緩向前移動。終至坐于左腿爲度。在變步進身之際。右拳卽從脅間向正面打出。以臂微直爲度。此時兩手之方位皆前出。左手靠在右脉腕處。指尖向上。而兩足則成右虛左實。式如第十五圖。

(第十六圖)

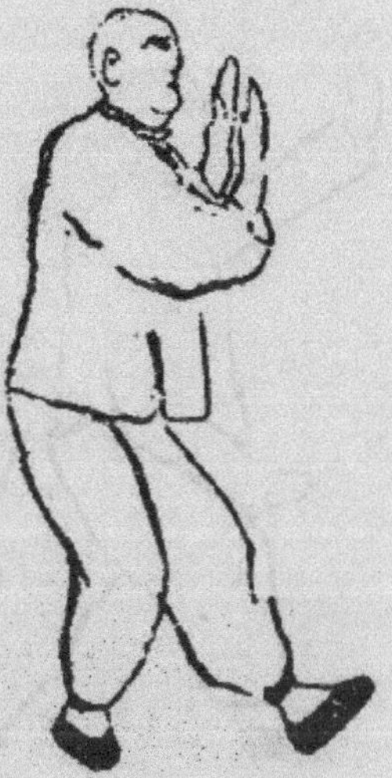

△第十六勢　如封似閉

依上式身步變動。右拳往前一捶之後。左手旋即移至右肘之下。掌心翻起向上。上身鬆回後坐。兩手即隨之抽回。左手心貼住右臂。向上漸漸移動。右手亦同時向上泛起。兩手漸移漸分。至迎面爲度。中間距離亦甚邇。掌心向內。至此右腿完全變實。而左足則以足跟點地。而翹起趾尖。成爲虛勢。式如第十六圖。

△第十七勢　抱虎歸山

依上式移身後坐。兩手屈肱豎于當前之後。宜即將雙手同時緩緩向左移動。至肩外壓下轉右。過少胸前。由右脅而抄起。在當面挽成一不同路之橫圜。兩掌亦隨時變其方向。至抄起時已向前面。乃同時向前按出。同時左足亦漸漸落平。變虛爲實。身亦前移坐左腿。仍成右虛左實勢。式如第十七圖。

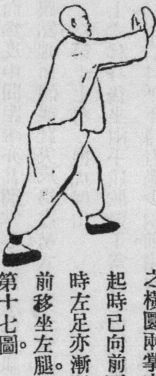

(第十七圖)

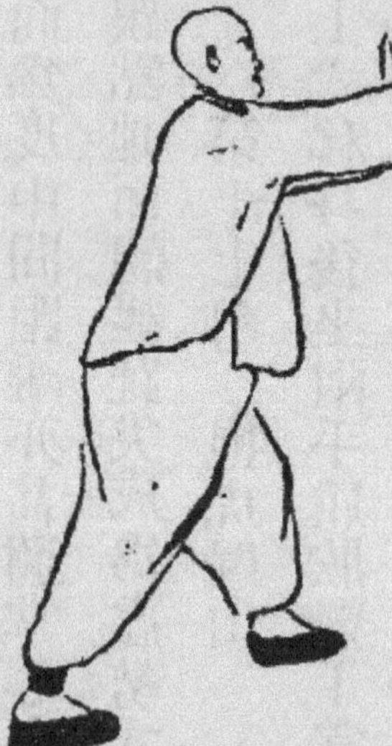

(第十八圖)

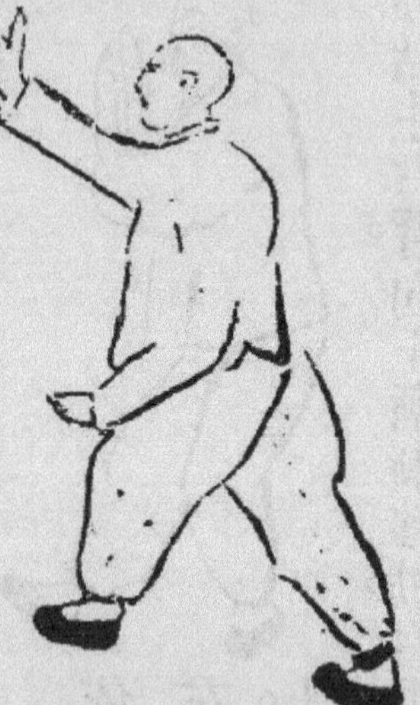

△第十八勢　摟膝拗步

依上式兩手推出之後。卽將腰腿鬆囘後坐。兩臂亦同時略略抽囘。兩手同時摩動。在正面成小橫圜。而上身向右旋轉。以面向正右方爲度。足尖之方向。亦隨之變換。旋定之後。卽將左足向前進一步。上身卽隨之前移。坐于左腿。而此時卽將左手由胸前壓下。由左膝前摟過。垂于左側。掌心向下。而右手同時在右腰落下。轉後抄起。至右耳根處而向前推出。以臂微直爲度。兩足則成右虛左實。式如第十八圖

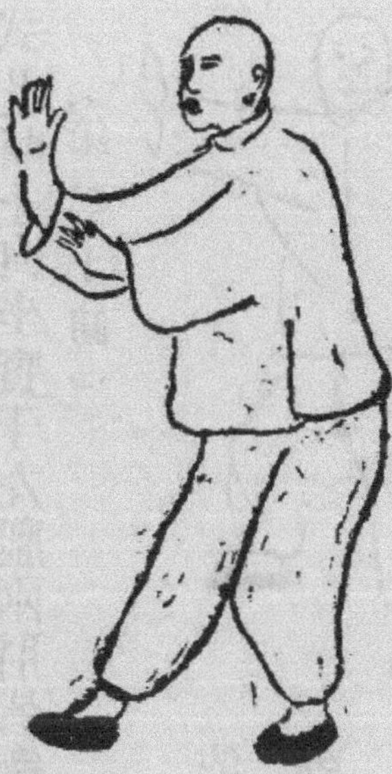

（第十九圖）

△第十九勢　攬雀尾

依上式右手推出。身步旣定之後。卽將右臂徐徐屈回。同時垂于側面之左手。卽向後斜移出少許。屈肱轉起。由肩前移至右脅之前。而右手則向左落下。轉右泛起。至右肩前斜時。卽向左攔過。至迎面爲度。兩掌遙遙斜

對。在兩手動作之際。卽將右足向前進一步。足跟點地。趾尖略翹。而成虛式。此時上身坐實于左腿。兩肘皆微屈。式如第十九圖。

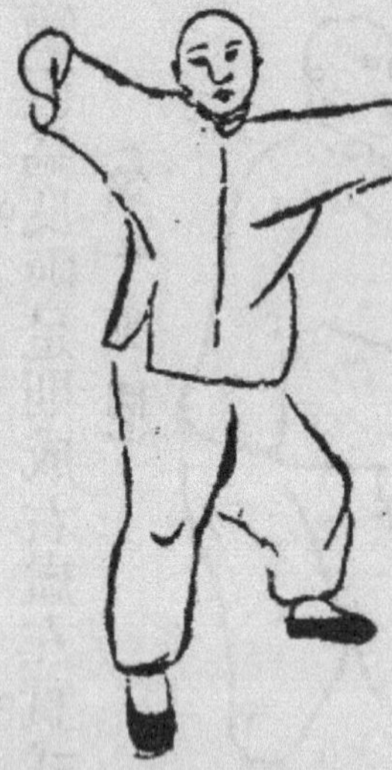

（第二十圖）

△第二十勢　斜單鞭

依上右手一攔之後。兩手徐徐摩轉。各就原處而成小圓。上身卽向左旋轉。而右足放平踏實。以面向左前斜爲度。至此身坐右腿。而將左腿後移尺許踏實。此時兩手正屈至胸前。乃將右臂徐徐向側面鬆出。卽折腕向下成弔手之式。同時左手亦由平肩斜出而成單鞭。全身向左前斜。式如第二十圖。

△第二十一勢　肘底看捶

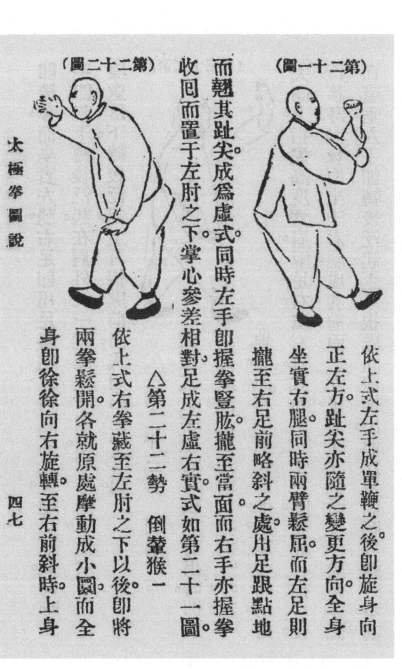

（第二十一圖）

依上式左手成單鞭之後。卽旋身向正左方。趾尖亦隨之變更方向。全身坐實右腿。同時兩臂鬆屈。而左足則攏至右足前略斜之處。用足跟點地而翹其趾尖。成爲虛式。同時左手卽握拳豎肱。攏至當面而右手亦握拳收囘而置于左肘之下。掌心參差相對。足成左虛右實式如第二十一圖。

（第二十二圖）

△第二十二勢　倒輦猴一

依上式右拳藏至左肘之下以後。卽將兩拳鬆開。各就原處摩動成小圓而全身卽徐徐向右旋轉。至右前斜時。上身卽後移。而坐實左腿。右足卽用足跟點地而翹其趾尖。變爲虛式。同時左手卽落下轉後泛起。在肩外挽一縱圜、垂于側面。掌心向下。而右手亦從原處落下。轉後泛起。至耳根處前出。式如第二十二圖。

(第二十三圖)

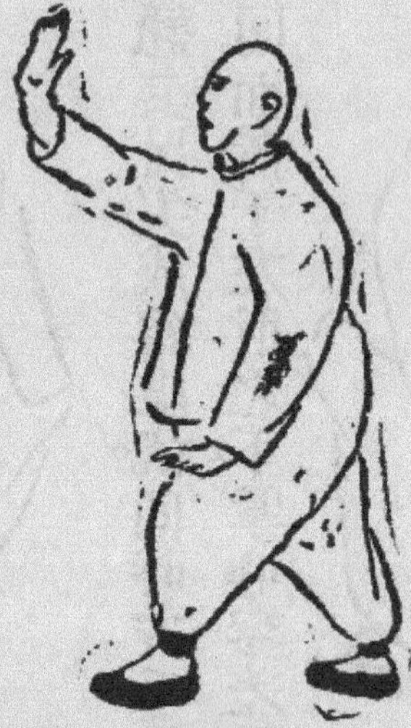

△第二十三勢　倒輦猴二

依上式右手至右耳根處前出時。卽將前面虛點之右足。向後拖退一步。放平地面。而右手則向前推出。掌心向前。指尖向上。指尖高度齊眉。兩足右虛左實。式如第二十三圖。如此一推之後。再移身向後而坐于右腿。虛其前面之左足。右手在側面挽一順勢從圜而直垂。左手卽轉後泛起。至耳根處向前推出。而左足同時後退一步。其勢之手足。適與第二十三圖相反。於是再移身坐于左腿。左手挽縱圜直垂。右手更如法後起至耳根處推出。右足同時後一步。仍作第二十三圖之式。按此勢退步無定則。最多有退至七步者。普通以三步爲止。亦有退五步者。

（第二十四圖）

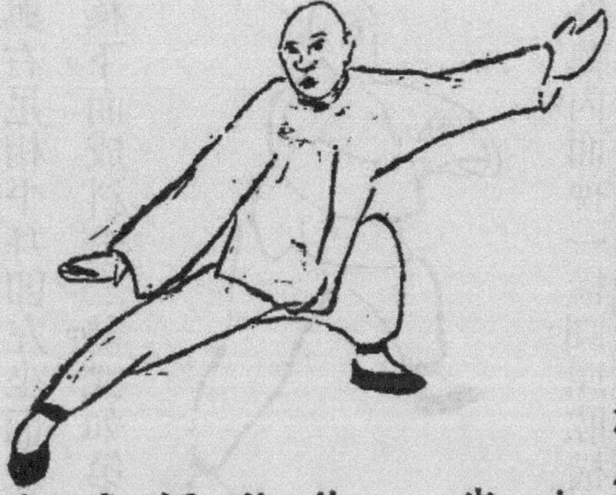

△第二十四勢　斜飛勢

依上式右手一推之後。卽屈肱摩向下。在前面畫成半橫圜、而左手亦同時在側面泛起轉右而成半橫圜。此時兩手如抱圓球。左上右下。掌心相對。在兩手動作之際、身卽後移而坐于右腿。左足卽向左側移

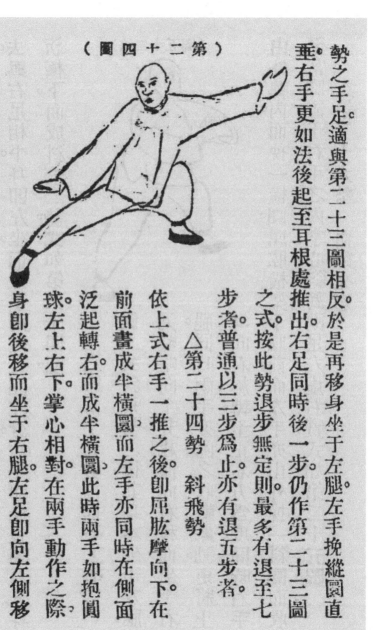

去。與右足相平。身即左坐。而左手則挽長圓左分。右手即挽長圓右分。身沉極下。而成斜飛之勢。式如第二十四圖。

（第二十五圖）

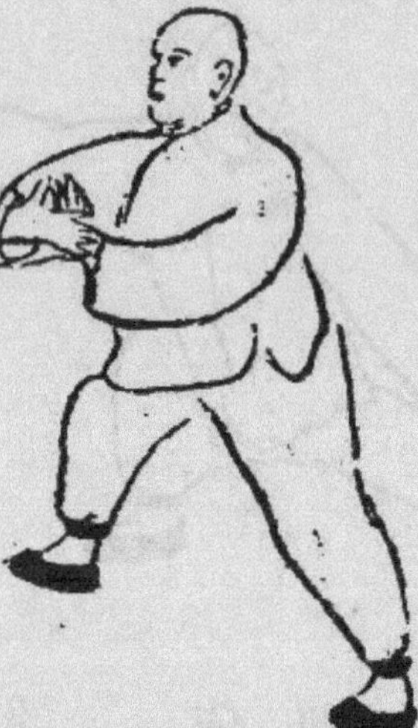

△第二十五勢　提手上勢

依上式斜飛勢之後。其身本坐于左腿。乃略略向上升起。徐向右移而坐于右腿。同時兩手亦隨之收轉擊動。更將上身向右旋轉。至正右方爲度。同時右手由外轉內。而挽一横圜。屈肱横架于胸前。而左手亦由外挽一斜圜而收至當胸。置于右手之內。掌心斜對。兩足左虛右實。式如第二十五圖。

△第二十六勢　白鶴亮翅

(第二十六圖)

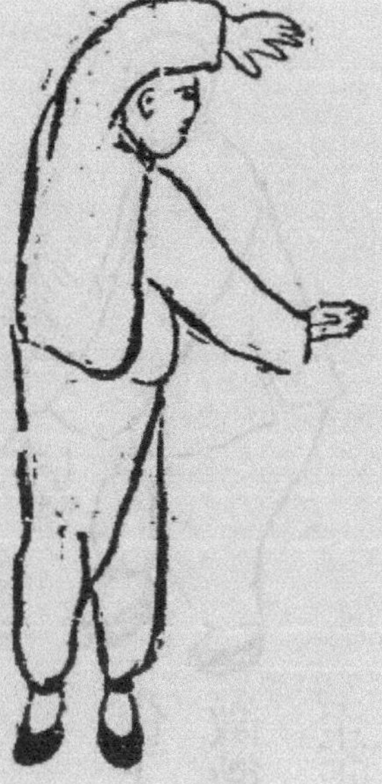

依上式兩手勢定之後。先將上身徐徐向左旋轉。至正面爲度。仍坐實右足。繼將右腿直立而左足亦隨之收囘。而成爲分步正立之式。在左足收囘之際。右手卽向上高張。而左手略略提高。卽向左分去。而上身亦隨之左旋。以面向左前斜爲度。按此與第九勢相同。持動作稍異。式如第二十六圖。

△第二十七勢　摟膝拗步

依上式左手分出之後。先將身右旋。經過正面而轉右。將身後移而坐實左腿。右足卽向前進一步。踏實之後。上身卽前移而坐于右腿同時架在額前之右手。即繞左落下。轉右而從右膝前而摟過。垂于右側。掌心向下。而左手則從左腰處落下。轉後泛起。至左耳根處。向前推出。指尖向上。掌心向前。臂微直。兩足則左虛右實。式如第二十七圖。

(第二十七圖)

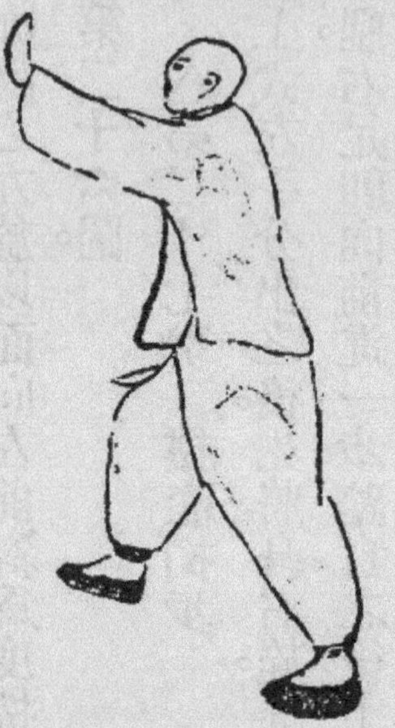

△第二十八勢　海底針

依上式左手推出之後。兩手即就原處微微摩動。左臂漸引回而上。身亦後移。至正中時。即向左旋。經正面而轉左。此

(第二十八圖)

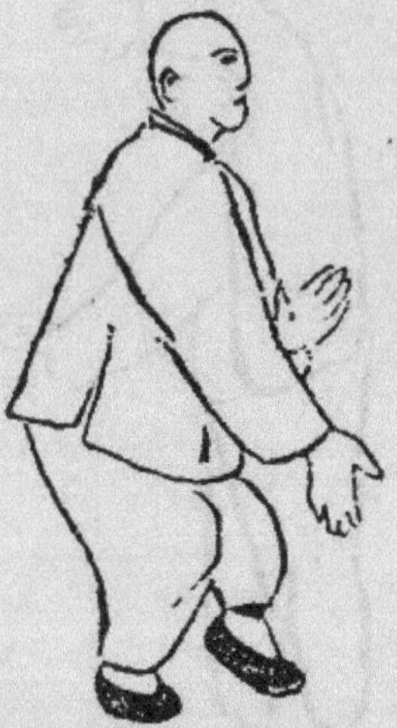

時左手卽向內落下抄向外側。至左脅前面而向右攔過。指尖向斜上。掌心向右。同時下垂之右手。卽從下轉後。抄上出前而挽成之縱面長手圜。向斜下方指出。掌心向左。上兩手動作。面向正左之際。卽將全身坐實于右腿之上。而將前面之左足拖回。提起足跟。用足尖點地。而成爲左虛右實之勢。兩膝皆微屈。式如第二十八圖。

（第二十九圖）

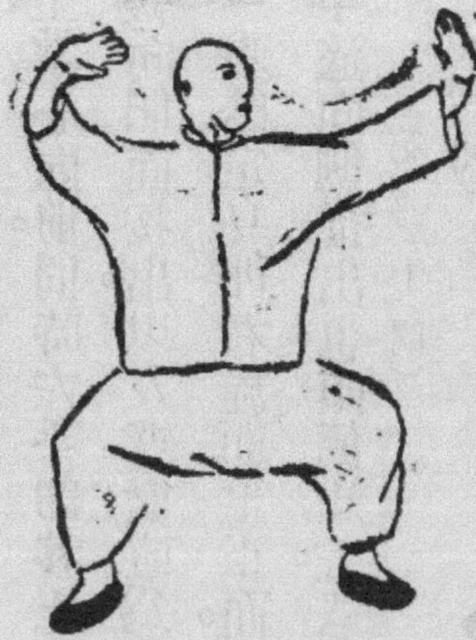

△第二十九勢　扇通臂

依上式定海針之勢。先將上身豎起。兩手卽隨之上提。右足不動。右手卽由原處轉向側面移開。漸漸抄起。至肩上時。卽屈肘引肱便成三角形而架于肩前。指尖向左上掌心向前。同時左手卽移上轉出左肩落下。抄過腰脅而至胸前。乃緩緩向側面按出。以左臂微直爲度。在兩手開始動作之時。左足卽向前進一步踏定。身卽右旋面至正面。兩膝下屈沉身。此時右手正屈肱內引。左手適向側推出。也頭偏于左。式如第二十九圖。

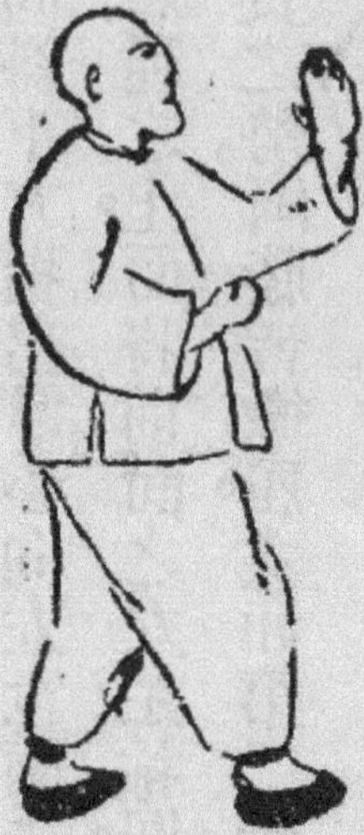

（第三十圖）

△第三十勢　撇身捶

依上式左手推出之後。卽將左腿坐實。上身卽行向左旋轉。至正左爲度。乃將右足上前一步。身卽前移而坐于右腿。此時右手卽握拳向右肩外舒出。至平脅之處。卽向左捶去。掌心向上。虎口向右。同時左手卽屈肘在側面挽一小圜。繞至右拳之上。而向右按出。

指尖向上。掌心向右。足則左虛右實。式如第三十圖。

△第三十一勢　卸步搬攔捶

依上撇身捶之後。卽將身後移。坐實于左腿。同時左手乘勢在原處微微摩動。左足既實之後。卽將右足向後面退卸一步。虛點挺直。至此右拳卽從右脅處向前打出。臂微屈。虎口向上。掌心向左。而左手則位于右脉腕稍後之處。其方仍與上勢相同。兩足則右虛左實。式如第三十一圖。

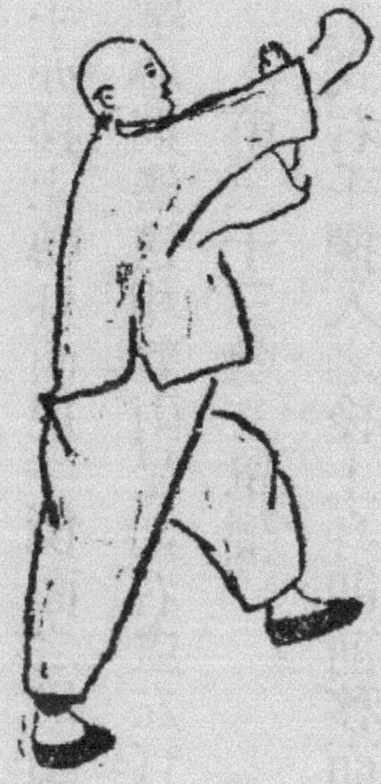

（第三十一圖）

△第三十二勢　上步攬雀尾

依上式右手一拳打出之後。卽將腰腿鬆回。兩手亦隨之抽轉。上身卽向

（第三十二圖）

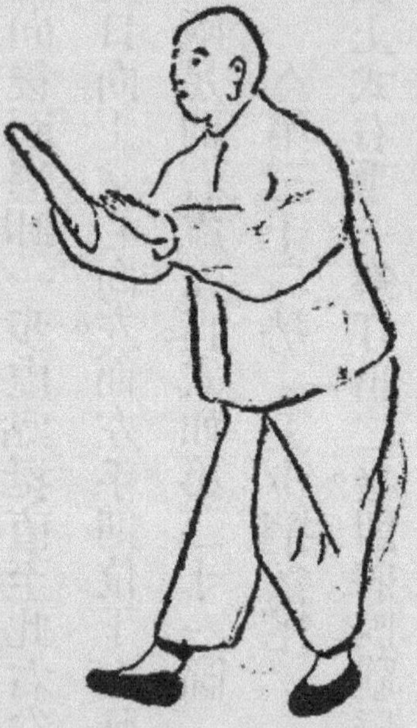

右旋。經正面而至右前斜方。右足即上一步虛點。而將上身坐實于左腿。在上步定身之際。左手即由上轉外挽一中手橫圓，至左脅外側而向右攏入。同時右手亦抄上轉外而挽一側面之橫圓。從右腰處左攔。兩手參差。右前左後。掌心則遙遙相對。兩足則右虛左實。式如第三十二圖。

△第三十三勢　單鞭

依上式右手攔入之後。上身即前移而坐于右腿。兩手微微摩轉一周。即順勢向右肩外一推。隨即旋身回至正面。右手在側面挽一小縱圓。即徐

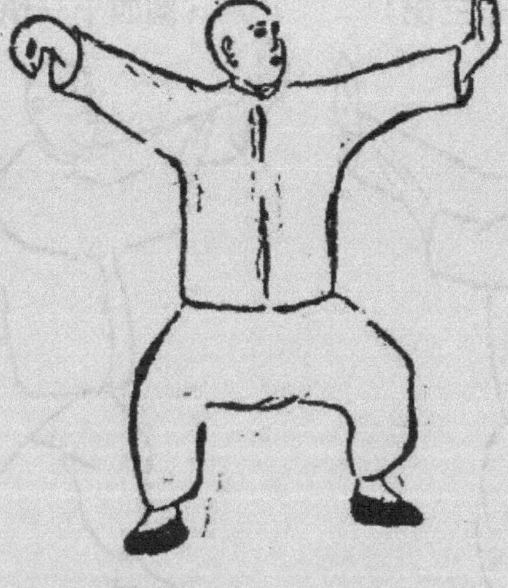

（第三十三圖）

徐鬆出。手卽下垂而成雞爪式。而左手卽迎面翻至左肩外而成單鞭。指尖向上。掌心向左。身正而頭則偏于左方。目視指尖。式如第三十三圖。

△第三十四勢　雲手一

依上式左手舒出之後。上身卽徐徐右移。便坐實于右腿。同時右手卽撤開壓下。在側面挽一小圓。至乳前爲度。而左手亦從原處落下。抄右而過腹上。此時上身亦乘勢向右旋過。而兩手卽同時

（第三十四圖）

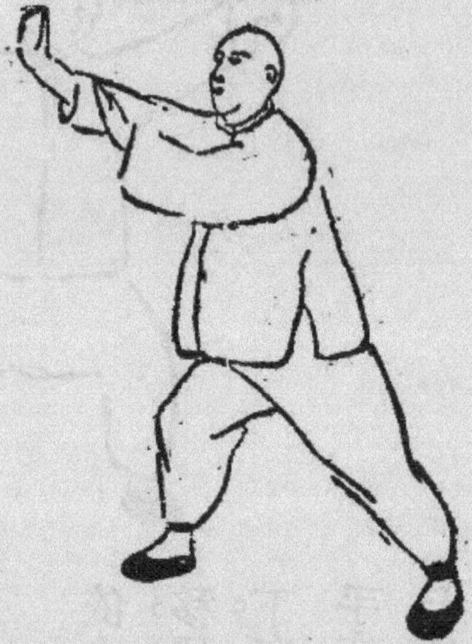

（第三十五圖）

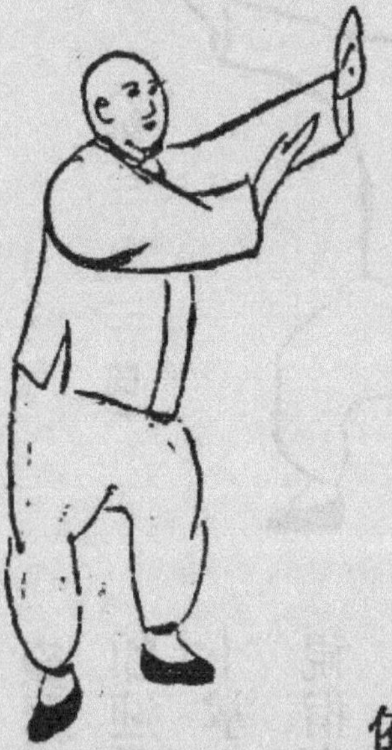

向右斜方舒出。以兩臂微直爲度。右手掌豎。指尖向上。而左手則掌心向內斜上。足則左虛右實。式如第三十四圖。

△第三十五勢　雲手二

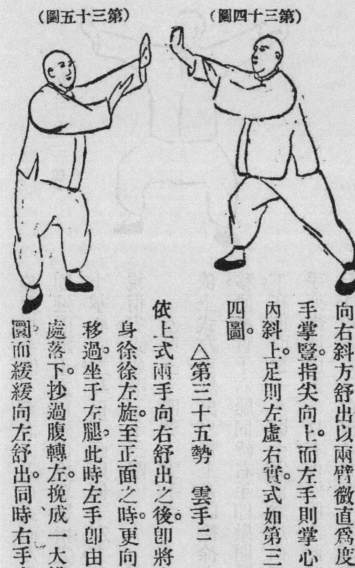

依上式兩手向右舒出之後。即將上身徐徐左旋。至正面之時。更向左移過。坐于左腿。此時左手即由原處落下。抄過腹。轉左、挽成一大橫圜而緩緩向左舒出。同時右手亦

從原處落下。抄過腹前。而向左方圓起。兩手動作之際。上身亦隨之旋向左前斜方。其方向虛實。皆與上勢相反。式如第三十五圖。

△第三十六勢　高探馬

依上式左手舒出之後。卽將徐徐引囘。至正面爲度。先坐實左腿。左足卽

（第三十六圖）

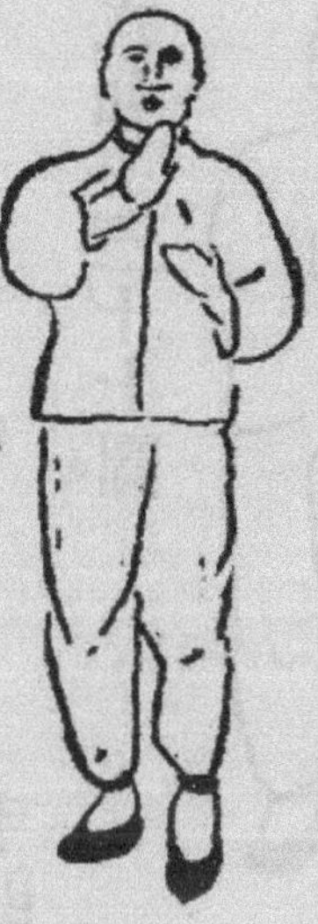

緩緩收囘。而全身亦漸漸向上探起。以直立爲度。左足用趾尖點地。足跟虛懸。在身步變換之際。左手卽從原處落下。在斜方挽一半圓。屈肱引入左脅之側。掌心向上。指尖向前。同時右手亦從原處落下。轉後泛起。由耳際向前捧出。掌心向左下斜。兩足左虛右實。式如第三十六圖。

△第三十七勢　分脚

依上式兩手既定之後。先將虛點之左足落平踏實。坐身其上。而右足卽提起。趾尖下垂。至大腿平時。卽向前踢起。足背要平。至腿平于前。卽緩緩向左分去。至右前斜爲度。在左足變虛爲實。右足踢起之時。兩手卽同時向左右分開。張如兩翼。拿心向前。式如第三十七圖。

(第三十七圖)

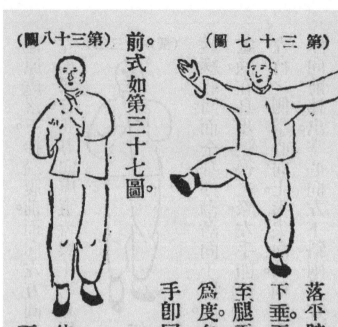

(第三十八圖)

△第三十八勢　高探馬

依上式右足分出之後。卽行落下。收至左足前側點定。亦用趾尖點地。而將足跟虛懸、右手即從原處落下。在側面挽一小圜、屈肱引回、置于右脅之側。掌心向上。而左手亦同時屈肱下壓。轉後泛起。挽一中圜。在耳際捧出。兩手仍如捧持圓球之狀。左上右下。掌心相對。足則右虛左實。式如第三十八圖。

（第三十九圖）

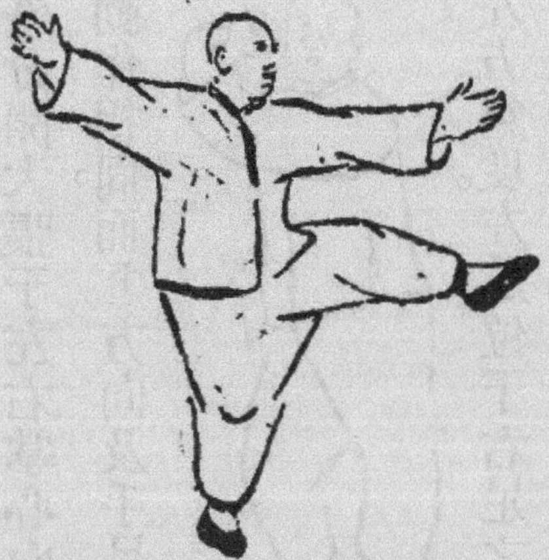

△第三十九勢　分脚

依上式兩手攏定之後。先將虛點之右足放平踏實。坐身其上。而將左足上提。趾尖向下。上腿平時。即行向前踢起。足背要平。待腿部平直。即向左分去。至左前斜為度。在兩足變動之時、上面之兩手。亦即乘勢向外分開。大張于左右。掌心向前。按上一勢與本勢。恰與第卅六卅七兩勢。動作相同。而其方向及手足之位置。則完全相反。式如第三十九圖。

△第四十勢　轉身蹬脚一

依上式左足一分之後。卽乘勢落下。向後收回。而全卽隨之旋轉。至面向正左方爲度。左足位于右足之內側。仍用足趾點地。懸其足跟而成虛式。同時兩手卽行握拳。各就原處落下。抄過少腹之前。而成交叉式。向上抄起。屈肱作斜十字形。橫架當面。右前左後。式如第四十圖。

(第四十圖)

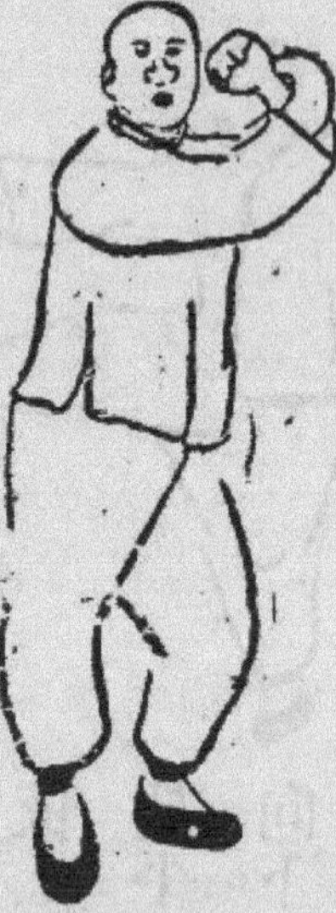

△第四十一勢　轉身蹬脚二

依上式之定勢。先將虛點之左足摩轉。使足跟向正後。然後卽移身向後。

（第四十一圖）

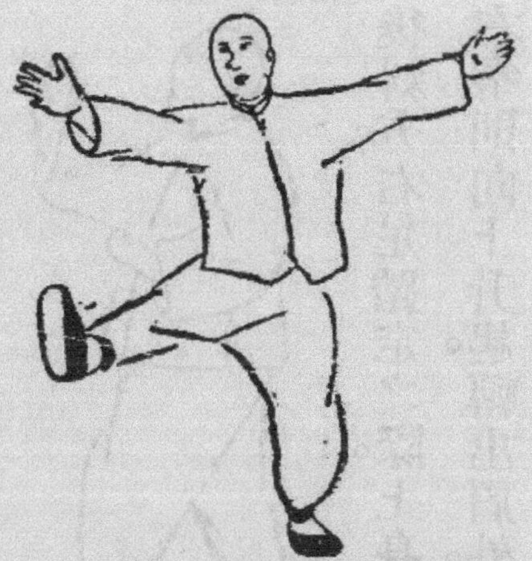

（第四十二圖）

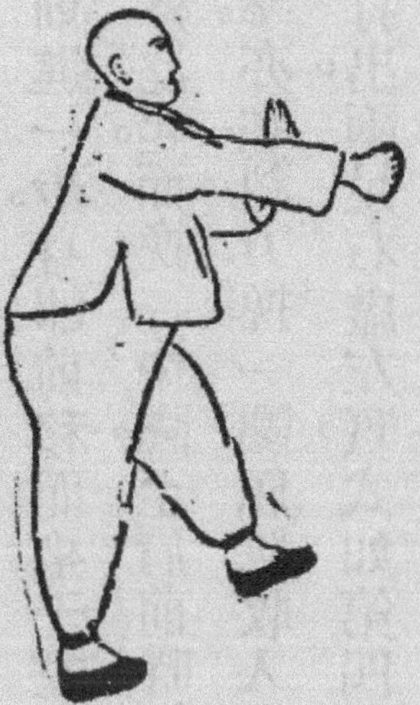

而坐于左足。蓋此時左足已變虛爲實矣。繼再旋身回至正面。而右足則趾尖點地成虛式。乃卽提起。而向右前斜蹬出。在右足蹬出之際。兩手鬆拳。同時向左右分開。平張與分脚勢相同。式如第四十一圖。

△第四十二勢　進步栽捶

依上式右足一蹬之後。卽將蹬出之足。就原處落下收回左足之內側點定。趾尖點地。足跟懸起。而成虛式。而上身隨卽左旋。乃將右足落實。左足向前進一步。身卽前移而坐于左腿。在轉身變步之際。左手卽由內落下。轉外泛起。而挽一中圜。至肩前時卽向右推過。掌心向右。同時右手卽行握拳。亦在斜方挽一圜。屈肱收入脅際。待上身前坐之時。右拳卽向斜下方打出。兩足右虛左實。式如第四十二圖。

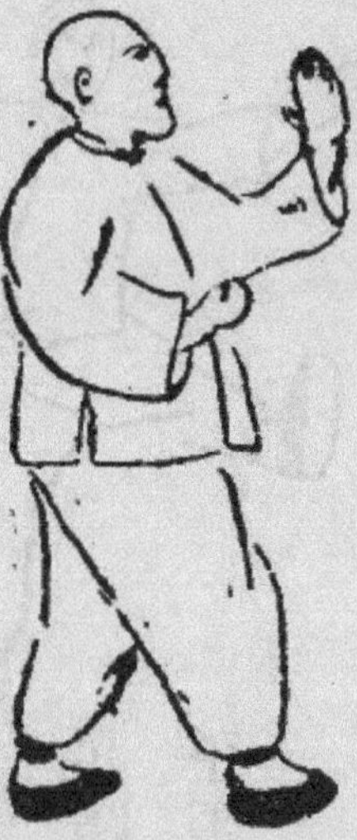

（第四十三圖）

△第四十三勢　翻身撇身捶

依上式右手一栽捶之後。卽將上身拎直。兩手亦隨之收回坐實左腿。右足向前踏上一步。同時上身已旋至左後斜方。右足踏定之際。上身卽徐徐前移。此時左手卽壓下轉外泛起。而右拳則向上升起。轉出肩外。至脅側屈肱內引而置于脅前。虎口向外。

掌心向上。至此身已完全移坐于右腿。左手卽在左肩外向右推過。上身亦隨之移向正左方。式如四十三圖。

(第四十四圖)

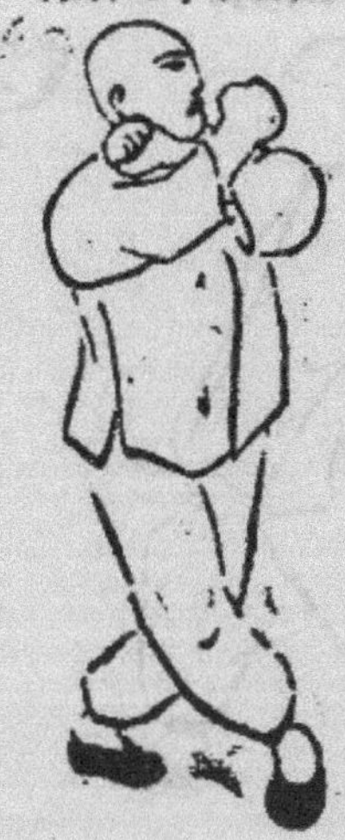

△第四十四勢　翻身二起脚一

依上式。左手推至迎面。身旋至正左之。卽鬆腰向後。而坐于左腿。兩手隨腰鬆囘。各握拳同時向兩外側分開轉下。在少腹前相交。參差向上屈肱提起。至胸部上前交叉成斜十字形。而全身卽向右轉。兩足亦隨之摩旋至左前斜方爲度。上身略沉。兩足右虛左實。式如第四十四圖。

△第四十五勢　翻身二起脚二

依上式旋至左前斜方時。兩腿相交。亦成斜十字形。乃將身略向左移。而

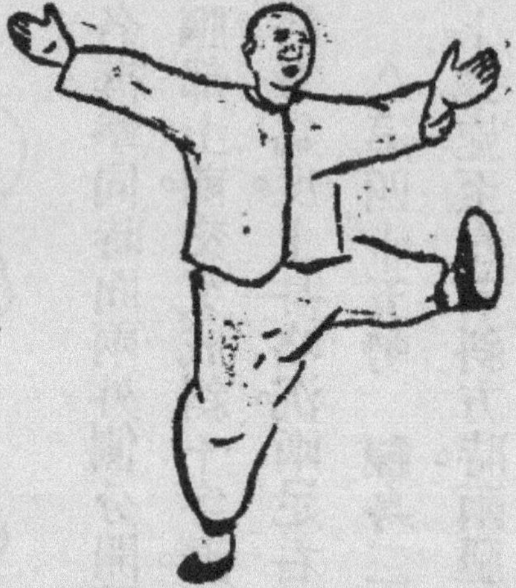

（第四十五圖）

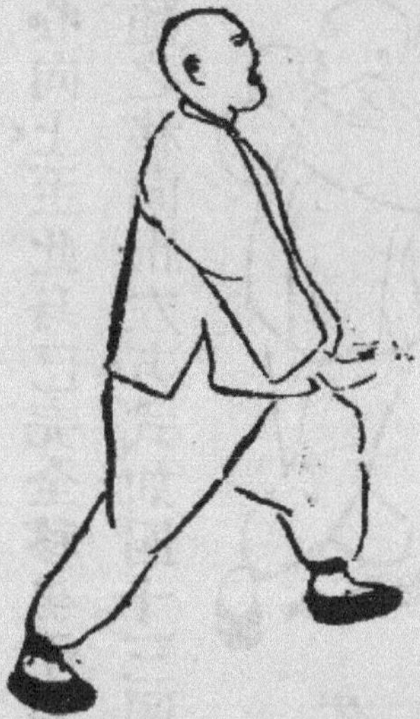

（第四十六圖）

將前面之右腿坐實。右足卽成虛式。身旋回正面而將左足向左斜方踢起。腿部平直。趾尖向上。在左足踢起之時。兩手卽撤拳爲掌。向左右分開至平肩而止。指尖向兩側。掌心向前。式如第四十五圖。

△第四十六勢　雙風貫耳一

依上式一踢之後。左足卽在原處落下。而作虛式。仍用趾尖點地。而縣其足跟。不必收回。僅向左後斜方面移過少許。漸漸放平踏實。在左足移轉方向之時。兩手卽同時落下。轉後泛起。抄出兩肩之前。卽向左後斜下按。而身亦旋向左後斜。緩緩前移而坐于左腿。掌心向下。指尖向前。兩足右虛左實。式如第四十六圖。

（第四十七圖）

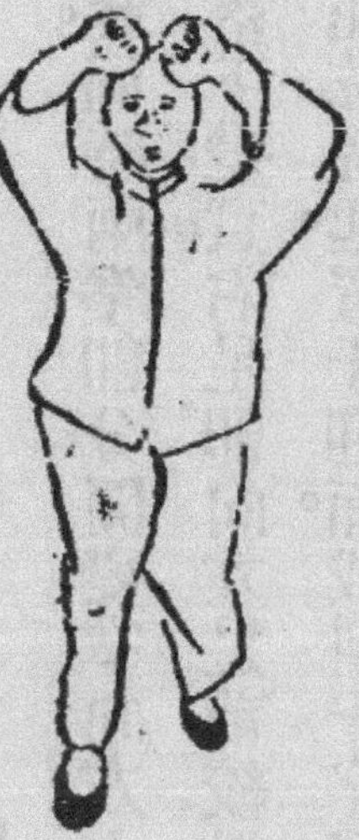

△第四十七勢　雙風貫耳二

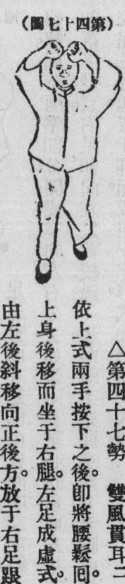

依上式兩手按下之後。卽將腰鬆回。上身後移而坐于右腿。左足成虛式。由左後斜移向正後方。放于右足跟後一步處。而全身卽旋回正面。而兩足亦隨之摩轉至同一方向。在身步變換之時。兩手卽同時握拳。各提至腰前。轉後。繞出兩側。向ㄝ斜起。在腰間挽一斜平圓。高及耳根之時。卽屈肱將兩拳向正中攏入。掌心向前。虎

口向斜下。式如第四十七圖。

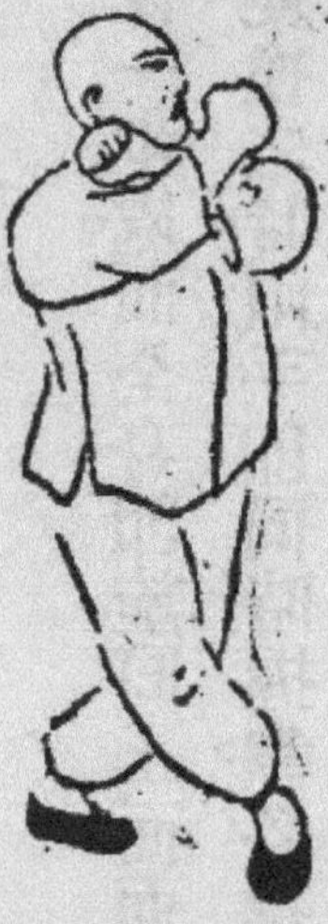

（第四十八圖）

△第四十八勢　披身踢腳

依上式兩手圈擊至正中之後。即將右足坐實。而左足即由後面向左前斜方踢起。同時兩拳即分開變掌。向左右分去。如張兩翼。掌心向前。而左足隨即落下變實。右足即向左足前絞過一步。而兩手亦握拳落下。至腹前相交。屈肱提起。置于迎面。成斜十字形。式如第四十八圖。

△第四十九勢　轉身蹬腳

依上式之定勢。左足先移左後斜少許。身亦隨之後引。坐于左腿。而將右足虛點。趾尖着地。足跟懸起。同時即向右轉身而回至正面。右脚即提起

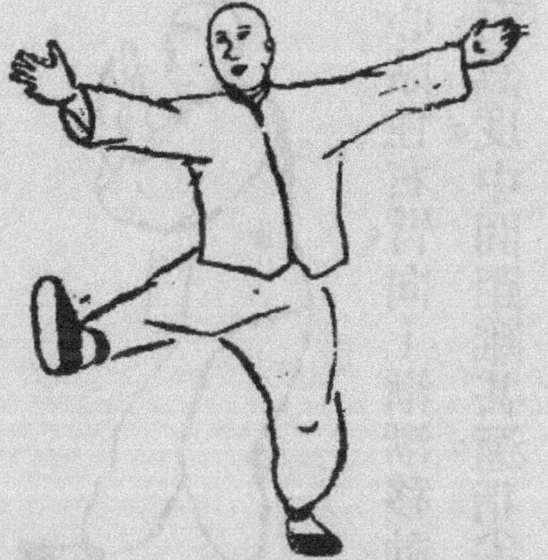
（第四十九圖）

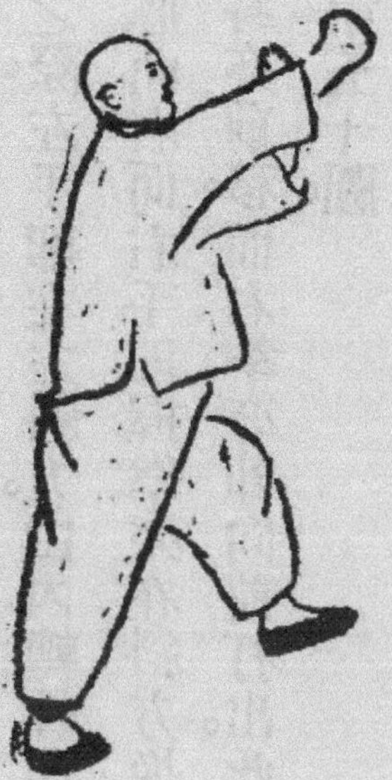
（第五十圖）

向前蹬出。而兩手即同時放開其拳變掌。向兩旁分去。以平肩爲度。指尖向側。掌心向前。右足則豎蹠使趾尖向上。式如第四十九圖。

△第五十勢　上步搬攔捶

依上式右足一蹬之後。即行就原處落下。收至左足內側點定。此時足趾點地。足跟虛懸。而全身即乘勢左旋。至正左方時。上身即後移。坐于右腿。左足變虛。向前踏上一步。在進步之際。左手卽在左斜方。由內轉外而挽一橫圜。至左肩時。卽向右推去。掌心向右。而右手卽握拳亦在斜方挽一圜。屈肘收置脅前。左足進步之時。身亦前移。而右拳亦卽向前打出。此時之兩足。又變成右虛左實矣。式如第五十圖。

(第五十一圖)

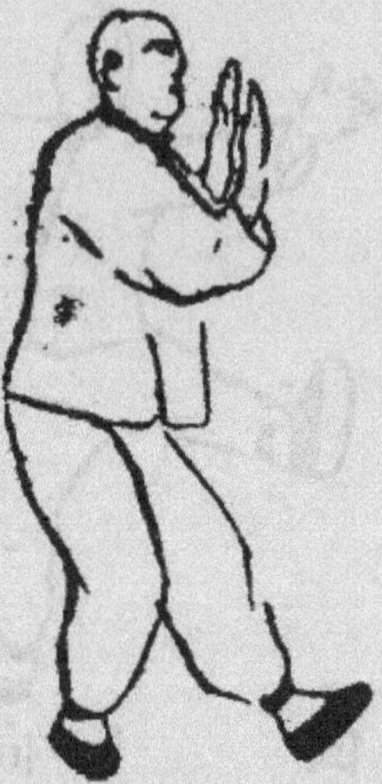

△第五十一勢　如封似閉

依上式身步變換。右拳往前一捶之後。左手旋卽移至右肘之下。掌心翻起向上。上身鬆回後坐。兩手卽隨之抽回。左手心貼住右臂。向上漸漸移動。右手亦同時向上泛起。兩手漸移漸分。至迎面爲度。中間距離甚邇。指尖向上。掌心向向。至此則右腿完全變實。而左足則足跟支地。趾尖上翹。成爲虛式。身向正左。目注于前。式如第五十一圖。

（第五十二圖）

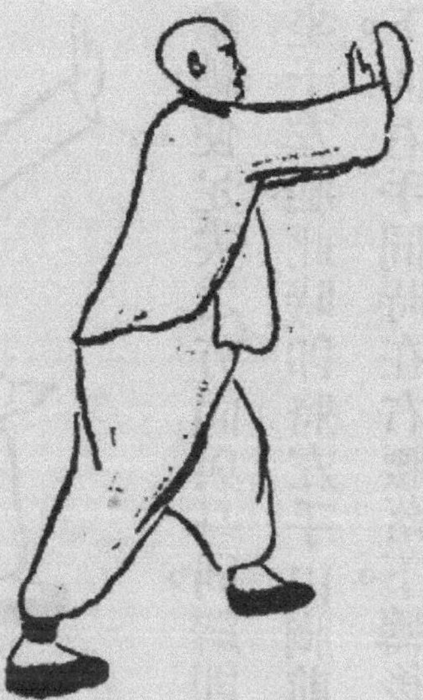

△第五十二勢、抱虎歸山

依上式移身後坐。兩手屈肱豎于當前之後。即宜將雙手同時緩緩向左摩動。至肩外壓下。轉右過少腹。由右脅前而抄起。在當面挽成一不同路之橫圜。兩掌亦隨時變其方向。至抄起時。已向前面。乃同時向前按出。在此動作之際。虛支之左足。向前邁進半步。漸漸放平。上身亦前移而坐于左腿。兩足則變成右虛左實矣。式如第五十二圖。

(第五十三圖)

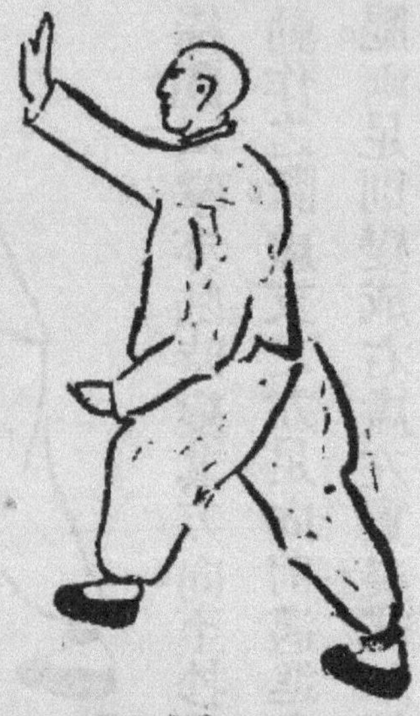

△第五十三勢　摟膝拗

依上式兩手推出之後。卽將腰腿鬆囘後坐。兩手亦隨之略略抽囘。同時摩動。在正面作小橫圜。而上身卽向右旋轉。以面向正右方爲度。兩足亦隨摩轉。使足尖之方向與身同。繼卽將左足上前一步。上身亦移向前面而坐于左腿。此時卽將左手由胸前壓下。向左膝前摟過。垂于左側。掌心向下。而右手同時在右腰落下。轉後抄起。至右耳根處。而向前推出。以臂微直爲度。兩足則右虛左實。式如第五十三圖。

△第五十四勢　攬雀尾

依上式右手推出之後。卽將右臂徐徐屈回。同時垂于側面之左手。卽向後斜方移出少許。屈肱轉起。由肩前移至右脅前面。而右手則向左落下。轉右泛起。至右肩前斜

(第五十四圖)

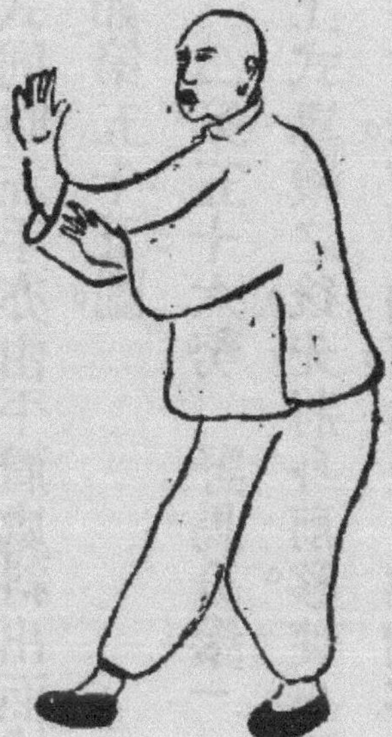

之時。卽向左攔過。以迎面爲度。兩掌遙遙相對。至兩手動作之際。卽將右足向前踏進一步。略將趾尖翹起。而用足跟支地。而成虛式。此時上身坐于左腿。兩肘皆微屈。式如第五十四圖。

△第五十五勢　斜單鞭

依上式右手一攬之後。兩手卽徐徐摩轉。各就原處而成小圓。上身卽乘

勢向左旋轉。而將左足放平踏實。以而向左前斜爲度。至此身坐右腿。將左足後移尺許。卽放平踏實。此時兩手正屈至當。乃將右臂徐徐向側面鬆出。至手平直。卽折腕向下。成爲雞

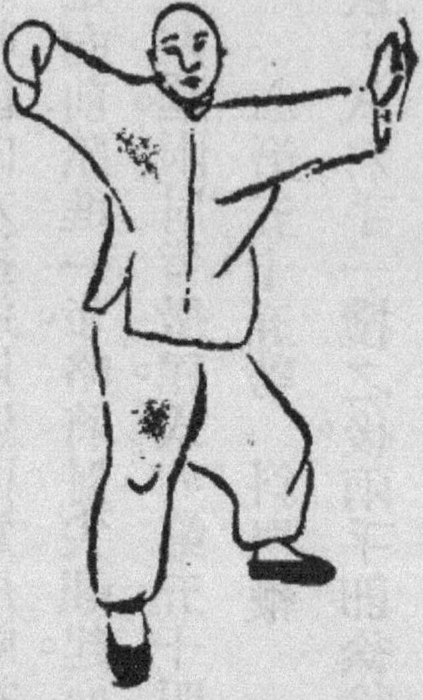

（第五十五圖）

爪式。同時左手亦由平肩處斜出而成單鞭。掌竪起。全身則向左前斜方。式如第五十五圖。

△第五十六勢　野馬分鬃一

依上式單鞭之後。先將身前移。使坐于右腿。而左足卽成虛式。將趾尖稍向右方摩。使之向前。而上身乘前移之勢。亦徐徐向上探起。同時右手卽

(第五十六圖)

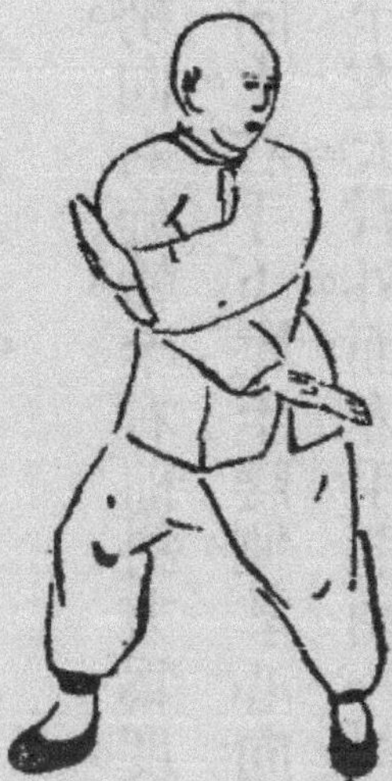

(第五十七圖)

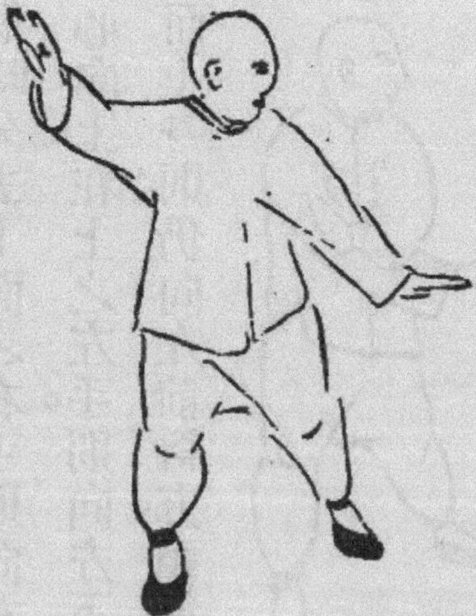

撤開雞爪。兩臂同時下壓。至腹前略向上提。于是左手卽向右大臂處斜起而置于右肩之外，豎掌而掌心向右。而右手則向左脅處斜下而置左腰之前。掌心向上。兩足右虛左實，頭偏左肩。目下注。式如第五十六圖。

△第五十七勢　野馬分鬃二

依上式兩臂交錯之後，兩足不動。僅將腰部鬆回。使移坐于右腿。左足成爲虛式。在上身右移之時。兩手卽向上斜下方同時分去。下面之右手。則向右斜上方分起。至右肩前斜爲度。臂直而掌心向上。在上之左手。則向左下斜分去。而至左腰之外側爲度。掌心向下。而上身則仍向左前斜方。頭偏正左。兩目向下斜。式如第五十七圖。

（第五十八圖）

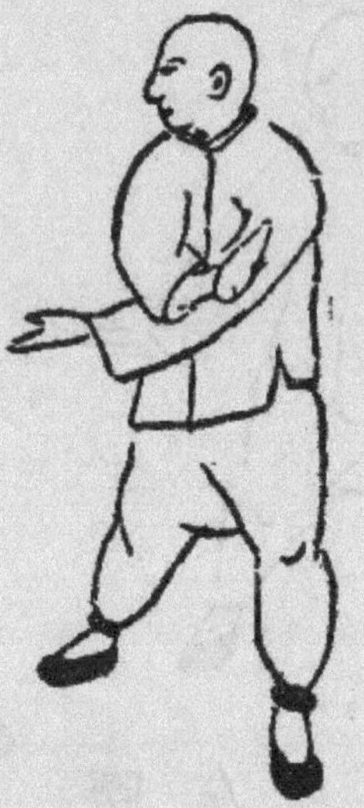

△第五十八勢　野馬分鬃三

依上式兩手分開之後。仍將右腿坐實。而將左足就原地向前進一步。而位于右足之內斜。而上身乃乘進步之勢。向右旋轉。至右前斜方爲度。在轉身之時。先將左手上提至平肩。翻掌向上。右手下壓至腰側。掌心向外。于是雙手同時攏入。左手由下斜起。而至左大臂外。而左手則由：斜下至于左腰之外。頭偏右。目後顧。按此勢與第五十六勢適相反背蓋彼左此右也。式如第五十八圖。

（第五十九圖）

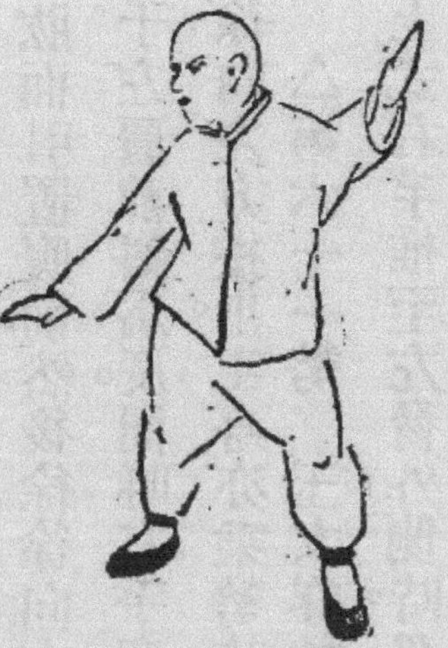

△第五十九勢　野馬分鬃四

依上式兩臂交錯之後。兩足之位置並不變動。僅時腰部鬆回。將上身移向左前而坐于左腿。右足成虛式。在上身左移之時。兩手卽向上下斜同時分去。左手由下向左斜上方分起。至左肩前斜爲度。掌心向上。而右手則由上向右下斜分去。而至于右腰之外側。掌心向下。上身向右前斜。而頭偏于右。目注斜下。兩足右虛左實。按此一勢。與五十七勢之方向位置適得其反。亦彼左此右也。式如第五十九圖。

△第六十勢　玉女穿梭一

依上式兩手分出。身步變換之後。兩足之位置。仍不變動。先將前面之左腿坐實。而右足卽向右前斜邁開少許。在進步之際。左手卽由外側落下。屈肱而引置腹前。然後徐徐向左斜上方泛起。掌亦逐漸翻向外面。以斜架于左肩前斜爲度。同時右手亦在側面挽一小圓。屈肱引手至右脅前。徐徐向左方接出。上身亦乘勢旋轉至右前斜方爲度。式如第六十圖。

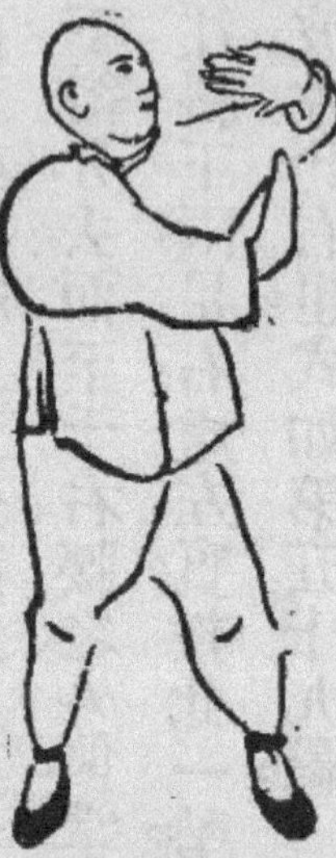

（第六十圖）

△第六十一勢　玉女穿梭二

依上式右手推至左脅外側時。仍將左腿坐實。右足卽向右前斜邁進一步。同時身亦徐徐右移。使坐于右腿。在進步移身之際。右手卽向下壓至

（第六十一圖）

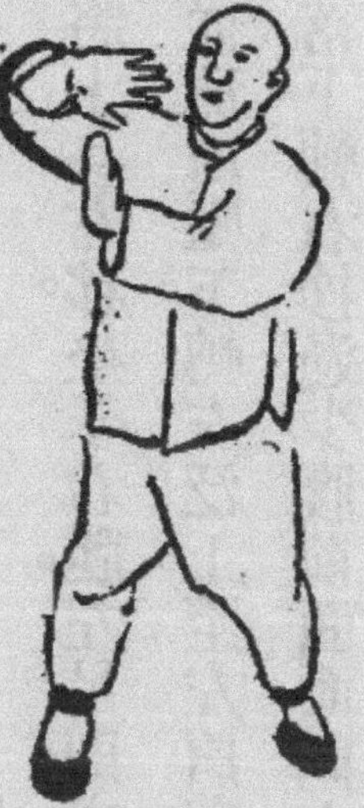

右腰前。卽屈肱向斜上泛起。掌漸翻轉。使掌心向外。而斜架于右肩之前。同時左手卽舒開向外側。肘直之時。卽落下轉內泛起。至左脅前時。卽向右方徐徐按去。至右脅外側爲度。上身亦隨之移旋。至面向右前斜方而坐身于右腿爲止。此與上一勢恰恰相反。式如第六十一圖。

△第六十二勢　單鞭

依上式左手推至右脅外側時。仍將右腿坐實。而將後面之左足向前踏上一步。與右足成平行線。踏定之後。上身卽徐徐左移。而左足乃變虛爲實。在此身步變換之際。右手卽緩緩向側面鬆出。至臂部舒直之時。卽折腕向下而成爲雞爪式。同時左手卽沉下轉向左方而成單鞭。身正而頭偏于左。目視左手。按此一勢之定式。與第六勢相同。特其間動作頗有出入。學者務須注意。式如第六十二圖。

△第六十三勢　雲手

依上式單鞭之後。兩足之方向不變。而

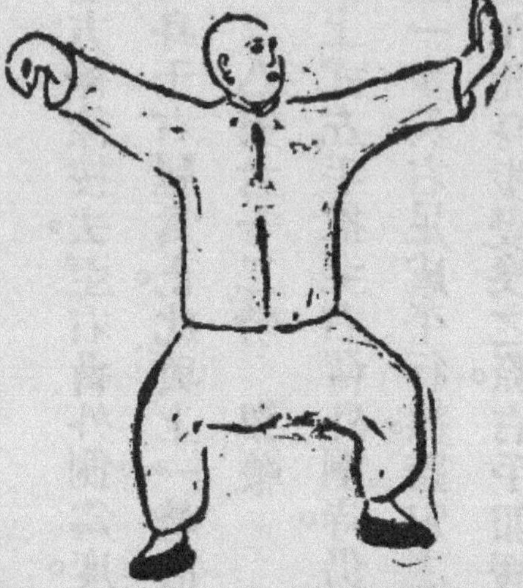

（第六十二圖）

先將上身右移。坐于右腿。左足則成爲虛式。在移身之際。右手卽撒開雞爪。從原處壓下。轉左泛上。至左肩前面。徐徐向外分去。同時左手卽從原處落下。轉右抄過少腹前面而向右方捧起。而至左肱之內側。掌心向上。

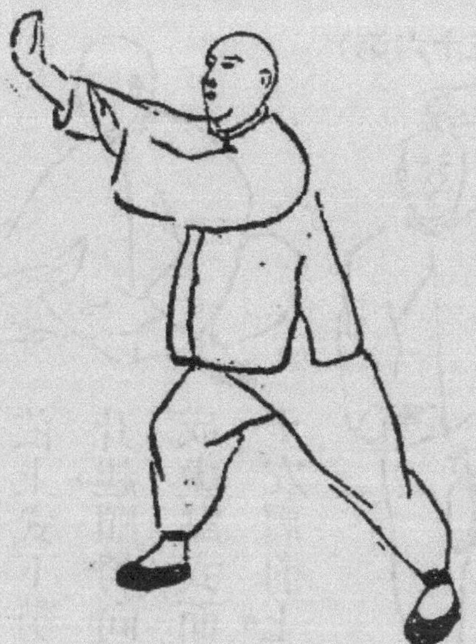

（第六十三圖）

同時上身右旋而至于右前斜方。頭偏于右。目視右手。兩足左虛右實式如第六十三圖。

△第六十四勢　下勢

依上式身步既定之後。腰即徐徐鬆囘。上身左旋而囘至正面。同時坐實右腿。而左足漸漸向外側移開。而兩手即在原處同向上起。抄過前額。右手從迎面壓下。屈肱橫架腹前。掌心向內。而左手則抄過前額。至左肩上面。即向外側落下。同時右膝前屈。左腿斜直。全身下沉。而左手則壓至近

（第六十四圖）

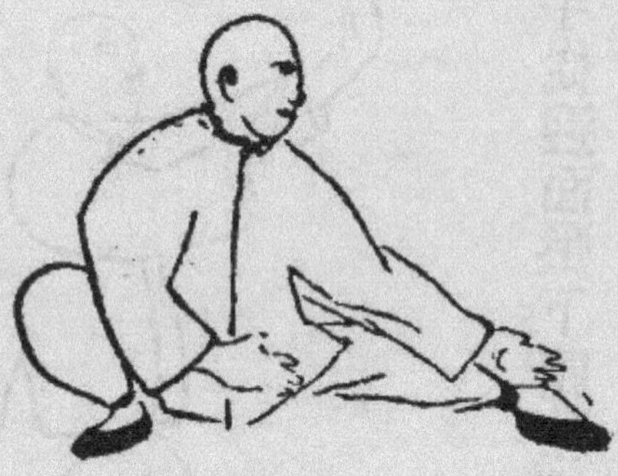

左足處。掌心向前。上身畧偏于左前斜方。而頭則偏左。目神下注。兩足則左虛右實。式如第六十四圖。

△第六十五勢　金鷄獨立

依上式下勢之後。即先坐實右腿。鬆腰將上身徐徐升起。順勢向左移過。使坐于左腿。而將右足向左收成虛點式。而下壓之左手。即就原處由外向上泛起。至左肩前上。即屈肱向下按去。指尖向右。掌心向下。

（第六十五圖）

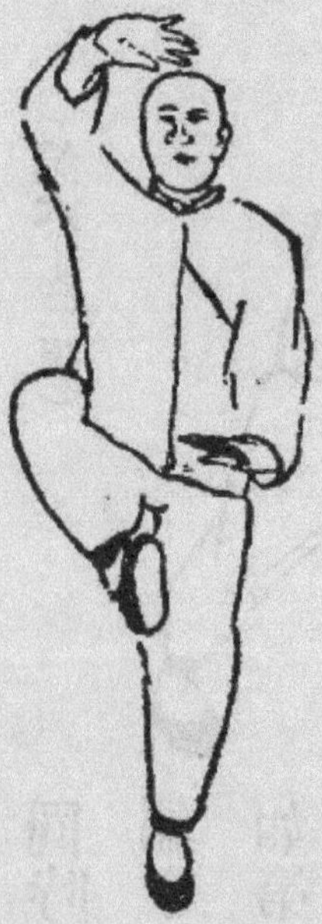

而右手則同時翻肱由當面向上梟起。至手掌蒙頭爲度。指尖向左。掌心向前。在兩手動作之

際左腿已漸漸立直。虛點之右足。亦乘勢提起。置于胯前。身直頭正。目神前注。式如第六十五圖。

（第六十六圖）

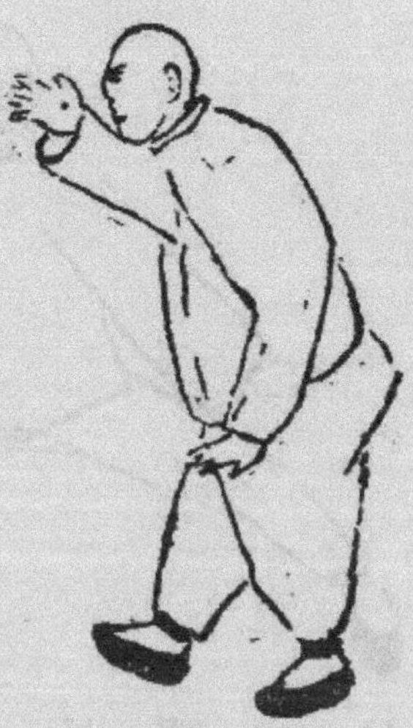

△第六十六勢　倒輦猴

依上式右足提起成爲金雞獨立勢以後。旋即將右足落下。虛點。全身卽向右旋。左足跟隨之摩轉。而右足卽移向正右方。位于左足前側尺許處。足跟虛懸。用趾尖點地。在身步變換之時。下按之左手。卽在平面略一摩轉。而移置于左側。而右手則從原處上泛。至右肩外轉下而屈肱向迎面攏入。指尖向左。掌心向內。兩足右虛左實。式如第六十六圖。

(第六十七圖)

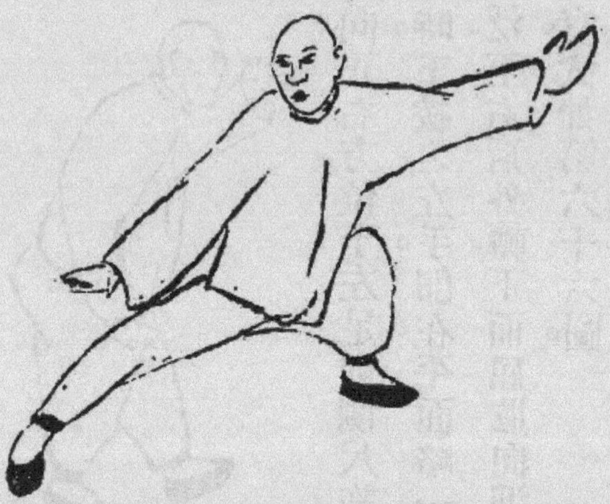

△第六十七勢　斜飛勢

依上式右手攏入之後。卽將虛點之右足。向前踏進一步。身亦隨之前坐。而卽將後面之左足。摩轉向正面。繼卽向左旋身而回正面。身隨移左而仍坐于左腿。向下沉腰。同時迎面之右手。卽向右下斜分去。至右腰外側爲度。而下按之左手。則向左上斜分起。以至左肩外側爲度。右手掌心向下。左手掌心向前。身向正面。式如第六十七圖。

△第六十八勢　提手上勢

（第六十八圖）

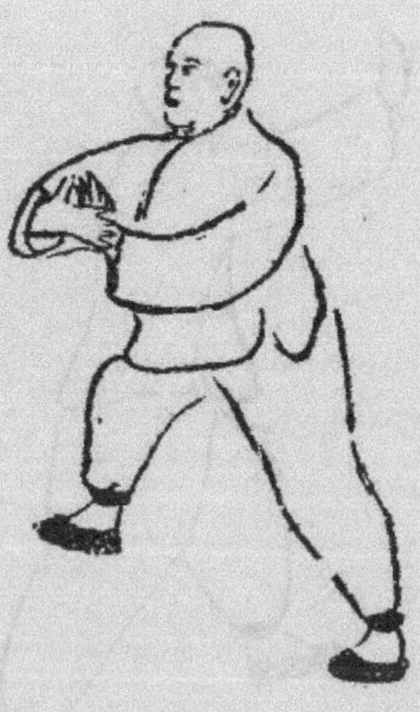

依上式斜飛勢之後。其身本坐于左腿。乃略略向上升起。徐徐向右移而坐于右腿。同時兩手亦隨之收轉摩動。更將上身向右旋轉。至正右方爲度。同時右手由外轉內而挽成一橫圓。屈肱横架于胸前。而左手亦由外而挽一斜圓。而收至當胸。置于右手之內側。掌心斜對。兩足左虛右實。式如第六十八圖。

△第六十九勢　白鶴亮翅

依上式兩手勢定之後。先將上身徐徐向左旋轉。至正面爲度。仍坐實右腿。漸漸將腿直立。而左足亦乘勢隨之收轉。成爲分步正立之勢。在左足

（第六十九圖）

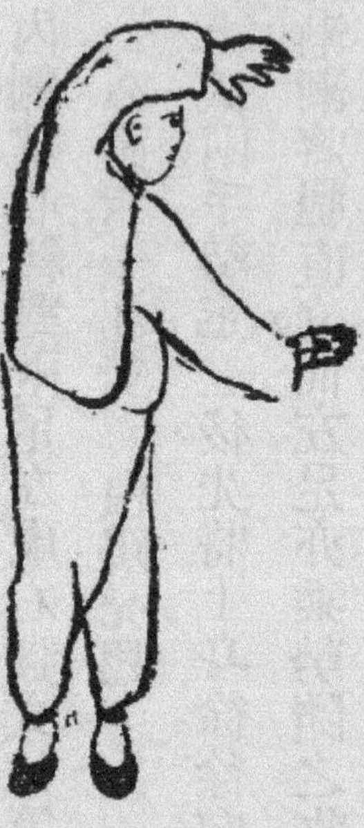

（第七十圖）

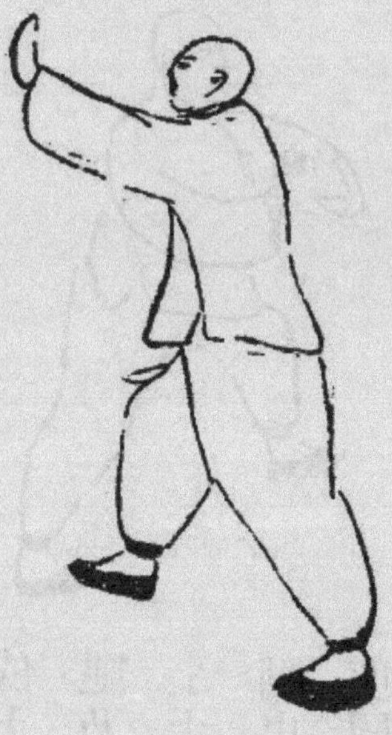

收囘之際。右手卽向上高張而左手略略提高。卽向左分去。上身亦隨之左旋。以面向左前斜方爲度。頭偏左目神下注。式如（第六十九圖）

△第七十勢　摟膝拗步

依上式左手分出之後。先將上身右旋。經過正面而轉右。再將身後移而坐實左腿。右足卽向前進一步。踏實之後。上身卽前移而坐于右腿。同時架在額前之右手。卽繞左落下。轉右而從右膝爲前摟過。垂于右側。指尖向前。掌心向下。而左手則從左腰處落下。轉至後方。再行泛起至左耳根處向前推出。指尖向上。掌心向前。兩足左虛右實。式如第七十圖。

（第七十一圖）

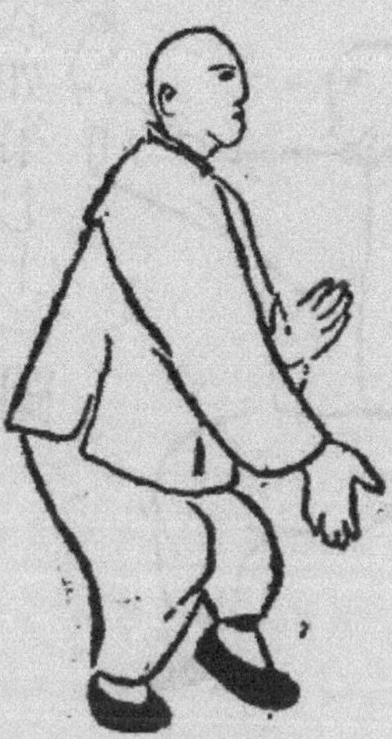

△第七十一勢　海底針

依上式左手推出之後。兩手卽就原處微微摩動。左臂漸漸引囘而上。身亦後移。至正中時卽向左旋。經過正面而轉左。此時左手卽由內落下。抄向外側。至左脅前面而向右攔過。指尖斜向上。掌心向右。同時下垂之右手。卽由下轉後。抄上出前而挽成一縱面長手圜。向斜下方指出。掌心向左。在兩手動作之際。卽將全身坐實于右腿之上。而將前面之左足拖囘。提起足跟。用足尖點地。而成爲左虛右實之勢。式如第七十一圖。

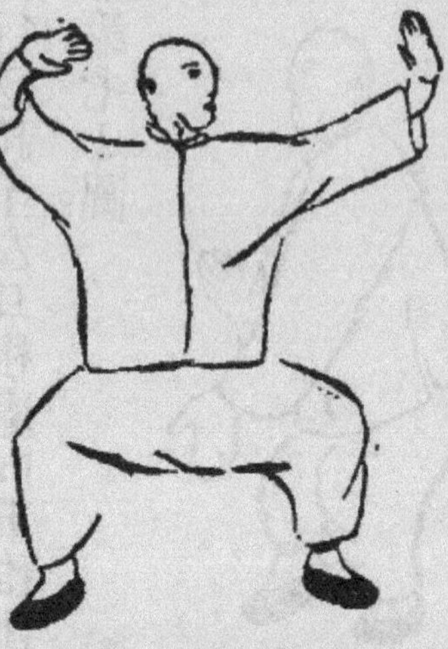

（第七十二圖）

△第七十二勢　扇通臂

依上式定海針之勢。先將上身探起。兩手隨之上提。右足不動。右手卽由原處轉向側面移開。漸漸抄起。至肩上時卽屈肱使成之角形而架于肩前。指尖向左上。掌心向前。同時左手卽移上轉出左肩落下。抄過腰脅而至胸前。乃緩緩向側面按出。以臂直爲度。在兩手開始動作之時。左足卽向前進一步踏定。身即右旋而至正面。兩膝下屈沉身。此時右手正屈肱內引而左手適向側按出也。式如第七十二圖。

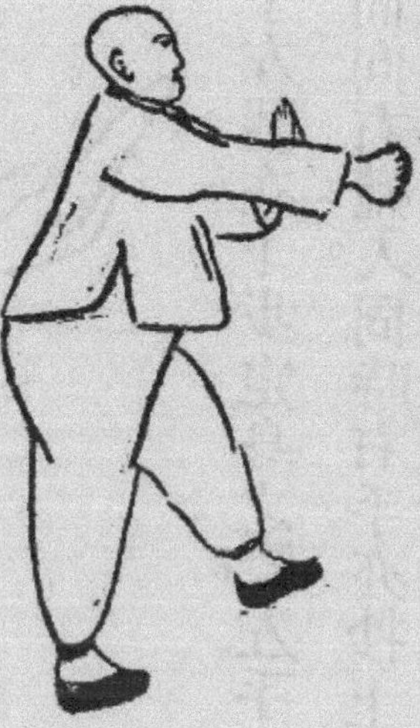

（第七十三圖）

△第七十三勢　進步搬攔捶

依上式左手舒直之後。上身即向左旋轉。以面向正左方爲度。更將上身前移。而坐于左腿。右足即收前踏定之後。即將身後坐于右腿。而左足進前一步。在身步變換之時。橫架之右手。即握拳向肩外舒出。轉前而向脅前收入。左手即從原處落下。由內轉外。在斜前挽一小圓。至左肩外側時。即向右按出。同時上身即前移而坐于左腿。脅邊之右拳。即向前面打出。身向正左。目前注。式如七十三圖。

（第七十四圖）

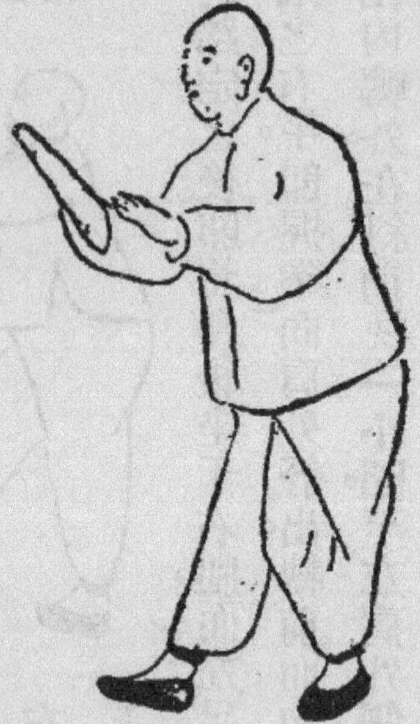

△第七十四勢　上步攬雀尾

依上式右拳打出之後。即將腰腿鬆囘。兩手亦隨之抽囘上身即向右旋。經正面而至右前斜方。右足即上步虛點。而將上身坐實于左腿。在上步定身之際。左手即由上轉外挽一中手橫圜。至左脅外側而向右攏入。同時右手亦抄上轉外而挽一側面之橫圜。從右腰處向左攬去。兩手參差。右前左後。掌心遙對。足則右虛左實。式如第七十四圖。

（第七十五圖）

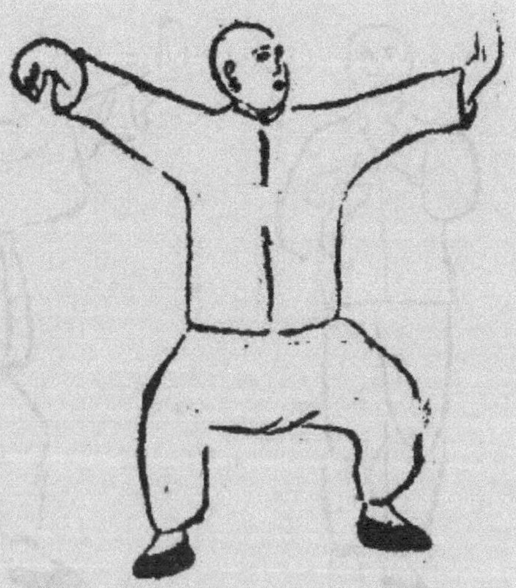

△第七十五勢　單鞭

依上式兩手攬定之後。上身卽向前移而坐于右腿。兩手微微摩動一周時卽順勢向右肩外一撚。旋卽轉身囘至正面。右手在側面挽一小縱圜。徐徐鬆出。拆腕向下而作雞爪式。左手卽迎面翻起。至左肩外而成單鞭。指尖向上。掌心向左。身正。頭偏左方。式如第七十五圖。

△第七十六勢　雲手

依上式左手紓出之後。上身卽徐徐右移。使坐于右腿。同時右手卽撤開

（第七十六圖）

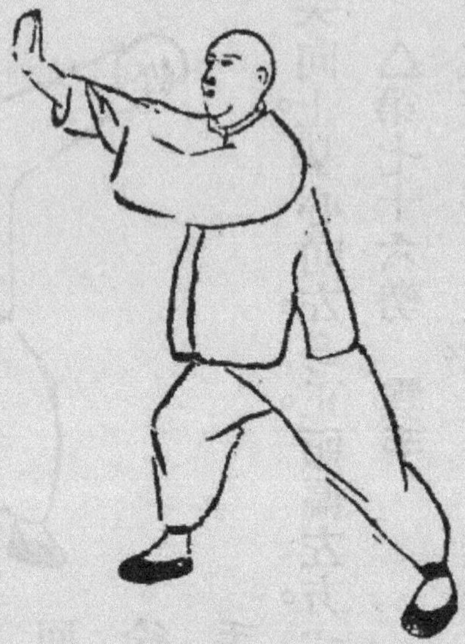

（第七十七圖）

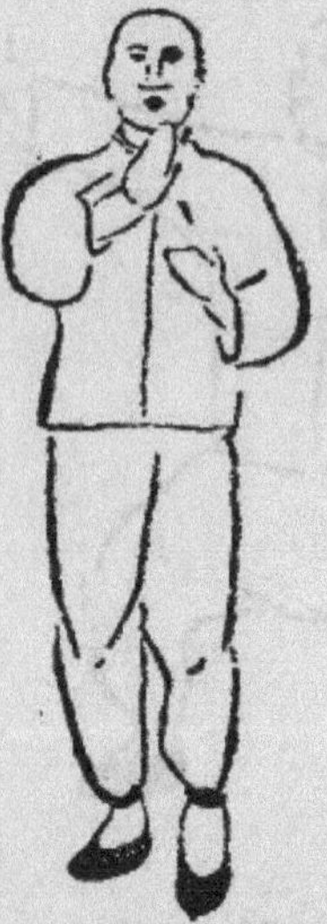

雞爪壓下。在側面挽一小圜。至乳前爲度。而左手亦從原處落下。抄右而過腹上。此時上身亦乘勢向右旋過。而兩手卽同時向右斜方舒出。右手掌豎。指尖向上。而左手則掌心向內斜。足則左虛右實。式如第七十六圖。

△第七十七勢　高探馬

依上式兩手向右斜方舒出之後。卽將腰鬆囘。上身左移而坐于左腿。同時兩手參差落下。而向左搖轉。而右足成虛式向左收起。復移身坐右腿。而左手宕至肩前時。挽一小圓而收置左脅之前。指尖向前掌心向上。而右手至右腰外側。卽轉後泛起。至右耳根處。向前捧出。指尖向左上斜。掌心斜向下。身正立。兩足左虛右實。式如第七十七圖。

（第七十八圖）

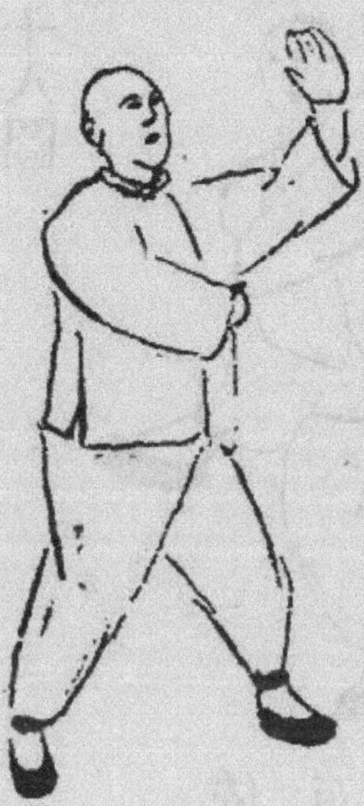

△第七十八勢　迎面掌

依上式兩手勢定之後。卽將上身左旋。仍坐實右腿。左足卽向正左方前進一步。在此轉身進步之際。上面之右手。卽由外向內挽一小橫圓。隨挽隨握拳。至右脅外側。卽屈肱引拳而置于左腋之下。同時左手卽在原處由外轉內。在脅間挽一平面圜。至脅前挽出時。即向前掌去。身向左前斜。左手高與額齊。在掌出之時。上身亦隨之前移。而坐于左腿。兩足右虛左實。掌豎起。指尖向上。式如第七十八圖。

△第七十九勢　十字擺蓮

依上式左手掌出之後。即將身後移。而右足坐實。左足即收回提起。右足摩轉。由左旋身一周。兩手隨身旋轉。

(第七十九圖)

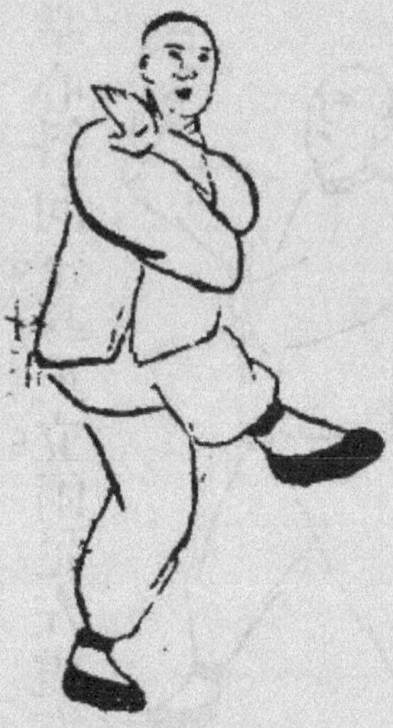

隨轉隨合。仍回至左前斜方。左足隨即放平踏實。右足提起。向左擺動而此時此兩手作抱持狀。左手在上。右手在下。面向左前斜。目神前注。式如第七十九圖。

（第八十圖）

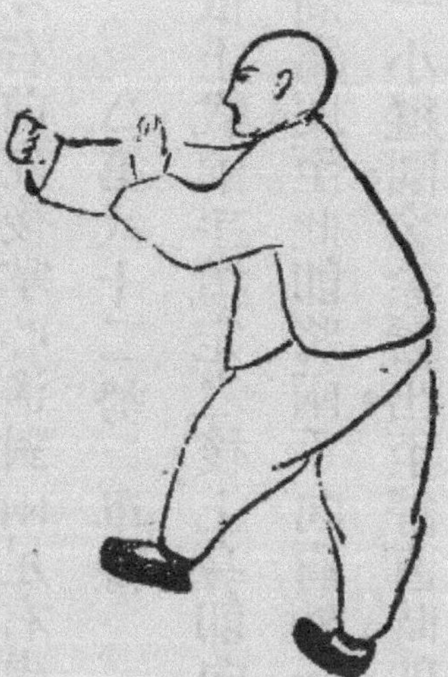

△第八十勢　摟膝指襠捶

依上式右足旣起之後。乃漸漸向右擺去兩手亦漸漸分開身亦旋至右方。右足卽落下踏實坐身其上。而左足卽向前進一步身卽漸漸向前移去。此時左手正舒至肩外。壓上轉右。摟過左膝而起。至于迎面。指尖向上。掌心向右。而右手之拳。已屈肱收至右脅之前。乃向前下斜方打出。臂直爲度。此時身已完全坐于左腿右足完全變虛。式如第八十圖。

△第八十一勢　上勢攬雀尾

依上式右拳一擊之後。卽將腰鬆回。上身拎直。坐實左腿。而將右足向前踏進一步。用趾尖點地。懸起足跟成爲虛式。而同時卽將左手由原處落下。轉左泛起。至左肩前乃向右斜下按。而右手卽右移轉下而由側面左攬。兩手參

(第八十一圖)

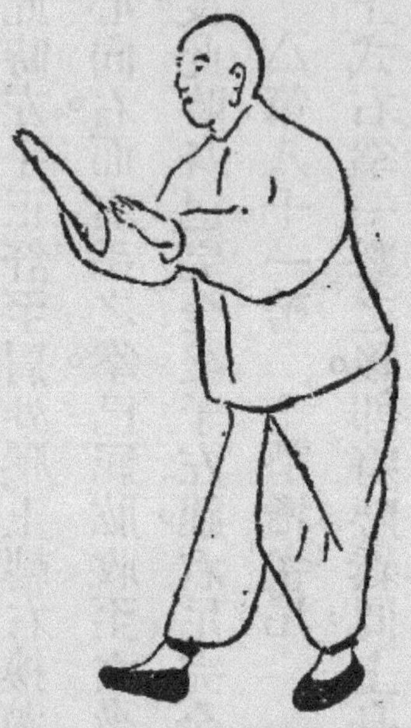

差。右前左後。掌心遙對。兩足右虛左實。式如第八十一圖。

△第八十二勢　單鞭

依上式兩手攬定之後。上身卽向前移而坐于右腿。兩手微微摩動。以一周爲度。至此卽將兩手向肩外一推。隨卽轉身至正面。右手卽在側面挽一小縱圜。徐徐鬆出。至舒直時。卽折腕向下。而作雞爪式。左手卽側出而

（第八十二圖）

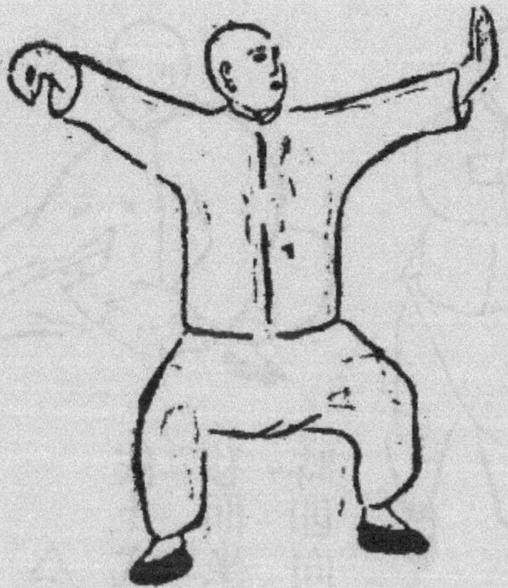

成單鞭。指尖向上。掌心向左。身正頭偏左方式如第八十二圖。

△第八十三勢　下勢

依上式單鞭勢定之後。先移身向右。而坐于右腿。左足完全變虛。徐徐向側面移出。同時右手卽撤開雞爪。由原處上起。轉左而從迎面屈肱壓下。至對腹爲度。指尖向左。掌心向內。在此時右膝前屈。上身而沉。而單鞭之左臂亦卽從原處下壓。而置于左腿

（第八十三圖）

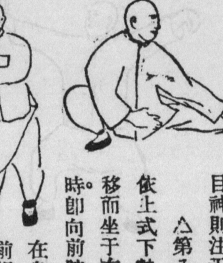

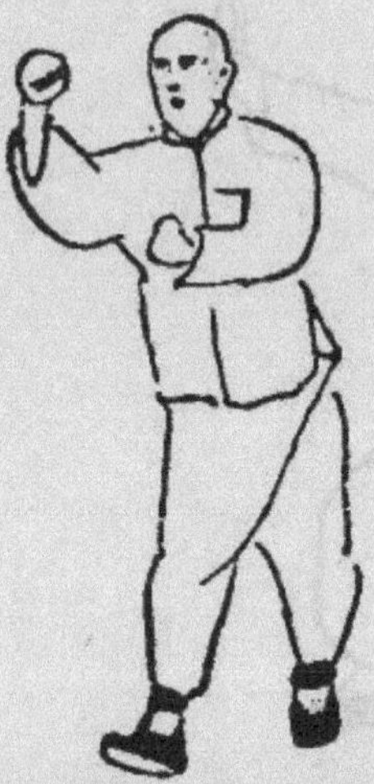

（第八十四圖）

之上。指尖向左。掌心向前。上身偏左前斜方而目神則注于左手。式如第八十三圖。

△第八十四勢　上步七星

依上式下勢之後。卽將上身徐徐探起。同時左移而坐于左腿。右足成虛式收回至左足斜側時。卽向前踏上一步。用足趾點地而懸其足跟。在身步變動之際。兩手隨腰往前。至胸前相交作斜十字形。再將左手握拳而攏至右腋之前。右手握拳。屈肱豎起。略向右分。至右前斜方爲度。身略偏右斜。

目神注右拳，兩足右虛左實。式如第八十四圖。

△第八十五勢　退步跨虎

依上式七星之勢，待身步既定之後，仍將左腿坐實，而將虛點于前面之右足，退後一步，放平踏實。上身卽隨之後移而坐于右腿。此時左足已變實爲虛，懸起足跟，以趾尖點地。卽向右足之內側收回虛點。在脚步變換之際，兩手卽變拳爲掌。右手向右斜上舒出。指尖向上。掌心向右。而左手亦同時向左下斜舒出。折腕向下。手成雞爪式。此時上身略偏于左前斜。而兩足則成左虛右實

（第八十五圖）

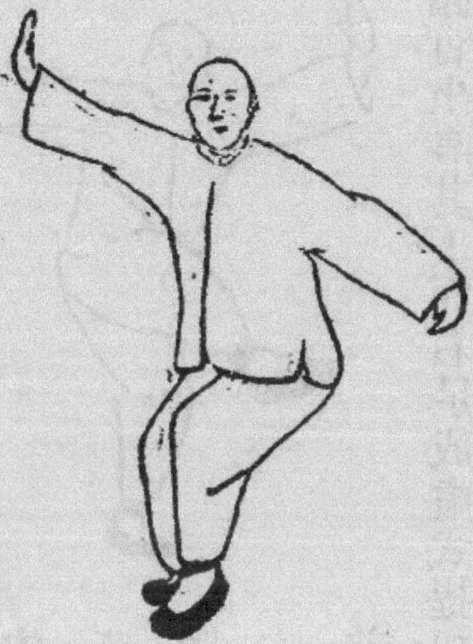

之勢。式如第八十五圖。在兩手分出之際。虛點之左足。卽提起向右懸方面擺迎。式如第八十六圖。

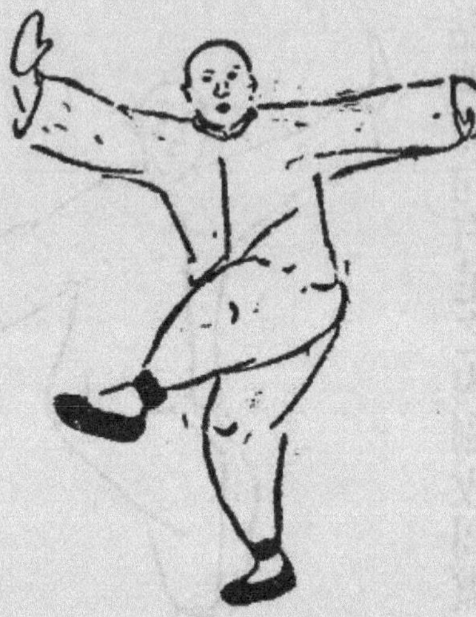

（第八十六圖）

△第八十六勢　轉脚擺蓮

依上式左足一起之後。卽向原起處落下。仍用趾尖點地。而回復八十五圖之勢。于是將兩足摩動。使全身由右旋轉。同時兩手卽收回至左肩之前。轉至正左方時。虛點之左足。卽放平踏實。坐身其上。而右足成虛式提起。至此則兩手自左肩處擺動向右。右手斜直指尖向上。而左手則在右肩之前。指亦向上。兩手右擺之時。右足卽向右擺。上身偏于左斜。右足居正。左式如第八十七圖。

(第八十七圖)

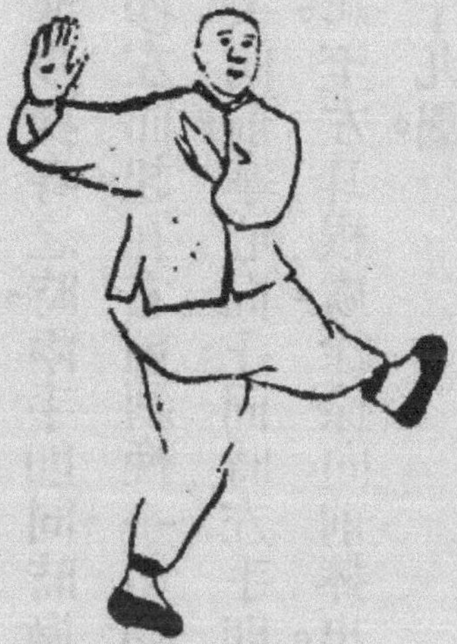

△第八十七勢　彎弓射虎

依上式手足擺動之後。右足卽向右前斜徐徐落下放平踏實。同上身卽向前移。而坐于右腿。左足變成虛式。身亦隨之旋向正面。在身步變更之時。兩手卽同時由右方落下。抄過腹前。在當作橫圜勢。旋移旋握拳。左拳提至左腰前。卽向外舒出。掌心向右。虎口向上。臂直爲度。而右拳至少腹前時。卽屈肱向上橫架而起。旋起旋翻肱。使虎口向下。掌心向前。架于額前。兩足左虛右實。式如第八十八圖。

△第八十八勢　上步高探馬

依上式兩手勢定之後。仍將右腿坐實。而將後面之左足。向前收起。身亦隨之上升。而成正立之勢。在

(第八十八圖)

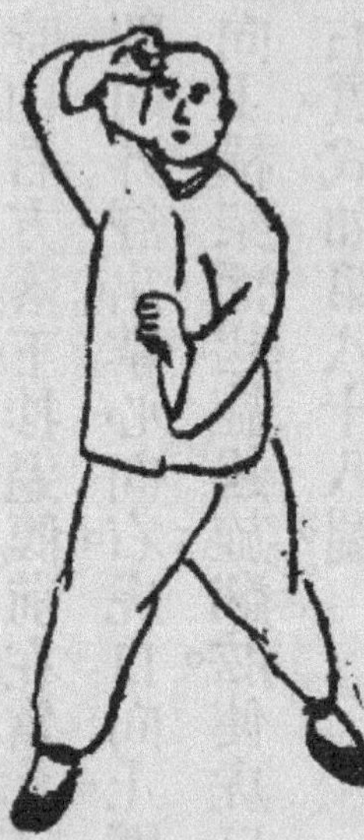

此進步探身之時。兩手卽同時撒開其拳。而將上面之右手。向外舒去。轉下抄左而起。在右前斜挽一中圜。至正面時卽屈肱收回。置于右脅之前。指尖向前。掌心向上。同時左手卽由原處落下。抄過左腰外側。轉後向上泛起。至左耳根處。徐徐向前捧出。指尖向右上斜。掌心向下斜方。式如第八十九圖。

△第八十九勢　迎面掌

（第八十九圖）

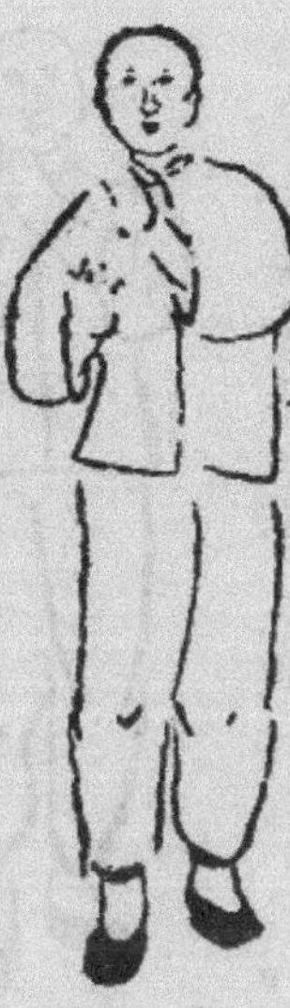

（第九十圖）

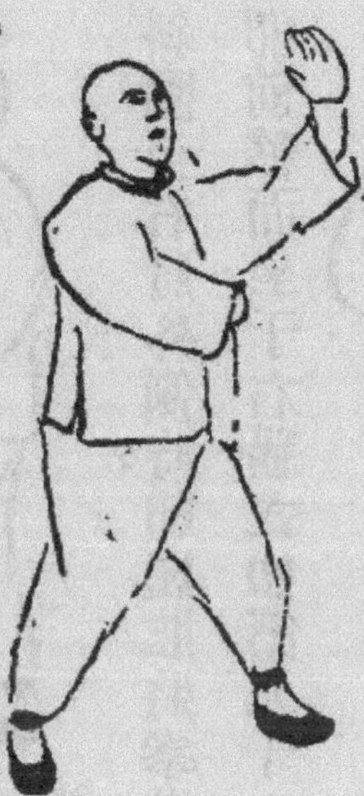

依上式高探馬之勢。先將右腿坐實上身旋向左前斜方虛點之左足。卽向左踏前一步。徐徐變虛爲實而上。身亦隨之左移。而坐于左腿。在進步轉身之際。而手之方向。固因之而變換。同時右手拳在右斜挽一圓。至外側時。卽屈肱攏入而置于左腋之下。同時左掌亦在斜面挽一小圓。至肩前卽向左掌出。兩足右虛左實。式如第九十圖。

△第九十勢　翻身撇身捶

依上式左手一掌之後。卽將左足坐實。而將後面之右足向前踏進一步。先用趾尖點地。虛懸足跟。上身乘進步之勢。旋向正左方。在進步轉身之際。兩手亦鬆回。左手由內轉外在側面挽一橫圜。至左肩外側。卽屈肱豎掌。向右推過。至迎面爲度。指尖向上。掌心向右。同時右拳乃由外轉內挽一斜圜。至右肩外側時。卽屈肱將拳攏入。掌心向上。在兩手動作之時。上身卽前移而坐于右腿。式如第九十一圖。

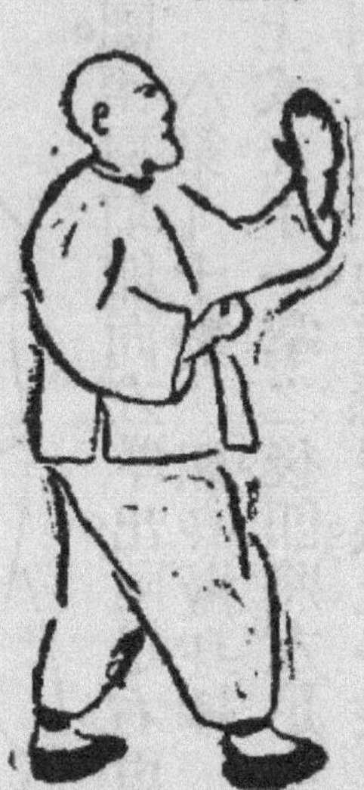

（第九十一圖）

△第九十一勢　上步高探馬

依上式撤身捶勢定之後。仍將右腿坐實。後面之左足。卽提起離地前收。隨收而全身隨向右旋過。至正面時。左足卽上前。在右足稍前處點定。趾

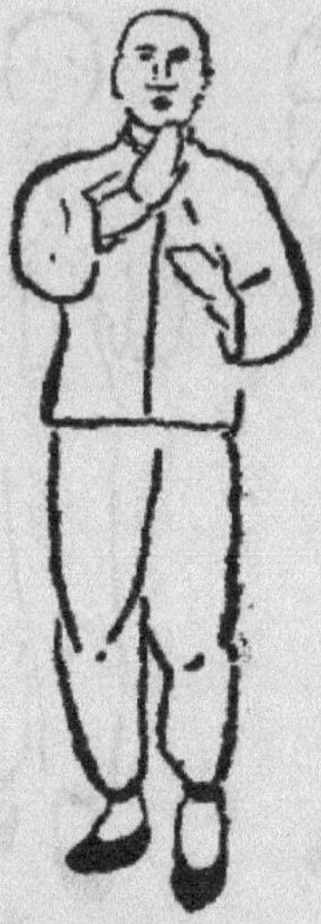

（第九十二圖）

尖着地。足跟懸起。在進步轉身之際。兩手之方向固已隨之變更。同時即將左手就原處。由外轉內挽一橫圜至肩前即落下。屈肱抽回。而置于左脅之前。指尖向前。掌心向上。同時右手即將拳放開。亦由原處壓下。轉後泛起。而在右側挽一大縱圜。至右耳根處。而向前下捧出。指尖向左上斜。掌心向斜下。式如第九十二圖。

（第九十三圖）

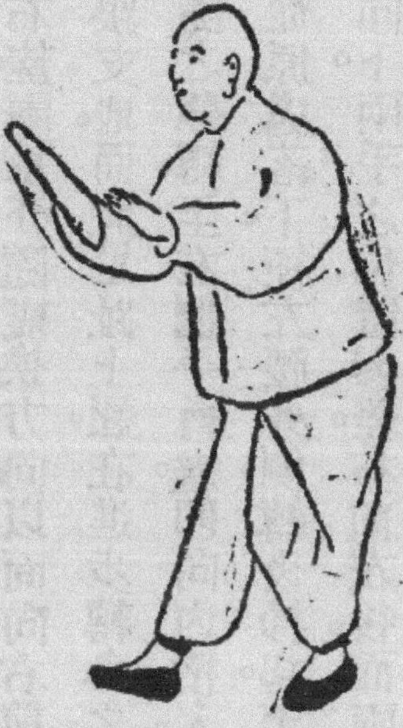

△第九十二勢　上步攬雀尾

依上式高探馬勢定之後。即將虛點之左足放平踏實。上身即移坐于左腿。右足變虛。上身即向右旋。兩足亦隨變換方向。以面向右前斜爲度。繼將右足上前一步。用足跟支地。而將足趾上翹。在進步轉身之際。捧出之右手。卽上起轉外。手亦隨之翻轉。至右側平脅處。卽向內攬入。指尖向前。掌心向上。同時左手亦從原處落下。經左腰外側。轉後抄起。至肩側。而向右攬過。指尖向前。掌心向下。兩手之位置參差。右前左後。而兩足則右虛左實。式如第九十三圖。

(第九十四圖)

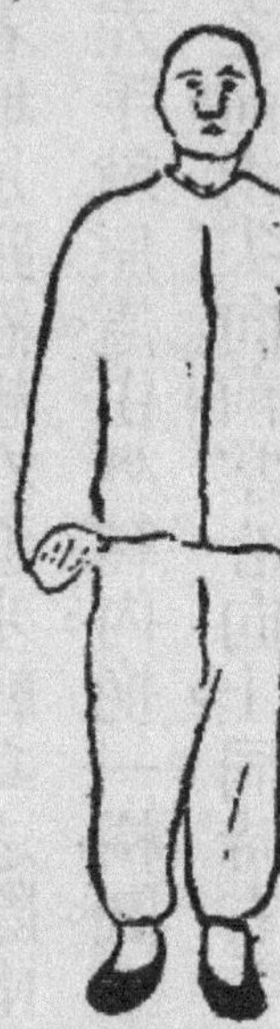

△第九十三勢　合太極

依上式攬尾雀之勢。先坐實左腿。而將前面虛點之右足收回。全身卽左旋而回至正面。同時兩手抽至當胸而成斜十字形。向上泛起。分向左右。至肩外卽向下按。臂垂直爲度。指尖向前。掌心向下。而囘復起手之原勢。式如第九十四圖。按上述各勢。學者須循序而行。每日行之。先自一式起。以後逐漸遞加。務求悉依規矩。不可貪多。在初學之時。各勢自不能不斷。以後當漸求其連貫一氣。習之一二年。則可將後天之力化盡。而先天自然之內勁漸長。則無不稱意矣。

△太極拳推手

所謂推手者。卽以求其致用之道也。卽外家拳術。亦有摔角之法。二人對習。惟偏重于攻手之形式。此太極拳推手。則得力于棚、攦、擠、按、採、挒、肘、靠、八字。而此八字者。所以練其身之圓活。使二人黏連綿隨。周而復始。如渾天之球。斡旋不已。而經彿弧直之度。莫不悉備。將此一身。練爲渾圓之體。隨屈隨伸。無不如意。一舉一動。無不輕靈。敵如搏我。則逆來順應。變化無窮。故練習太極拳者。至相當程度時。又須進而練習推手也。惟練習推手。須擇合宜之儔侶。互相研習。始可獲益。至于推手之方法。可分合步推手、順步推手、活步推手、三種。雖步法不同。而手法則要不出乎掤攦擠按採挒肘靠八字之外也。且昔人對于推手一法。曾有歌訣以寄意。而使後之練習太極拳者。知所適從。其歌云「掤攦擠按須認眞。上下相隨人難進。任他巨力來打我。牽動四兩撥千斤。引進落空合卽出。粘連黏隨不丢頂。」又云「彼不動。已不動。彼微動。已先動。似鬆非鬆。將展未展。勁斷意不斷」。如能參悟此中奧旨。則太極之道。思過半矣。茲將推手各式分述如次。

△合步推手

甲乙二人對立。皆左足在前。右足在後。適相吻合。故曰合步。甲之左足。與乙之右足。平行相對。至于距離之長短。須視練習者之身度而定。未能限制者也。太概以身體在前後進退之時。能得機得勢。毫不費力爲度。步定之後。二人各出右手向上。以手腕背相黏。（即在貼之意）此即爲掤。繼則甲將右手隨腰往回收。以左手腕黏于乙右臂之近肘處。同時即隨勢往回握轉。此即爲握。（即俗語擄字之意也）乙被甲握之後。則身傾向左方。似不得力。而其右手。即隨甲所握之方向送去。以左掌放于右肘灣處。而向前擠出。此即爲擠。甲被乙擠。似不得力。即含胸以左手心黏乙左手背。往左化去。則乙即不能擠到身上。甲之右手。同時按住乙之右肘。兩手推出。此卽爲按。乙旣被甲按。則將右手隨腰收囘。用左手之腕。黏于甲右肘相近之處。而往囘擺過。乙擺時則甲順勢擠之。而乙卽乘其擠勢而掤之。繼復按出。而甲又擺矣。如此周而復始。循環不已。擠時須掤。按時擺時亦須掤。掤之姿勢。如以手捧物。兩臂如圓體之面。使彼力在圓球之面。若球一動。則其力化去。不復能近。掤之義意如此。掤擺擠按四法。二人循環行之。按時擠時坐前腿。掤時擺時坐後腿。前進後退。腰如車輪。而上下相隨。行時尙有換步換手二事。亦當注意。所謂換步者。甲坐左腿。而右足進步。乙坐右腿。而左足退步。或乙進左步。而甲退右步。反其道而行之。亦可。換手者。卽甲被乙擺時。並不用擠。而反擺囘。而乙卽乘勢用擠。二人之手法。卽變換矣。此蓋求其循環互用。二人可兼行四法也。

△順步推手

所謂順步推手者。即甲乙二人對立。甲之左足在前面。而右足則居于後方。乙則右足在前面而左足居于後方。步法與合步不同。至於推手之動作。則均與上節所述之各式完全相同。亦如法將掤攦擠按四種方法。二人循環行之。可以參看。不必複述。換手換步亦均無異。

△活步推手

活步推手之法。二人對立。皆以左足放于前面。而右手相黏。于甲攦乙之時。右步略探起落下。而左足則退于右足之後面。再將右足退至左足之後。乙擠甲時。則將左足略探起落下。右足進至左足之前。再將左足進至右足之前。而甲于向乙掤按擠之時。左足略探起落下。右足進至左足之前。左足再進至右足之前。乙于向甲掤攦之時。右足略探起落下。左足退于右足之後。右足再退于左足之後。乙再向甲掤按擠之時。則其步法與上所述甲之動作同。而甲再向乙掤攦之時。則步法又與上所述乙之動作同。至于換步換手之法。則參看前節二人循環練習各無偏頗。而此活步推手之外。又有所謂大攦者。其法卽採挒肘靠之四隅也。練習者所立之位置。甲向南而乙向北。皆將左足放于前面。而右足居後。二人之右腕相黏。乙向甲攦肘時。其右足卽邁向西南。成馬步勢。而右手攏注甲腕。左腕黏甲肘時。甲之左足邁向東南。右足卽向乙之膛內插進。右手向前鬆勁時。左手扶于右肘灣內。右肩卽靠于乙之胸前。乙卽以左膊隨腰往下沉。使甲不能靠入。以右手向甲之迎面一閃。此卽所謂挒也。而甲于此時。

宜卽將右腕接住乙之右腕。右足收至左足處。翻身而將右足邁向東南。用左手攌乙之肘。而乙于此時卽將左足前進。而將右足插入甲之膛內。而用肩以靠甲胸。甲宜卽含胸用左手採住乙之左手背。左足卽由乙右右足處挪出。兩手卽將其按出。至此乙卽用左腕黏住甲之左腕。右足收至近左足處。右手卽向甲之左肘處攌去。左足則邁向西北。甲乃更進右足。而左足插入乙之膛內。而用肩靠之。乙將右膊邁腰下沉。以左手向甲迎面一挒。甲卽將左腕接住乙之左腕。左足收至近右足處。翻身而將左足向東北邁去。右手攌乙之肘，乙卽進右足。左足向甲膛內插入。用肩靠之。如此則四隅俱全矣。二人往來練習之。周而復始。連絡不斷。此中奧妙則功夫既深之後。自能領悟也。

祕本國術書一覽

上海望平街中西書局發兌

- 十八般武藝全書 一元八角
- 少林雙刀圖說 大洋六角
- 太極劍圖說 三角六分
- 三十六板櫈祕傳 七角六分
- 祕本 武松拳譜 四角八分
- 祕本 金台拳譜 四角二分
- 祕本 魯智深拳譜 三角六分
- 祕本 甘池鳳拳譜 大洋三角
- 嫡派真傳 岳家棍圖說 九角六分
- 金佳祕演表 少林拳圖解 五角四分
- 許太和書 南拳入門 大洋四角
- 金偶生編 北拳入門 五角四分
- 武俠社譯 柔術入門 四角八分
- 擒拿法真傳祕訣 五角四分
- 點穴法真傳祕訣 五角四分

- 中國技擊精華 四角八分
- 少林內功祕傳 四角八分
- 日本武術大全 七角二分
- 以一敵百神傳護身術 大洋七角
- 先天羅漢拳八十手 大洋二角
- 祕本 男子強壯法四種 (一)岳飛八段錦(二)達摩易筋經(三)强身不老法(四)房中八段功 四種合購大洋六角○零售每種二角
- 祕本 婦女強壯法四種 (一)處女運動術(二)婦女健身術(三)西洋女子八段錦(四)梁夫人八段錦 四種合購大洋六角○零售每冊二角
- 藥功真傳祕抄 五角四分
- 健身十二法掛圖 大洋二角
- 鍊氣行功祕訣 四角二分
- 張三丰太極煉丹祕訣 七角二分

- 真傳祕本 少林武術闡宗 五角
- (一)少林棍法闡宗 四角
- (一)少林槍法闡宗 三角
- (一)少林刀法闡宗 三角
- (一)少林弩法闡宗 三角
- 四種應價一元四角四分 合購減收大洋一元二角
- 柔術生死功祕傳 五角四分
- 俠客祕步 五遁隱身術 五角四分
- 練打暗器祕訣 大洋九角
- 拳門必勝術 四角八分
- 臨機應鬥祕訣 四角八分
- 行俠家傳祕訣 五角四分
- 練軟硬功祕訣 正續兩冊 大洋九角
- 太極拳圖說 三角六分
- 傷科真傳祕抄 五角四分
- 註解 內功鍊丹祕訣 一元二角
- 張三丰武術匯宗 一元二角

上列價目已照定價折實函購另加寄費一成郵票通用

▲點穴法眞傳祕抄 定價大洋九角 特價五角四分

▲練打暗器祕訣 定價一元五角 特價大洋九角

▲內功鍊丹祕訣 定價大洋二元 特價一元二角

▲張三丰道術武術匯宗 定價大洋二元 特價一元二角

▲張三丰太極煉丹祕訣 定價一元二角 特價七角二分

▲臨機應門祕訣 定價大洋八角 特價四角八分

▲少林雙刀圖解 定價大洋一元 特價大洋六角

▲太極劍圖說 定價大洋六角 特價三角六分

▲三十六板橙祕傳 定價大洋六角 特價三角六分

▲拳門必勝術 定價大洋八角 特價四角八分

▲少林拳圖解 定價大洋九角 特價五角四分

▲眞傳祕本少林武術闡宗 四種應售一元四角四分 合購只收大洋一元二角

（一）少林棍法闡宗 特價五角四分

（二）少林槍法闡宗 特價大洋三角

（三）少林刀法闡宗 特價大洋三角

（四）少林弩法闡宗 特價大洋三角

▲擒拿法眞傳祕抄 定價大洋九角 特價五角四分

▲傷科眞傳祕抄 定價大洋九角 特價五角四分

▲藥功眞傳祕抄 定價大洋九角 特價五角四分

▲五遁隱身祕術 定價大洋九角 特價五角四分

▲柔術生死功祕傳 定價大洋九角 特價五角四分

▲少林內功祕傳 定價大洋八角 特價四角八分

▲柔術入門 定價大洋九角 特價五角四分

上列各書，所定特價係直接向上海三馬路山東路本局總發行所購買爲限，各埠代理書店不在此例。

（外埠函購寄費照書價加一成郵票代洋十足通用）

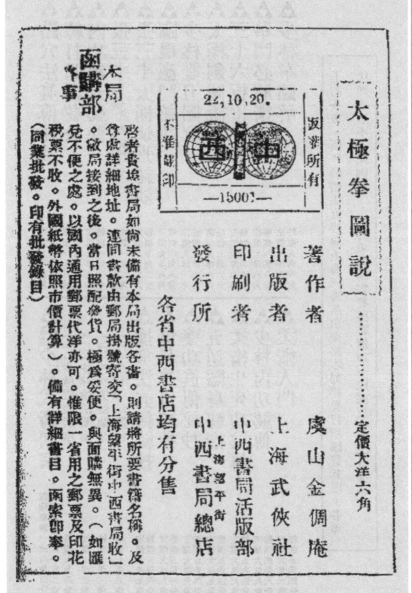

太極拳圖說

定價大洋六角

著作者　虞山金倜庵

出版者　上海武俠社

印刷者　中西書局活版部

發行所　上海望平街　中西書局總店

各省中西書店均有分售

版權所有　24,10,20.　中西　—15000—　不准翻印

編著者 金倜生
出版者 上海武俠社
發行者 上海中西書局
上海山東路二四四號
[illegible]

太極拳之研究

葛馨吾 著

國立西北農學院國術學會發行

民國三十六年十二月初版

王棟先生指正

葛馨吾著

太極拳之研究

國立西北農學院國術學會發行

葛馨吾敬贈

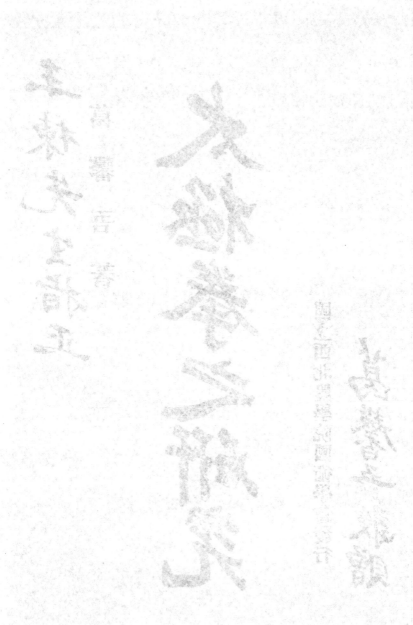

序言

吾嘗謂國術一門，爲長生之術，非徒禦侮却敵而已。緣人身五官百骸。皆賴氣血以爲之支持，氣血一不流通，則疾病生而身體弱，甚者或至於死。華元化之五禽術，卽在流通氣血，或調理之，乃明證也。其後，達摩東來，傳技擊於少林。張三丰繼起，標絕藝於武當。從表面觀之，雖若甚重拳擊，然其本義，則在流通氣血，使人不病，且可長生．禦侮却敵，特其餘事耳。况禦侮却敵，尤爲吾民今日救死之急務。試觀歐美諸强，現皆本其日新月異之科學製造武器，以授之於身軀魁岸，孔武有力之人民，俾其魚肉他國，我人處此，倘僅絞盡腦汁，專學科學，而不思鍛鍊國民之筋骨，發達國民之體魄，試問此孱孱人民，將何以禦茲海沸山走，神鬼惶恐之風潮。結局，只有亡國而已！故吾認國術一道，就個人言，可以却病延年，就國家言，可以却敵禦侮，理論與諸般科學並重，葛馨吾先生．河北北平市人也，年少有奇氣，除讀書外，雅愛武技，初曾博訪燕趙齊魯諸名宿，叩問各派各家之所長，而從之游，繼乃專精於太極，歷數十年，而寢饋不倦，山東濟上，聞其名者，爭禮聘之，先生固不以此自矜，然竊以此為強國強種之方，而亦樂於施教也，國立西北農學院開學不久，又禮聘蒞此，無論師生，一接先生，見其謙謙之雅度，奕奕之神采，精良而高妙之技術，明晰而切實之講解，或稱之謂處士，或贊其有文行，亦或譽之為有古烈士之遺風，先生總一笑置之，不措意也，今授教大學已多年，同人有勸其出書，以廣流傳者，先生無可謙抑，乃草是書，書成，索序於余，余於國術，素稱懵如，然竊重此，因本一己之所信，與夫平日所聞所見於先生者，拉雜書之，儻或不遺識者之非笑乎。

民國三十六年十一月唐得源謹序

序

昔余留學德國也，睹該地人士體軀魁偉，挺胸闊肩，狀極雄健，相形之下，常愧於心，某次同學數人，相聚漫談，一人見余之細弱易欺，擬邀余作友誼的比力，語猶未了，忽另一人起立曰：不要欺服王先生，他是中國人，中國人俱諳習拳術，莫被他摔倒與打壞也。遂相視而笑，仍聚談如故，余以是得保全體顏，免受外人之諷刺焉。

吾因之有感矣，中華民族，自黃帝奠邦立業，對於民族自强之術，即開始研求，而國術之造端於是。相演至於唐、宋、元、明、清各代，派別林立，人才輩出，國術之進步，遂達於極點，而民族之强大亦冠乎全球。自重文輕武之風興，口吟呫嗶之尊尚，而國人多習於文弱，遂將已有自强不息之國術棄置度外，任其消沒，更於歐西傳來之體育方法，亦不澈底講求，期其普遍。致使歐式者未學好，而先前所有者，反喪失殆盡，言之能不痛心。得新忘舊且小可，何況新者尚未得而即忘其舊者乎！是謂反本求未，背乎取人之長，補我之短之意旨也。此應深切注意而加改革者也。

體育之訓練，貴乎輕而易舉，俾便推廣，容易普及，方可期人人俱得練習機會，增益其體格之健全，加大强國之基本，否則其法雖善，未必得實際之效果。田徑各項運動，源於歐美，適應於歐美之國情，運動有定場，器械有專品，組織有成法，隨時隨地皆可以開始練習，達其運動之目的，爲其最良善之方法。但在吾國之現況下，欲將原有之國術完全廢弛，而悉代以西式之體育，則除各學校，可得一知半解外，其餘最大多數人員，則皆想學而無由。衡之以保持國術、發展舊有之易于提倡、易于普及、其效果大小不言而喻。蓋國術之練習，既不須龐大之場所，不要許多之器械，更不須團體之組織，窮鄉僻野，倘遺有是項練習場址，學習風氣，稍加提倡與推動，即可望其普及。其收效之速，豈不愈于其他之運動法乎？此宜深切注意而從事提倡者也。

國術之派別繁多，任選其一而時習之，皆可以發達身體，增進健康。然仍須擇其中最完善者，方得作爲模範，使其普遍，以收宏效。查國術之中，能不偏不倚，剛柔相濟，宜老，宜少，宜男，宜女者惟有太極拳之一派。蓋太極拳之爲術也，一動無有不動，一靜無有不靜，一動一靜，莫不身心兼顧，內外並修，且其練習順序，由淺入深，按步以進，尚柔和不尚拙力，以怒氣爲大忌，以順氣爲依歸，絕無過勞之弊，能發達全身臟器，使其肥大，而身體日益康健。其實練之時，聚精會神，式式連貫，一舉一動，皆有意志爲其主宰，故能意志集中，精神日益飽滿。呼吸爲吾人生命之所繫，其重要可知，然人每多忽視。常見有摒其氣息，以求最大努力，致面色發紫，脈絡怒張，或竟致灰敗苦悶而倒地者，是皆不知注意呼吸，無以應體內氧氣之需要故也。太極拳術，則集中心意，以行呼吸，一呼一吸，皆應身體之一舉一動，虛實轉換之間，無不以呼吸貫串之，即所謂以心行氣，以氣運身，身心之間，介以呼吸，使身體益活，呼吸順遂，而肺活量日益增大。是太極拳術，除可得高尚之自衛技術外，更可得強身、健腦及善養浩然之氣。就個人言，實一舉而三得，就國家言，亦有强種、强國、及便於普及之三利焉。此應立即採取而謀普及者也。

太極拳之研究　序　四

蕭馨吾先生，太極拳名家也，年十四歲即開始研究，計迄於今，繼續不斷者，共四十餘年。在此數十年中，由民國二十五年至於今日，仍繼續在西北農學院担任教師者，亦已十有二年。得其傳者，曷只幾千人，即今日之從學太極拳者，日必百數十人，然則本院員生習太極拳者何其多歟！蓋以先生之太極拳術，升堂入室，且善以科學原理，解釋與指導，而循循善誘，有以致之也。余昔在歐洲，曾以國人提倡國術之先聲，得免受人侮，今更得太極拳之實惠，而身體日健，欣逢先生所著太極拳之研究一書，即將付梓，謹抒己見，藉資提倡，兼表景仰之意，是爲序。

民國三十六年十一月十九日　王　正鑑序

自序

據私家譜記載，內家拳法，起於元季明初之張三丰先生，張係道家，故以太極之理言技，傳及現代，世頗珍之，而以河北楊氏之傳爲正宗。楊氏自祿禪先生精是術，號稱無敵。得其傳者，爲其哲嗣班侯、健侯、及弟子全佑、凌山、萬春、紀德諸先生。全佑有克家子曰吳鑑泉，健候有高足曰許禹生，功行皆冠於時，言太極拳者，皆尊崇焉。

作者十歲時，身體虛羸，日與茶鐺藥灶爲起居。京中名大夫，請治殆遍，服藥盈萬劑，終不見效。偶聞人言太極拳能健身袪病，初亦漠然視之。繼聞太極拳功能延氣益心，遂心嚮往之，年十四歲，乃正式拜吳鑑泉先生爲師，學三年而體健，五年而氣經，於是益加勤習，惟恐稍後，至二十歲時，似有所得。二十四歲，投身社會，時服務於北平市立各中學，課餘之暇，益兢兢不敢稍怠。其後與寓平各名家時相過從，復與益友日夕琢磨，所得亦日多矣。

民國二十五年二月，應國立西北農林專科學校聘，任體育部教師，授太極拳。廿六年七七事變，農專與北平大學農學院合併爲國立西北農學院，仍其舊課，以迄於今，光陰荏苒，屈指已十有二載，而從事教學是科，計共四十餘年矣。

太極拳之研究　序　二

昔作者承各派名師益友之薰陶，而深悉太極拳言氣言勁，純根於古之導引術。四十年來，尤覺導引之微，技近乎道，一般徒作技擊觀者，蓋卑之矣。又世所謂舉手投足之運動者，所可同日語哉。古語云：臨淵羨魚，不如退而結網。又曰：爲政不在多言，顧力行何如耳。今人每羨古人之技藝神奇，資爲掌故之談，而於自身良知良能之發揮，反不注意。蓋暴棄之心重，而自强之志薄也。間有提倡斯道者，率多偏於標榜宣傳；而不見事功之成，是又重犯多言之戒，而力行之意輕也。矯其枉而正之，厥惟知行一致，實踐而不計功，體用兼修，明辨以篤其行，庶冀傳不失，古意不昧，蓋作者以此爲志者久矣。自問淺薄無所底，然自勉其所已知，而益其所未知，則更不敢有怠也。

茲著此書，反復詳述，不厭重複。先後雜出，不加修飾，惟期提倡國術，增强健身實用之效能，以冀强種强國云耳，是爲序。

民國三十六年九月序於國立西北農學院

目次

唐序
王序
自序
第一章　太極拳史略
第一節　國術淵源
第二節　太極拳史略
附張三丰先生傳
第二章　太極拳之重要性
第一節　太極拳與體育
第二節　太極拳與科學

第三節　太極拳之效能
第三章　太極拳文獻
第一節　太極拳論（附註）
第二節　太極拳經（附註）
第三節　太極拳術語釋義
第四章　太極拳名稱
第五章　太極拳式圖解
附太極拳步位圖

太極拳之研究

葛馨吾著

第一章　太極拳史略

第一節　國術淵源

嘗有稱武技、武藝、武術、拳術、拳技、拳勇等不同之名詞，自民□而後，間有稱爲國技者，義皆甚當。民國十七年，經政府定名曰國術，言爲我國固有之武術也，其爲義尤重矣。蓋非徒尚其名，實以國術有強國強種之偉大能力；而我國之弱，更非此莫由。故政府定爲圖強之大計，人民視爲健身之良藥，必須保存之、提倡之、改進之、力行之、毋負文明古國之名，一洗東亞病夫之恥，吾人顧名思義，其亦知所興起乎！

國術之傳，說者以五代之季，達摩之入少林爲始。然考黃帝造弓矢，靡蚩尤，已開國術之端倪。降而周秦之際，劍術甚著，迨漢、晉、隋、唐，則日趨於盛。其間豪傑奇士，著聞者甚多，試讀司馬氏游俠，與漢書方伎等傳，可以知之。所謂精精空空，亦代有其人，宋元以降，稗官野史所留傳，此術大行於世，統系複雜，流派甚多，而皆推達摩爲祖。蓋先之者，非達摩無以傳；後之者，非達摩無以法也。或曰：國術之始，始於古之導引術。古時醫藥尚未發明，一遇疾病，則俯仰作勢，以意導氣，使血脈通暢，而病自失，能濟針砭所不及。後漢華陀以五禽經授吳普，普行之，九十餘而顏髮不衰，蓋即古導引術之遺法也，少林寺僧人，以華陀之法，與達摩之功融合，而作五拳。又宋岳武穆因學達摩易筋經，而創雙推手之法。是皆注重應用，尚未達體育原意，然亦國術之進步也。由此觀之，達摩所傳之法如：易筋經、洗髓功等，僅從事於體魄之鍛鍊，以安靈魂之修養，並未涉及武術。而尚於達摩者，已有流傳，然則達摩雖未創武術，而先之者，無系統之可考；後之者，就其法變推演以爲世倡，宜乎！世之言國術者，咸宗少林；而少林之傳，必推達摩爲鼻祖也。

國術之根源，概如上述。若質言之，實自有人類始。蓋古時人與獸爭，進而人與人爭，於是擇其確切能施於鬥爭之應用方法，編爲定式，從事教練，是即國術之萌芽。其相傳遞嬗之跡，雖不得而詳，然逢蒙學射於羿，庾公之斯，學射於尹公之他，尹公之他，學射於子濯孺子，厥後聶政荊軻，源淵有本，則國術之有統系，固不自達摩始，惜無詳切之記載已耳。溯自孟軻著論，小勇遭嗤，叔孫定禮，英雄無用，啓後世重文輕武之習尚，遺民族萎靡自殺之惡習，自漢唐以後，多屈伏山澤，歷代因之，以迄於今。吾民族之不振，蓋有自矣！今特述其梗概，備有志者之參考，爲提倡國術之張本，自強之道，或基於是乎。

第二節　太極拳史略

太極拳之定名，始於張三丰先生；實則三丰先生之前，亦已有是拳矣。不過至三丰先生綜其成，且以易象太極拳解釋耳。按張三丰先生爲元季明初之儒者，融會各家之長，納五行八卦等哲理於拳術步法方位之中，而以周易太極之理喻其作用，注重精神上之修養，名曰太極十三式拳法，曾遊武當山，世遂以武當派稱之。又如宋岳武穆之形意拳，清董海川之八卦拳。及各名家巨子，代有創作，流傳至今，派別滋多，分道揚鑣，各爭門戶，世并稱之爲內家。內家者，在家之意，世人自少林爲外家，外家乃出家之意。張三丰先生之太極十三式，傳於西安王宗岳，是爲北派，又傳河南蔣發，蔣發傳河南陳長興，長興將其所能，傳於陳家溝。蓋陳家溝乃陳氏之發祥也。陳氏之拳法，流傳極爲普遍，能者甚多，在清之中葉爲最盛。而長興以其術授楊福魁，始播其術於燕京，即今盛行之楊氏太極拳也。

楊福魁，字露禪，清直隸廣平府永年縣南關人，幼習外功，尤精於二郎拳，聞陳長興之太極拳，與同里李伯魁共往師焉。因初習太極拳，貴以柔輭運動，而楊久於外功，失之偏剛，未能一旦變爲柔化，陳遂先授以太極推手法，二人因往來推盪，互相擲擊，晝夜用功不稍懈，陳見楊之勤學，遂盡傳其祕，楊學之十餘年，技成而歸，傳其術於鄉里，迄今河北廣平一帶，咸稱之爲輭拳，亦曰化拳。露禪聰穎絕倫，於太極拳原理運用，多有所發明，當時武術界月旦者，稱其剛柔相濟，天下無雙，號之曰楊無敵。

爾時遜清王公貝勒，多廣納天下異能之士以自炫，露禪以拳術冠燕都，從之遊者凡八王，故又號露禪爲八侯，生子三人，長名錡，早卒，次名鈺，字班侯。三名鑑，字健侯。號鏡湖，弟子之最著者爲萬春，吳全佑，陵山、紀德諸人。而以班侯之技爲冠，其時王公貴胄，雖提倡武術，然每阿其所好，互爭短長，或聘拳師入府邸從習，或就所習術營分聘教士卒。於是露禪與班侯健侯常駐端王第，教太極拳。董海川在肅王第，授八卦掌，郭永琛在毓公府，授形意拳。雄縣劉仕俊在東營教岳氏散手。班侯亦去西營教太極拳，東西兩營，時相水火，名師輩出，英才濟濟，亦可想見當時國術之盛矣。全佑技亞於班侯兄弟，子愛紳，字鑑泉，善傳其父學，且善角觝。名滿京師，作者即往從學焉。紀德，字子修，與凌山友善，初從雄縣劉仕俊學岳氏散手，後從露禪學太極拳，剛柔相濟，亦自成一家。能臥地以臂當重車輪，燕京稱之曰鐵背紀，輕捷如猿，至八旬尚健如少壯。健侯子三人，長兆熊，號少侯，字夢祥，仲兆元，早亡，叔兆清，字澄甫，夢祥能傳其父學。健侯弟子甚衆，最著爲許禹生，禹生弟子王新午，皆有名，新午居西安，與作者時相過從焉。

前述太極拳法，傳自元季明初之張三丰先生，言國術者盡人皆知。然考太極拳法，實有數種，其名稱亦不同，惟張三丰所傳，始名太極十三式，與許宣平之三十七式，大致相同。張假太極之理以言拳，以其拳法包羅各家之精英，而爲根於哲理，取名太極，非神其說也。於是得後世之推崇，執拳術之牛耳，發揮光大於今世，漸成爲中國之新體育，其播益於世，誠未可量也。

「附」張三丰傳

明史方伎傳，記張三丰事跡云：張三丰，遼東懿州人，名余一，一名君實，三丰其號也。以其不修篇幅，又號張邋遢，體碩而偉，龜形鶴背，大耳圓目，鬚髯如戟，寒暑惟一衲一簑，所啖升斗輒盡。或數日一食，或數月不食，書經目不忘，遊處無恆，或云一日千里，善嬉語，旁若無人，嘗遊武當諸岩壑，語人曰此山異日必大興，時五龍，南巖紫霄，俱燬於兵。三丰與其徒去荊榛，闢瓦礫，創草廬居之。已而舍去，太祖故聞其名，洪武二十四年，遣使覓之不得，後居寶雞山之金台觀，一日自言當死，留頌而逝，縣人共棺殮之。及葬，聞棺內有聲，啓視則復活，乃遊四川，復入武當，歷襄漢，蹤跡益奇幻。永樂中，成祖遣給事中胡濙，偕內侍朱祥，齎璽書香帑往訪。遍歷荒徼，積年不遇，乃命工部侍郎郭璡，隆平侯張信等，督丁夫三十餘萬人，大營武當宮觀，費以百萬計。既成，賜名太和太岳山，設官鑄印以守，竟符三丰言。或言三丰，金時人，元初與劉秉忠同師，後學道於鹿邑之太清宮，然皆不可考。天順三年，英宗賜誥贈為通微顯化眞人，然終莫測其存亡也。

謹按稗官野史，所記張三丰別傳甚多，事跡亦各不同，當以明史所記為可徵信，惟三丰之存亡，迄無信實之考據，有謂之清之雍葉。尚在人間者，此道流之傳述，雖見諸記載，然未可據為信史。

第二章　太極拳之重要性

第一節　太極拳與體育

體育之發達與否，影響民族之強弱，其重要雖盡人皆知，然能實行講求者，則甚屬寥寥。故今日欲強我中華民族、則盡力提倡體育、實為我國民人人應盡之責任。太極拳，固不足以包括全部，然太極拳在體育上，實據有其他體育方法所不及之重要性，尤適應於今日中國之現實情狀，器械固屬不需，金錢更能節省。且對於健身強種，收效殊宏，以是教育部定國術一課為各院校之必修科目，用意至深長也。非但學校如此，即一般社會人士，亦喜習太極拳，何也？蓋習此能健身健種，而於時間經濟，所得甚便，故依筆者管見，太極拳之前途，必有光大之一日，玆述其與體育之關係如次：

體育二字，包括運動、衛生、及其他能使身體強健之一切事項，此廣義言之也；

若狹義言，則指所有之運動而已。體育意義，非但强健身體，即爲達到其目的，更須有道德的培養，漸次養成完全之人格，亦卽身心合一之運動也。在現今之運動項目中，舍太極拳而外，能達到身心合一之運動者，殊不多見，故倡運動者，每多不能達到體育二字之眞義，蓋皆偏於身體之運動也。身體與精神，須平時作有關切之運動，非一蹴可成，故體育之根本，身體精神，不能分途修練，其最高之標的，爲身心合一，身體與精神，有相互之影響，如吾人精神爽快，則體力增加，作事勤奮；精神不快，則筋力減少，遇事退縮。精神興奮，則趾高氣揚；精神萎靡，則垂頭喪氣，他如聞雞起舞，見獵心喜，此精神之影響於身體者也。至若手足有疾，則精神頹唐，昂首張胸，則思想積極，此身體之影響於精神者也。委以心志之發達活動，常爲身體狀態所支配，而身體不强，又足以使精神思想日趨萎化，直接影響個人 間接影響民族，心之作用，悉表演於精神之狀態，不出智德二育之範圍，智之修養，大別之爲記憶、思考、判斷，想像等。德之修養，則沉着、果敢、信義、仁愛、有勇、知恥等，故體育運動之目的，常伴智德二育，以共進焉。

太極拳法，為體育項目之一種，而其效能，則不僅運動身體，且猶能達身心合一之體育真意，在運動身體方面，亦如他項體育之成效。分述如次：

太極拳各式，皆為開合動作，一往一復，一上一下，有左卽有右，有前卽有後，而內部用勁，亦皆相對，關於全身筋肉，能起相當之收縮作用，而為平均且有秩序之發育，臻於堅實充滿，非是偏於某一部份者也。

太極拳運動骨骼，以臻於靈軟活潑為主，故全屬柔緩動作，拳經云「形如搏兎之鵠」，極言其輕靈迅速也。而動作之能輕靈迅速全賴於骨骼之柔軟，富有彈性，而不硬化，故蓄勁發勁，有開弓放箭之稱。依式運動，能使全體骨骼聯綿貫串而不滯，乃可上下相隨，屈伸開合，施之於運用，而得機得勢也。若衡以生理之說，成年人骨骼內份，石灰質日漸增多，哈倍司管漸塞，膠質日漸減少，故骨骼堅硬，難以彎曲，動作滯笨，與童年大異。是以欲成就至高之武藝，而骨骼必先求靈軟靈活，恢復童年時之活潑自由，不以堅硬為貴，其惟太極拳之柔緩運動，為至高無上之方法乎。

太極拳對於筋肉骨骼運動所得之成效，既如上述，而在吾人身體之組成，筋骨之外，則為皮膚，一般運動，頗能如皮膚強健，顏色紅潤而光澤，日趨美觀；且可調和體溫，防止風寒暑溼之進襲。而太極拳之運動，於上述之功能外，尤能特殊發達觸覺，臻於異常靈敏之境，有不可思議之妙運。蓋以觸覺機關，為吸收智識之門戶，非但五官之視聽已也，其利用觸覺者尤多，觸覺之能力，有不待腦海之命令，而能自動察覺，判斷，處置，非耳目口鼻之能所可及者，在技擊術之應用，人第知賴於耳目口鼻之觀嗅以攻以守也，而不知急遽之際，快如流星，捷如迅雷，豈可專待耳聞目見以辨攻守之機，所賴者，觸覺之靈敏與否耳。以觸覺決定勝負。蓋什之七八，感而遂通，迅如影響，是故太極拳姿式及推手，即所以磨練觸覺，使日趨靈敏，而利用之以禦敵力之大小方向而應付之也，故含有體育的，技術的，兩種意義焉。

人體內部之循環、神經、排泄、呼吸諸系，皆可因適宜之運動，而日趨健康。練太極拳，亦具有同臻於強健之效力，簡言之，運動可使血液之循環作用增加，而底於潔，然過劇之運動，則足以致病。神經系主持全體之感覺及運動，神經之過遲過敏皆爲弊病，故須以適宜運動調和之，常見習某種運動數十載者，其動作滯笨，感覺遲呆，反失其天賦適當之機能，不能謂非運動不適宜之過也。排泄各器，因運動而各司其職，得適宜之新陳代謝，則不生病患。至呼吸之重要，今之衛生家及體育家均主之，吾國古來相傳之吐納、導引諸術，皆呼吸運動也。太極拳全爲正呼吸法。亦名深呼吸，動作與呼吸始終一致而不亂，爲最高之原則，此則非他種方法所同具。即前述人體各系與運動之關係，每見有失之過與不及者。求其確合於適宜之分量而不偏者，亦惟太極拳矣。

以適宜於各級年齡，適應於中國環境著稱之太極拳，而有前述運動以强健體魄之能力固矣。更含有技擊上獲得勝利之絕技，爲其他體育方法所不具，亦無待申論。惟對於心之修養，智德之增進，尤爲獨具之特長，未可以狹小之技術觀念視之也。但其理論，既繁且夥，攝其要者，對人爲崇信義、守禮讓、輕死生、重廉恥，關於修身者，勤鍛鍊以耐勞苦，習柔毅以去暴戾，愼舉動以和性情，務鎮靜以富思考，重實用以增勇氣，熟機變以應非常。故凡欲提倡體育，以恢復我民族神精，豈可忽乎此哉，尤其衡以目前我國各校之體育條件，太極拳之必須提倡而光大之也。

第二節　太極拳與科學

中國古來相傳之事物，胥以經驗事實相傳於後世，故得源遠流長，久而不失，若太極拳之爲人所重視，特殊普及，美譽遠布，卽其一證也。凡稱太極拳之良美者，並未必卽爲早有得於科學精義之士，其所稱述信受之者，全資於經驗其事實，親獲其效益，然其所以良美之故，固不盡爲空談者所能神其說也，其姿式運用，皆有微妙之應用根據焉，正所謂「天下之物，莫不有理。」非根於科學，而實自合於科學，且皆證之，無不合於科學也。

夫運動之目的，在於强身，而凡關於運動生理，運動衞生，生理解剖諸學，應盡取而代之，方可獲美滿之效果。苟有不合，則不但難達所有之目的，必且戕賊生弊，，有礙健康，亦何貴有此運動哉。太極拳之運動，主於柔緩，繼則按功行深淺，次第加入各勁，純採自然，循序前進，毫無勉強難爲之弊，不論男女老幼及體格強弱，習之無不相宜。在西洋之體育方法，每按人體分部運動，似易考察效果，然其功能亦必限於局部而已。太極拳各式運動之效果，則皆各有所主而各部動作，輕重停勻，且能調和運動，能收全體平均發育之功，而無倚重倚輕之病，尤其動作與呼吸合拍，由呼吸而鼓盪內臟，內臟之運動，亦不減於手足形迹也。是故根據運動生理學而統計核算，其效果眞有出乎意料之外者，例如摟膝拗步與倒輦猴式，在拳式中，其練習次數，則甚相當也，前後左右之動作，則甚平均也。其要旨，則爲手臂之伸縮，腿足之收放，腰胯之轉動，脊柱之屈伸也。其應用，則習步法之進退靈敏，手之運環摟打推按帶引指點掌印也。而所得之效能，不但手臂與手足腰胯發達而靈敏，及實際應用臻於精妙而嫻熟，乃足以使神經銳敏活潑，增進智慧，且復能癒腰痛及腎衰諸疾患，其他各式之功效，類如此也。

夫運動固爲強身，而由方法不善，及居處飲食與運動前後之不加顧察，多生病患，非運動之過，因忽於運動衛生學之條件，而不加考察之故也。太極拳之運動，習者師友遞傳，有至嚴格之宜忌，誠習是術者之金科玉律，直稱之爲太極拳運動衛生學，亦無不可，并可適用於他項運動也。習太極拳之衛生條件，以時間、地點、空氣三者爲主要。最適宜之時間，爲清晨六時前後，及晚上七至九點之間，惟晨時宜專心練習，晚時宜兼及研究，視爲故常，不得作輟。而練習需時之長短，在初學連續運動半小時，久之增至一小時，長此爲限。且須運動之後，有適當之散步與休息，則不生形斂神竭之害。又運動時間，須遠離飲食之前後半小時、或一小時；且注意先得二便，則無害於胃腸，而食多、飲多、睡多、皆所忌也。地點之選擇，宜於坦平寧靜，常受日光之所在，不必定擇高山、曠野、茂林、海濱之地，惟重要在清靜而無雜擾，即花園寺觀偏僻之處皆宜。以清靜則心志專一，精神內斂，進步迅速也。苟得清靜，雖庭堂書室，皆爲良好之運動場所，又何必齦齦於擇地哉。空氣須新鮮清潔，不但運動時所需要，平時亦然，惟運動時呼吸加緊，在太極拳且爲深呼吸，若塵土飛揚，氣味惡濁，其受患更遠於平時，昔人每有採日月精華之說，蓋皆取空氣新鮮也。練習之場所，須積極避免風霧煙塵，能常清潔，并洒以淨水則當矣。此外隨時注意衛生項目，言之甚夥，皆所以求得運動之益，防止運動不善所生之害。

太極拳之功行，係以手足運動內臟，而注重氣與勁之能力，故人或稱之曰內功，然其入手之方 必徹底明了人身各部之組織與功用，順其自然，而循序漸進，則生理解剖學，不可不講也。按人身神經受刺激而生之運動，爲反應動作，若過壓力，則自起反抗，若睡夢中被蚊咬，則自動撲擊，皆非受意識支配而後動作，積久而成習慣，亦可成爲自動，太極拳即利用此固有良能，而發揮之也。故其最高之目的曰懂勁，而發生滋長此勁之源，則在乎氣，是必於臟腑運動，而堅固生命根源，乃能成功。惟心臟肝肺腸胃等，爲自動者，爲不隨意筋，不能受神經支配而隨意動作，須賴肺部呼吸哉盪之力為轉移．故氣為成功之根基，內部各臟，既各有其功用，外部筋肉皮膚，分之則各成其能，合之則聯貫致用，須先明各部份之結構，在生理上之作用，然後自得其內外全體大用也。太極拳之練習，非但聯貫及單式，最初即須於身體各部逐段考查單練，如指應如何，掌應如何，肘與肩應如何，胯與膝應如何，有無不合於生理，是否有顯著效益，是必平素練此一肘一指之功，於應用時乃能致用，豈僅練成套姿式為能事乎。神經筋肉等，經日久之練習，漸次隨機變化，而至於得心應手，不假意識，而成適當之自動，孰非據生理解剖學而分節發展其效能有以成功哉。

太極拳非但以運動而健康其體魄精神，初意重在技擊，夫以赤手空拳，而欲勝人愉快，一般以力之大小，與體魄之強弱為評斷。太極拳則不然，其原則純取以柔克剛，以小勝大，以靜致動，以逸待勞，諸理論而成立，突破「有力打無力，手慢讓手快」之定理。而至於「四兩撥千金」之妙運，是則體力之大小強弱，與太極拳無若何重要關係，惟在能運用適當，恰乎可制人而不制於人，在拳法稱之曰「懂勁」，至如何能以懂勁，則應經過「熟着」之路途。「熟着」云者：卽練習實驗時對抗有效之方法，發無不中，完成技擊勝利之意義也。着法所含，千變萬化，而勁之運用，尤奧妙難測，習之旣非躐爾而就，若細求之，則全根據於物理學、力學、幾何學、心理學等之原理，惟寖饋於中者，不自覺耳。是太極拳術亦科學之應用法也。茲將太極拳各式各着各勁，以各種科學原理分析證明之。如海底針、單鞭、下式、單通臂及撇身捶式等與利用滑車之力學相合。野馬分鬃、進步搬攔捶式等，與尖劈之力相合。白蛇吐信式及捌勁等，與槓桿之力相合，以及輪軸，螺旋等力之原理，太極拳各式各着各勁幾完全應用之。又如對抗時，攻防進步之速度，必與對方之速度相合，卽「動急急應，動緩緩隨」之意。幷如何應用倉卒變化不使失其機宜，則均合於動力學也。他若運行有路線，發動有定點，運動注意重點，受力務避平面，搭手如球面切線，擲入用垂直或準割線，步法用半圓，正圓三角等。乃至於拋物橢圓、弧形、平行、半徑、對角、垂直中分各線，其應用之處，是又悉合於幾何學也。在對抗之範圍，則心理學尚矣。昔人所謂上驚下取，指南打北，拳打肩歪，腳踢膊斜者，皆此意也。此僅就對抗而言。若夫運動精神，必留意於智、情、意三者，方不至魯莽從事，有害性情。太極拳之以柔爲主，以柔克堅，尤足以平和心氣，鎮攝性情，是又合於教育之心理學也。總之，太極拳術，其理至深，其義至繁，須盡心努力以研究也。

第三節　太極拳之效能

太極拳之效能，足以使吾人身體日趨於健康，精神日趨於飽滿，非特恰合近代新體育之標的。且可獲得技擊上勝利之左券，是以識者以之爲健身強種安內攘外之技術。今將其內容分爲健身、應用、修養三者。以健身爲志，厥功最下，修養以至於道，其旨最高，應用適中，由健身而至於修養以進於道者也。

健身——爲求身體發育而練太極拳者，健身是也。然其法亦異於普通體操，與各項西式運動及他種國術。蓋西式體育之運動方法，固屬盡善，然如普通體操，則失於呆板，雖可收局部之效，而與趣殊少。球類運動與田徑運動，則過於激烈，有爲一般體質較弱者之所不宜。至他種國術，派別既夥，未可執一而論，但其中剛多柔少，不盡合生理與體育之原理。惟太極拳術，其運動部份，各式各勁多屬調和運動，不偏重任何部份，骨肉與精神二者，內外兼修，平均發育，深合於身心合一之新體育原則。初習姿式，以虛柔開展，舒其筋骨，進而緊湊用勁，漸臻剛硬，終則純着體勁，剛柔相濟，感覺靈敏，緩急如意，身心合一，增智慧，堅意志，遠非專從事於筋肉鍛鍊之運動方法，可與比擬。良以求體魄之健康，貴有適度之運動，偏於柔弱，則不足以達運動之目的，趨於剛硬，則弊端叢生，反傷身體之壯健。壯者如斯，弱者可知，同時鍛鍊精神及體格，則身心合一，智德可兼，否則恐爲暴戾發狂，有害性情，是故最適宜之新體育，首推太極拳術，宜老、宜少、宜男、宜女、宜個人、宜團體，至其所含對抗之最高技擊法，尤足引人勤於練習之興趣，不至生久而厭倦之心理。昔者太極拳宗師謂太宗拳之運動，無不合於生理學及力學，其用意無不合於心理學者，蓋有由也。作者習太極拳已四十餘年，深知其中至理微妙，並非漫然爲太極拳讚揚也。

應用——爲保衛自己，抵抗外侮而極端發揮太極拳着勁之殊效者，應用是也。即如何攻擊對方，如何防衛自己，處處含有技擊性質，然運動若不合乎生理，用力不合乎力學，用心不合於心理學，決不能致勝而裕如。故研究太極拳應用之方法，必須先研究體育之原理，計算筋肉之發達，注意精神感覺之作用，及智德之修養而後可。決非一知半解以不甚澈底之姿式，與無意識之推手，冀其成功於萬一也。其他各種國術之應用，因種類派別之不同，其應用方法亦異。由表面觀之，與太極拳殊途，然亦可資之以爲借鑑，如北方之岳氏散手拳，岳氏八翻手等，以專擊對方之要害，毀傷對方之四肢爲主。恃掌致勝者，有通臂掌等，恃步迫擊者，有八卦掌等。其他如形意拳之勇速，長拳之敏捷，少林之短險，以及其他腿門之專恃用腿，不重手法者，率皆利用其獨到之長，有失之過偏。惟太極拳則主以柔克剛，以靜致動，以簡御繁，以逸待勞，以小勝大，以自衞爲主，而制勝之長，自在其中，更得融會各家之長，而爲我用，則太極拳應用之能事亘矣。研究太極拳應用法者，應先認識途徑之正否，傳法之眞僞，得其眞者，非但功行學識異於常人，其學問道德，亦隨之增益而猛進，故研求應用，須衡以科學之方法。如前所謂合於生理、心理、力學等是也。依此方針向前研求，則成功多而不成功者少矣。

修養——由健身而達應用，加以深苦之練習，而修得高尚之道德者，謂之修養。蓋天下事，無不有勝負之範圍，設以太極拳勝負之理論，運用於人事方面，可得立身處世之良方，總可達安身知命之域。一切事宜咸能默會於勝負之理論，而造乘於哲人之達觀，及偉大人格之事業，此即所謂鍛鍊精神也。故健身應用之目的，終可至於修養，以減其無上之高尚道德與學問，乃即爲研究太極拳最終之結果，亦即莊子所謂技而近乎道者也。太極拳本身，即具有若此之技能，況復加以武德之訓練。智仁勇兼之養成乎？故習太極拳之順序，即先以姿式鍛鍊，以健其體魄，進而技擊方法，而閑[illegible]其應用，最後修養其不拔之精神，堅固其道德與純潔思想，而使人人成爲偉大人格與事業。然研究太極拳者，設其身體健全，應用方法靈妙，而其行爲道德有缺，亦不能稱爲完全達到成功之目的。此不可不謹愼注意者也。

以上健身、應用、修養三者，今人每多偏重健身與應用，已失去古人最高尙之原則。就健身言，不論何種拳術與運動法，習之皆克奏效，但入於歧途者，則亦足致病。求應用者，設所學謬誤，非但虛度光陰，自覺無趣、若施之於用，甚或有傷身之弊。嘗見吳師鑑泉，許師禹生等之練習應用太極拳矣，以未能以言語文字形容也，雖皆承楊氏嫡傳，而加以畢生精力之研究，成爲當代之名手。皆不失爲楊露禪先師繼承之名士，亦皆不負內家太極拳之美名。但其門生雖爲數甚多，然不偏於剛，則即偏於柔，均重視鍛鍊，不究原理，而能不偏不倚，剛柔相濟，如吳師者則殊鮮。是以吾人研究太極拳法，首應平心靜氣，破除成見，由規矩以求理論，由理論而定是非，以古人所遺之著述原理，詳加體會，遵循而行，再本其眞傳，實際切磋，則其成就之功，可以升堂入室，作者不敏，竊有志於斯焉。

第三章　太極拳文獻

第一節　太極拳論　附註

一舉動——舉動者，舉手動足也。太極拳以動爲用，一動無有不動，一爲發之始，雖微動稍動，皆謂之一舉動，俱宜合乎規矩，不得以小而忽之也。

週身俱要輕靈——週身者，全體也。輕靈者，指不重滯而言。拳式開始後，由一舉動以至於無窮的動作法式，須要全體毫不重滯，舒暢自然。

尤須串貫——尤，更也。連接不斷也。言練習拳式，既要全體無滯，更須連接不斷，如此則始終輕靈，無絲毫重滯間斷參於其間。一式如此，式式均然。

氣宜鼓盪——鼓盪，震動也。氣由呼吸之壓迫伸縮，以運動臟腑，使其與諸外各式動作配合，則內外一致，可以助長體力及內勁，故曰氣宜鼓盪。但過着意用力爲之，而離乎輕靈自然之規矩，則不徒無益，反生損害。

神宜內斂——神者，精神之現于外者也。如輿奮則趾高氣揚，萎靡則垂頭喪氣，皆神現於外之表示。練拳式時，多有昂首張胸，以示勇武；或心馳外物，而不專一，斂收者，言外馳之神，宜收斂於內，猶求其放心之意。

毋使有缺陷處——毋者，勿也。缺陷者，破損不完整也。輕靈貫串，皆意識之牽掣使然。鼓盪爲氣之充，內斂乃神之用，凡此所指，皆勿使有破損缺陷之處，不僅以姿式爲然也。

毋使有凸凹處——凸凹者，不平也。太極拳之運動，如環無端，如有凸凹之處，則失其眞。

毋使有斷續處——太極拳無一式停止斷絕，而再接下式之處，各式脈絡承遞，一氣呵成，故取象乎太極圖也。如有斷續，義既無取，更何所象乎。

其根在腳，發於腿，主宰於腰，形於手指——此言意、氣、勁三者，運行之路線也。根、本也。腳，足底也。語云：至人息以踵，由踵而生，上發於腿也。主宰於腰者，以腰脊爲全體之主宰也。人體之棟柱，厥惟脊骨，四肢附焉，起落進退，俯仰轉折，全賴於腰。脊骨之附着，上實下虛。實者爲心胸，虛者爲腰腎，以虛盤之故，乃能主宰全體，而運用自如。形於手指者，循腰脊至於肩，至於肘，而腕、而掌、達於手指也。太極拳之運動，以虛盤爲本，若漫然爲之，無所主宰，勢必浮散，喪其本眞。故必有物以提其綱領，暨其路線，由脚至手指，其內聯系貫通，如響斯應，有源上徹下，一貫到底之妙，乃能週身輕靈，運用自如，否則下停於胯膝，中滯於腰脊，上阻於肩肘，一無是處矣。

由脚而腿而腰，總須完整一氣——身體全重，悉支於兩腿，重則不易移動，不能輕靈。今欲使舉重如輕，舍此道而無由。然由脚自腰，如有阻滯有間斷，其內勁不完整一氣者，仍無由達，不能支配身體使之自如，故曰須完整一氣。此研究太極拳之祕訣也。

向前退後，乃能得機得勢——向前退後，拳法自具之動作也，拳式之向前退後，爲全體之動作，移動全體之重量，而不背上述之定義，乃能得其要領而不失其時機，獲得致勝之左券。

有不得機得勢處，身便散亂，其病必於腰腿求之——散亂之病皆發於腰腿，發於腰，則上體笨滯，發於腿，則兩脚滯重，進退無力。

上下前後左右皆然——前言得機得勢，指前進後退，猶未足以盡也，故又補隨此句。

凡此皆是意，不在外面——此承上文所列習太極拳之眞訣而總括之。意之所至，氣勁隨之，內舒暢而外自然，非敷陳於體外，有形可見，有跡可徵也。

有上即有下，有前即有後，有左即有右——上言太極拳之體，自此以後皆言太極拳之用，拳式爲法既繁，爲意至夥，言其用，則變化萬千，非可指數，然得其要者，一以貫之。茲示其綱領如次：動作之向上者，上之極必向下，向前者，前之極則必後，向左者，左之極則必右，千變萬化，皆不出乎此原則之外。故名之曰開合[illegible]、往後勁、取各項應用法必稱，不厭其繁，而一一列舉之。

如意要向上。即寓意下。若將物掀起，而加以挫之之意，斯其根自斷，乃壞之速而無疑——意要向上者，泛言拳式拳法之任何向上一舉動也，即寓下意者，於向上之動作時，即寄存向下之意，不待向上之勁完畢，而始向下也。若將物掀起而加以挫之之意者。言猶振衣者之掀提衣領，而挫折振動。又如策馬者之舉鞭挫折，而生聲響，其用勁可比擬也。於是因挫折之故，其根自斷，乃壞之極速，而益無所款，在拳法之往復折疊勁，寓所疊於一往一復之間，無一式一動無之。蓋其要全在於意要向上時，已存下意，則蓄勁厚而挫折迅速，若向上之勁畢，始轉而向下，則勁薄散不蓄，雖欲掀挫而無從，此即蓄勁如開弓，發勁如放箭之意也。無論上下左右前後，意皆相同。

虛實宜分清楚，一處自有虛實，處處總此一虛實——虛實所在，有以力之有無分之者，誤也。太極拳法，全在用意，用意久而漸成自然，稱之為懂勁，凡一動作，有虛有實，先須分析清楚，或先虛後實，或先實後虛，或虛實相間，以至當虛則虛，當實則實，實中有虛，虛中有實，意之所向，捷若影響，所謂處處總此一虛實也。

週身節節貫串，無令絲毫間斷——週身者，乃混元氣，毛髮無遺，若從總一手一足之能，而得此失彼，是必節節貫串，如臂之使掌，掌之使指，萬竅盡開，百骸俱通，無使有絲毫間斷之處也。長拳者：（太極拳又名長拳）如長江大河滔滔不絕也，十三式者，掤、攌、擠、按、採、挒、肘、靠、此八卦也。進步、退步、左顧、右盼、中定、此五行也。掤攌擠按：即乾坤坎離四正方也。採挒肘靠，即巽、震、兌、艮四斜角也。進退顧盼定，即火、水、木、金、土也。——此節在舊譜即附於前論之後，茲仍之以存其眞，又極明顯，無庸贅註。

第二節　太極拳經（附註）

太極者，無極而生——太、大也、至也。極者、樞紐根柢之謂。太極爲天地萬物之根本，而太極拳則爲各拳之極至也。無極而生者，本於無極也。此拳重在鍛鍊精神，運勁作勢，純任自然，不甚拘於形式，以虛無爲本，包羅萬象，故曰無極。然初學者，須先就有形之姿式入手進習，循序漸進。久之，着熟懂勁，庶能入於神化之境。

動靜之機，陰陽之母也——動靜無端，陰陽無始，太極者，其樞紐爲機關也。太極拳當行功時，其中必泰然，抱元守一，未嘗不靜，及其靜也，俟隙不測，有觸即發，未嘗無動，於動時存靜意，於靜中寓動機，一動一靜，互爲其根。合乎自然，此太極拳術之妙用也。

動之則分，靜之則合——動之則分陰分陽，兩儀生焉。靜之則渾淪無跡，而陰陽之理備焉。太極拳術當行功時，其各姿勢，一動一靜相間，其動者，前後左右上下，均有陰陽虛實可循，故曰動之則分，其靜之姿勢，雖無痕跡可指，然陰陽虛實已具其中，故曰靜之則合。

無過不及，隨曲就伸——過與不及，皆爲失中，失中則陽亢陰陜，未有能台者也。太極拳於曲伸分合等處，運勁過度則生頂抗等病，不及則有丟偏等病，欲求不卽不離，則須隨之而曲，就之而伸，隨機應變，毋固毋我，因利乘便，以中為主，而粘連粘隨以就之，自無不合。

人剛我柔謂之走，我順人背謂之粘——柔者，不以力勝也。走者，化也。柔以承之，變化對力之方向，不為所制，曰走。粘者，取制勝對方之力也。遇對方使剛力時，我惟順隨其勢，取而制之。太極拳常以小力勝大力，無力制有力，弱勝強，柔制剛，為其宗旨也。

動急則急應，動緩則緩隨，雖變化萬端，而理則一貫——此言已動作之遲速，當隨對方動作之遲速而定，但欲悉對方之遲速程度、須先審察對方之動機，方能因應咸宜，尙待其機，對方雖變化萬端，由一本而萬殊，而我則執兩用中，括萬殊使歸一本，審機應候，無過不及，對方運動甚速，而我應付遲緩，對方之勁尚未運到，而我先行迎待，或加以催迫，則對方反有機可乘，是謂性急，守一以臨之，任自然以處之，無絲毫之凝遲，故曰，得其一而萬事畢是也。

由着熟而漸悟懂勁，由懂勁而階及神，然非用力之久，不能豁然貫通焉——太極拳之妙，非在用勁，然勁為無形，必附麗於有形之者，始能顯著，研究此術者，應先模倣導師之姿勢。姿勢正確，再求各姿勢相互聯貫之精神。拳路熟習，更求各勢着數之用法，着數熟矣，再進求其用是否能適當，其勁是否不落空。勁不落空，是謂為着熟。再由推手以求懂勁，研求對手動作之輕重遲速，及勁行之趨向方位，久之由微懂而略懂，進之於無微不覺，無處不懂，方得稱為懂勁，懂勁後，不求用着而着自合，進之無勁非着，無着非勁，漸至不須用着，祇須用勁，再至不求用勁，而勁自合，洵至以意運勁，以氣代意，精神所斂，莫之能禦，則階及神明，非數十年純功，不克臻此也。

虛領頂勁——夫人之大腦主思想，小腦主運動，而腦頂皆總綰萬端支配神經，為主宰之樞府，其地位之重要，莫可倫比。修養時宜倍加注重，練太極拳者，向主身心合一。內外皆修，精神與肉體二者，同時鍛鍊，故用勁時，必運智於腦，貫神於頂，務使思想清楚，虛靈不昧，方可以斂神也。

氣沉丹田——丹田、穴名。在臍下，常用深呼吸，使氣歸納於此，方能氣足神旺。老子曰：虛其心，實其腹，蓋吐故納新，歸根復命，以心意導精氣於丹田，加以鍛鍊，久之自能延年却病。丹田爲全身中心所在，習拳術者能氣沉於此，則可屹然不動，不易撼倒，但沉者係徐徐而下，在有意無意之間耳。

不偏不倚，忽隱忽現——太極虛明中正者也。於姿勢則必中正，於運勁若有意無意，使神氣意力，全身貫澈，無過不及，忽隱忽現，令人不可捉摸。練習純熟，便易領悟。又太極拳須上領頂勁，下守重心，周身中正，但領守均須含活潑之意，富自然之趣。過於矜持，則神氣凝滯，姿態呆板，運勁不能虛靈，而生障阻矣。故曰：忽隱忽現也。

左重則左虛，右重則右杳——此仍承上文而言。吾隱現無常，對方以吾力在左，思更加重，吾左方之力，使失平衡，則吾虛以待之，令抗力落空，對方若吾右方有力，可以擒制，吾即隱而藏之，虛實易位，隨機善應，則對方無所施其技也。

仰之則彌高，俯之則彌深——對方欲提吾使上，吾即因而高之，對方欲壓吾使下，吾即因而降之，對方遂失其重心，反受吾制矣。

進之則愈長，退之則愈促——吾前進時，倘對方順領吾勁時，吾則長身以應之，使無可退避，或對方乘勢前進，吾即引而伸之，使力到盡頭，自不得再進，吾若退後，外力迫來，每致逼促，無路可逃，然退而即進，雖促不促矣。太極拳雖以柔靜為主，但非務為退避，其佯退者，乃以退為進，非真退也，若竟退時，倘對方隨之深入，逼迫不自安矣。又對方退後時，吾進而迫之使愈促，吾退後時，外力跟來，吾則或俯身招疊，以促其指腕，或旁按臂彎，使對方促迫不自安，而不能再進，全在因勢力導，不必拘泥也。

一羽不能加，蠅虫不能落——善太極功者，感覺敏銳，稍觸即知，稍縱即逝，雖輕如一羽，微如蠅虫，稍進吾體，亦即知道，趨避而不令加者也。

人不知我，我獨知人，英雄所向無敵，蓋皆由此而致也——虛靜則陰陽相合，覺敏則剛柔互濟，對方偶一動作，吾無不知，吾之動作，對方莫測，所向無敵，蓋由此也。

壯欺弱，慢讓快——他種拳術頗多重力量，尚着法，而不求懂勁，僅與敵勢妙合，其若太極拳之運用靈敏，以靜制動諸訣，概不過問。並謂有力打無力，手慢讓手快，皆先天自然之能，咸以為力大與敏捷二者，均為天賦之能力，此皆與太極拳相左者也。

察四兩撥千斤之句，顯非力勝——如秤秤物，滑車起重，全賴槓杆斜面等理，太極拳以小力勝大力，以無力制有力，與科學符合。

觀耄耋能禦衆之形，快何能為——年老之人，舉動遲緩，善太極功者，雖老亦能禦衆是不僅恃手足速快已也。

立如平準——中正安舒，不偏不倚，脊背之關，自然得勢。

活似車輪——靈活無滯，則周身似車輪，常轉不已矣。

偏沉則隨——偏，一端也。如吸水機，如撤酒器、使一端常虛、故能引水，如欹器之不堪盈滿，滿則自覆矣。

雙重則滯——有彼我之雙重，有一己之雙重，太極拳以虛靈爲本，單重尚且不可，况雙重乎。

每見數年純功，不能運化者，率皆爲人制，雙重之病未悟耳——虛則靈，靈則動，動則變，變則化，化則無滯，善太極拳者，常制人而不制於人，若用功純熟而不悟雙重之弊，猶未學耳。

欲避此病——雙重之病。

須知陰陽——陰陽之解甚多，前已述之，茲不復贅。

粘即是走、走即是粘——制外勁時謂之粘，化外勁時謂之走。制而化之，化而制之，制卽化，化卽制也。

陰不離陽，陽不離陰，陰陽相濟，謂懂勁——知彼己之剛柔虛實，則陰陽互爲消長，以虛濟盈，而不失其機，斯眞懂勁。

懂勁後，愈練愈精，默識揣摩，漸至從心所欲——懂勁後能自揣摩，默而識之，有餘師矣。

須舍已從人——毋意，毋必，毋固，毋我，隨機應變，不拘成見之謂也。

誤爲舍近就遠——不知機而妄動，動輒得咎。

差之毫釐，謬之千里——區別甚微，人易失察，學者不可不詳辨焉。古人云：纔得眞訣好用功，苟不詳爲辨別，則眞妄費工夫矣。

第三節 太極拳術語釋義

1. 虛領頂勁氣沉丹田

太極拳經語曰：「虛領頂勁，氣沉丹田」。亦有作須領者，頂勁，卽頭頂懸之意。勁卽人身之中氣，虛領頂勁，言頂勁時，意會之處要虛，頂勁上提，脊背須正，頭不傾斜，目平視，頦內合，頭頂平，非故意做作，要出於自然。「氣沉丹田」之句，各家拳術多有之，太極拳尤重，氣者、呼吸之氣也。沉者、下沉也。丹田，亦名氣海。在人身臍下三寸。臍爲人體之中，氣沉於此，則身有所主，而不動搖，惟不得如外家之努力逼氣，須以意下沉。

2。提吊裹護含拔鬆沈

提者、提勁上領之意。由百會提到會陰，腦後由後頭以下沿中南大節間下至長强，上下豎起，不可過，不可不及。過則頂硬項强，不及則向前塌傾，領不起全身，振不起精神，前節已詳申其意。吊者，吊襠。裹者，裹襠也。襠要撐圓，要合住，無論何勢法何步法皆如是，則下部輕而旋轉無滯。故吊襠有提肛之意。裹爲箍步下根基之要訣。護者，護臀也。臀部在外功拳法中多向外翻，因挾襠挺胸之故。太極拳則適相反，襠撐圓而肘自內收，謂之護臀。含者，含胸也。胸部挺出，可使肺部發育，已爲運動生理學之定論。太極拳法重含胸，毋乃相反，而違生理，且每見有因是而傴僂其背者，狀極難看，此則誤解拳經，而入歧途者也。含胸與挺胸，在生理上毫不差異，挺胸意在使肺部擴大，多吸養氣，含胸則毫不著力，虛以受之，其容量或逾於挺胸。且所謂含者，含而不露之意也。拔者，拔背也。拔背云何？太極拳之氣與勁，「其根在腳，發於腿，主宰於腰，形於手指，」又須「斂入脊髓，」拔背則主宰於腰者，由是集中，而過肩，過肘，經過肩肘，形於手指。拔背則氣勁能斂入脊骨，且拔背與含胸相對，胸若存含意，則背斯存拔意矣。「凡此皆是意」，非顯見於外，有會心者，自可悟出。鬆者，鬆肩。沉者，沉肘也。鬆肩則肩膀之骨縫開，兩臂的運，自然靈活。沉肘則勁內含，而引氣達於丹田。否則氣勁停於肩，停於肘，終不能至於手指，且現出硬滯不化，種種弊端也。

3.中正與單重雙重

脊骨下端，要中正不偏，通體要直上，與頭頂之頸相通，則上身正直，故曰：「

立身須中正」。能立身中正，則不涉偏倚；能下勢闊當，即體積底面大。即支撐面廣，支撐面愈廣，則愈不易使重心出其範圍。反之，若稍涉偏倚，則重心將出支撐面範圍，而易於傾倒焉。立身中正，乃如樹木之能扎穩其根也。

單重雙重，皆爲太極拳之弊，單重之弊，在於隨。雙重之弊，在於滯。何則？譬如一手用力五十分，而他手毫無，此爲上身本體自比之單重。如一足用力五十分，而他足毫無，是爲下身本體自比之單重。此特手與手比，足與足較之單重耳。若以兩手與兩足比，如兩手皆前，而兩足獨後，兩足勁重，而兩手勁輕，是則手與手比，足與足比爲雙重。而手與足比，則爲單重，亦即全體上下相比爲單重也。單重之弊，遇敵方相機而加以引力，則順之而敗，故其弊曰隨。

雙重云者，若兩手用勁與方向皆相同。兩足用勁與方向皆相同，皆名雙重。若兩手兩足同時用勁與方向皆同者，則爲全體之雙重。若右手與右足，或左手與左足，用勁與方向皆相同者，是乃右手與右足或左手與左足之雙重也。既成雙重，則其弊爲滯，而不能渾化耳。槪觀之，亦若甚有功行者，然實際應用，則不但不足以制人，以滯而不化之故，反為人所制。不敗則已，敗即深不復可收拾矣。其弊較雙重有過無不及。

去單雙重之弊，亦幷不難。蓋對抗應用之勁，既無須乎配備之停勻，亦無用於極端相反之單重，以應用之時，變化萬端，多無定向，而為動力，在自衛方面，須積極免除為人利用之機，在攻擊方面，更須嚴分輕靈，以隨機應變，即此二者，自護則須除單重之隨，攻擊則須革雙重之滯，是以兩手足偏勁之分量與剛柔，每為二與八，三與七，四與六之比，在此各級比例中，大數為剛為陽，小數為柔為陰，其配備因皆平衡，然其中尤以八十與二十，七十與三十之比，為最適中。而合於「陰不離陽，陽不離陰，陰中有陽，陽中有陰」之原理，其結果稱之曰：「陰陽相濟」。與單重之有陽無陰，雙重之陰陽相離，迥然不同也。而此中竅要，一歸之實驗，久之則無意皆是意，不法皆是法矣。

4. 着勁粘走

着，亦作招。方法之謂也。如用某法應敵，則稱之曰某着或某招。不但太極拳有此術語，其流行甚普遍也。在一般拳法，多稱某着爲某手者。是又易曉而不須解釋矣。太極拳之各式，所含應用方法，計分打穴、擒拿、卸骨、擲、發等數部。而其要不外攻防兩法，用一着字可以概括之。

勁字，爲習太極拳者之口頭禪。曰：懂勁，曰：用勁。與各種拳法以勁字作力解者爲意不同。惟今人空言勁者居多。眞懂勁而能用勁者少。甚望能循此研究之路徑者亦少也。

粘走二字：見於王宗岳先生太極拳論中。原文云：「人剛我柔謂之走，我順人背謂之粘。」又云：「粘卽是走，走卽是粘。」其義本極顯明。惟不可以剛柔順背四字分析解釋。以字義解則死滯，拳法瞬息萬變，其中常有一活字，故有可意會不可言傳之妙。被人用剛而我用柔，是拳法原理，亦對抗時一種應用也。雖着勢千變萬化，凡此場合，皆名之曰走。走者化也。變化對方之剛勁，使不得加諸吾身。所謂以柔克剛也。因人剛我柔之原理應用，每使我順而人背，即我得勢而人則否。至此境界，皆名曰粘。粘者制也。我順人背，則可制人，而不制於人也。對抗之時，化爲制因，制爲化果。化即制，制即化，因果相生，循環不已，無毫髮之間斷焉。

5. 開合鼓盪匾抗丟頂粘連粘隨

開合，爲太極拳勁之根本，包括甚多。凡進退、上下、前後、左右、陰陽、剛柔、虛實、皆相對名詞。在應用亦相對聯用。有上即有下，無往而不復，言其象則如圓無端，論其用，則所謂開合勁也。以太極拳之妙，專利用往復無端之法以致勝。開合勁爲各勁之基本，必須熟練，始能熟用。以陽剛化人謂之開，以陰柔自守謂之合。即物理學分力合力之理也。鼓盪者，言氣之作用，身體各部運動，內臟亦隨之而動。惟使之動者，純以氣壓追伸縮鼓盪之力耳。此中竅要；在一定字，是以開合鼓盪，皆就練習姿勢用功而言。習之既熟，乃能致用。匾、抗、丟、頂、指平時練習推手及與對方打手而言。凡與人搭手，用勁過柔，失掤勁當先之原則。不能掤圓，必被人剛力壓匾。用粘勁如失其中定之主宰，以致過剛過進，出自身範圍，則成爲以力硬抗之現象，兩者俱不得剛柔之中，為太極拳所大忌。與人靠手，人手已離走，而我不知，此之謂丟。人手以剛力進擊，我無柔化之逆應，反拒之以剛，若角觝然者，謂之曰頂。在推手術中，最重感覺靈敏，微動即知，運四兩以撥千斤，故匾抗丟頂，是所大忌也。粘連黏隨，所以救濟丟頂之弊，粘以制人，須連續無絲毫間斷。粘以隨人，使人無自動之能。則量敵而進，慮勝而會，其權操之於我。自習時如此，對抗時亦如此，此誠爲克敵致勝之金科玉律，然必見諸實習，非口頭禪也。

6. 實地應用各名詞

接手：指與對方用着法作較之第一手而言。不限於使用任何着法，與搭手，靠手均異。以搭靠多指友誼的研究，適用之於推手術中。在他種拳法，即泛指交手，而太極拳之接手，則專指對抗。若對抗而用搭手、靠手，從容以待，未有不失敗者，是以接手必知機應變，來去神速，能接手得機，無往不利矣。

相手：凡與吾作友誼研究，彼此以着勁實地試驗，以求增進功行者，彼此互稱相手，蓋同心若金，攻錯若石，相輔相助之意也。

拗手：右手與對方右手相接，或左手與對方左手相接，名曰拗手。

順手：右手與對方左手相接，或左手與對方右手相接，名曰順手。

背勁：外力來時，吾由中途分截，使不能直達吾身，謂之背勁。

順勁：順來侵外力方向引之，使其落空，而不以剛勁抗之，謂之順勁。

問勁：不知對方動力之趨向，佯攻詐誘，使之明顯發覺，藉以明瞭其企圖或預擬路線，而壓迫引誘，使之入吾計劃中而懲創之，此等攻誘壓迫，謂之問勁。非以口問，係以心意感覺支配動作而問之也。

聽勁：以感覺觸覺靈敏，察知敵之動力，而瞭解其企圖，藉以立時定攻防方法，而制伏之，謂之聽勁，非以耳之聽覺爲也。

圈內：兩臂範圍以內，指胸腹等部而言，謂之圈內。

圈外：兩臂範圍以外，謂之圈外。

吃裏：吾手進入對方之圈內，謂之吃裏。

吃外：吾手進至對方之圈外，謂之吃外。

殺手：用極毒之着，制人于死命，謂之殺手。

上下手：平時友誼研究，攻者爲上手，守者爲下手。

吞吐：用身法吸入對方之來手曰吞，發放曰吐。

粘走勁：制人曰粘勁，以吾手着於對方之身，如膠着物，亦曰粘勁，有名黏勁者，將對方勁力化走，謂之走勁，亦稱化勁。

纏絲勁：陳氏拳譜，講此勁最詳，無論手足收放，均用纏絲勁，纏繞而出，纏繞而回，純以內勁，不顯於外。一說，卽抽絲勁，「運勁如抽絲，」一恐其斷，一恐其抽不出，用勁要緩而均也。

合勁：將對方全力收斂，而緊聚之，使不得伸，謂之合勁。

定勁：將對方身體上提或採擬，使其重點移動，脚跟離地，此時敵所施其技，搖褫不自主，謂之定勁，卽時而施擊法也。

補手：亦曰補勁，用一着一勁猶不足以制人，乘機繼用之方法，謂之補手。

第四章 太極拳名稱

預備式 (1)攬雀尾 (2)單鞭 (3)琵琶式

(4)提手上式 (5)白鶴亮翅 (6)摟膝拗步 (7)琵琶式

(8)摟膝拗步(一) (9)摟膝拗步(二) (10)摟膝拗步(三) (11)琵琶式

(12)白蛇吐信 (13)進步搬攔捶 (14)如封似閉 (15)十字手

(16)抱虎歸山 (17)攬雀尾 (18)斜單鞭 (19)肘底看捶

(20)倒攆猴(一) (21)倒攆猴(二) (22)倒攆猴(三) (23)斜飛式

(24)琵琶式 (25)提手上式 (26)白鶴亮翅 (27)摟膝拗步

(28)海底針 (29)單通臂 (30)翻身撇身捶 (31)進步搬攔捶

(32)進步攬雀尾 (33)單鞭 (34)雲手(三) (35)單鞭

(36)左高探馬 (37)右分脚 (38)右高探馬 (39)左分脚

（40）轉身蹬脚　（41）摟膝拗步　（42）進步栽捶　（43）翻身撇身捶
（44）二起脚　（45）退步左打虎式　（46）退步右打虎式　（47）披身踢脚
（48）雙風貫耳　（49）進步蹬脚　（50）轉身蹬脚　（51）進步搬攔捶
（52）如封似閉　（53）十字手（半套）（54）抱虎歸山　（55）攬雀尾
（56）斜單鞭　（57）琵琶式　（58）野馬分鬃（三）（59）琵琶式
（60）攬雀尾　（61）單鞭　（62）進步玉女穿梭（63）轉身玉女穿梭
（64）進步玉女穿梭（65）轉身玉女穿梭（66）琵琶式　（67）攬雀尾
（68）單鞭　（69）雲手（三）　（70）單鞭　（71）下式
（72）金鷄獨立（73）倒輦猴（一）（74）倒輦猴（二）（75）倒輦猴（三）
（76）斜飛式　（77）琵琶式　（78）提手上式　（79）白鶴亮翅
（80）摟膝拗步　（81）海底針　（82）單通臂　（83）翻身撇身捶
（84）進步搬攔捶　（85）進步攬雀尾　（86）單鞭　（87）雲手

(88)單鞭　(89)左高探馬　(90)白蛇吐信　(91)轉身單擺臉

(92)摟膝拗步　(93)進步指襠捶　(94)進步攬雀尾　(95)單鞭

(96)下式　(97)上步七星　(98)退步跨虎　(99)轉身迎面掌

(100)轉身雙擺臉　(101)彎弓射虎　(102)進步搬攔捶　(103)如封似閉

(104)十字手　(105)合太極(完)

第五章　太極拳式圖解

預備式：本式面正西開始

身軀直立，各部關節放鬆，頭正，背直，目向前平視，兩臂下垂，兩肘微屈，指尖向前指，掌心下按。兩足左右平分，距離與肩相等，成平行線，呼吸正常，然後開始動作。（見第1圖）

1.攬雀尾：本式分六動，開始時面向正西。

（一）左臂向前平舉，肘向右屈，肩肘腕成百二十度之弧形，掌心向內，指尖向右指；同時右臂向前伸出，掌心向外，指尖向上豎於肘腕之間。成九十度弧形，同時左足向前一步踏出，左膝半屈，右腿伸直成左弓箭步，重心在左膝後約五寸處。（見第2圖）

（二）兩掌向前，自左經過橫行立體之左上弧線，向右方拋出，同時向右轉，右足向右前方踏出，成右弓箭步，此時兩臂拋出後，右掌心向左，肩肘腕成百廿度之弧形，右掌較右肩略高；左掌心向右，肩肘腕成百度之弧形，左掌與右肘相對，兩臂距離與肩相等，重心在右膝後約五寸處，身面均向正北方。（見第2圖）

（三）雙掌自左後方向前右方，經過立體斜面之上弧線劃一小圓周，再由前右方，經過下弧線，遞至左膝，重心須隨動作漸次後移於左腿，成反弓箭步。（見第3圖）

（四）右臂提起至於胸前，掌心向後，左掌心向前貼近右腕，然後右臂向前擠出，同時右膝向前半屈，左腿伸直，重心須隨動作向前移於右腿，成右弓箭步。（見第3圖）

（五）兩臂向前平舉，掌心向下，經過上弧線，雙掌後撤，至於胸前，掌心向前，指尖向上指，雙掌距離與肩相等，左膝屈，右腿伸直，重心須隨動作後移於

左腿，成反弓箭步。（見第4圖）

（六）雙掌經過半下弧線，向前推出，肩肘腕成百六十度弧形，右膝向前半屈，左腿伸直，重心須隨動作向前移於右腿，成右弓箭步，身面均向正北。（見第4圖）

「概論」太極拳之動作，臂不宜伸直，拳不宜握實，每一動作俱要成弧形。動作向前，重心即向前移於前腿；動作向後，重心即隨之後移於後腿，學者須當切記！

2. 單鞭：本式分二動

（一）雙臂向前平舉，掌心向下，雙臂以肩為軸，自前向左後、右、仍至於前，劃一平面圓弧；再以肘為軸，自前、左、後、右至於前劃一小圓弧；同時足尖向左鈎回九十度。身軀向左轉四十五度，右掌置於右前方，較肩略高，鬆腕，指尖下垂，變作鈎形，手掌位於右腕，右膝微屈，左腿伸直，重心移於右腿，身面均向西北方。（見第5圖）

（二）左腿提起，身軀向左後轉百二十五度，左足邁出一步，成左弓箭步；同時右鈎手仍在原方位，左掌經過右肩左肩向左前方伸出，指尖向上，掌心向右，肩、肘、腕成百二十度弧形，左肘與左膝成垂直線。重心須隨動作移於左腿，身面均向正南方。（見第5圖）

「概論」弓箭步之後足根，務須轉正，使前後兩足尖向同一方位。

3.琵琶式：本式分一動

先將左脚尖向西轉九十度，重心在左腿，身向右轉，右腿向前邁出，不可將左腿重心牽動，右脚根落地，同時雙肩放鬆，兩臂成弧線落下，再經過前弧綫，舉至胸前，右掌心相左，指尖向前上方，肩、肘、腕成百二十度弧形；左掌心向右，與右肘相對。兩臂距離與肩相等，身面均向正西。（見第6圖）

提手上式：本式分二動

(一)右脚尖落地，重心移至右腿，上身端直，右膝向下屈；同時右臂由前方落下，左掌附右肩。(見第6圖)

(二)身軀起立，重心移於右腿，左足向前踏，與右足平行，兩脚與肩等，同時右腕由左臂內向上提至囪門前上方，約五寸處，同時左掌順右臂落下，貼近衣胯，指尖向前，掌心向下，身面均向正西。(見第6圖)

5.白鶴亮翅：本式分四動

準備式——右脚尖向左轉九十度。

(一)身軀向左轉，屈右膝坐身；同時右臂經右成弧綫落下，左臂以肘為軸，自左方提起，再由右方落下，兩掌交於左膝上方，掌心向下，面向正南，重心在右腿。(見第7圖)

(二)左腿提起向左前方邁出，脚尖落地，成丁虛步；同時兩臂分開，右臂向右上方提起，圈周百二十度之弧形，掌心向外，指尖指向左上方。左臂隨左腿分

開伸直，(忌用力)掌心向後，指尖向左下方，大指距左膝約五、六寸。(見第7圖)

(三)腰膝向下擺動，使雙掌由左方提起再由右方落下，劃一橫面橢圓，直徑約五寸。(見第8圖)

(四)身軀再向下坐，雙掌姿勢不變，將圓放大，自右方落下，由左後方推上至頭頂，然後轉身還原，左腿收回，雙掌落下，大指高度與耳相齊，兩脚距離與肩同寬，身面均向正西。(見第8圖)

6.摟膝拗步：本式分四動

(一)右臂後下撤，再弧形提起，掌心對右耳門，指尖向前，左臂走上弧綫提起，大指齊右肩頭，掌心向右，指尖向上。(見第9圖)

(二)重心在右腿，屈膝坐身，提起左腿向左後方邁出，不可牽動重心，重心仍在右腿。(見第9圖)

（三）右掌不動，左掌順右脅落下至右膝，經過右膝前方，再經左膝前方，大指竪於左膝蓋左方，掌心向下，指尖向前。當左掌經過兩膝前方時，上身隨同向左轉九十度重心漸次移至左腿。（見第9圖）

（四）右掌經過下小弧綫向前伸出，掌心向前，指尖向上，鬆肩墜肘，肩膀均須端正，同時右足尖轉正，兩脚尖與身面均向正南方成弓箭步（見第9圖）

（附註）掌經過膝蓋前方名摟膝，出左足伸右手，出右足伸左手，名拗步。

7.琵琶式：本式一動

右掌走上弧綫，掌心向左，撤至胸前，同時上身後坐，重心移至右腿，然後左掌提起掌心向右，比肩略高，在右掌之前上方。肩肘腕成百二十度弧形，同時左腿提起，微向後撤，脚根落地，若抱琵琶然。（見第10圖）

8.左摟膝拗步本式二動

（一）左掌走上弧綫，大指竪右肩，右掌走下弧綫提起位於右肩頭上，指尖向前，

掌心對耳。（見第10圖）

（二）左腿向前邁出成弓箭步，左掌落下摟左膝，大指貼於左膝外方，同時右掌走小下弧綫向前伸出，掌心向前，指尖向上，身面均向正前方。（見第10圖）

9.右摟膝拗步：本式分二動

（一）右掌走上弧綫，至於左肩，左掌走下弧綫提起位於左肩前上，指尖向前，掌心對耳。

（二）右腿向前邁出，成右弓箭步，右掌摟右膝，左掌伸出。（餘同第8式左摟膝拗步，見第10圖）

10左摟膝拗步：本式分二動

（一）左掌走上弧綫，至於右肩頭；右掌走下弧綫提起位於右肩上方。（餘同8式）

（二）本動與第8式二動同。

11琵琶式：本式一動見第7式琵琶式。

12白蛇吐信：本式分二動

（一）先將左掌心翻向下，右掌心翻向上，雙掌經左方劃一平面半圓，掽至胸前，這時左掌心翻上，右掌心翻下，雙掌指尖向前。

（二）雙掌向前伸出，右掌大指貼近左腕，同時重心移至左腿，然後右脚向前與左脚平行身面均向正南。（見第11圖）

13進步搬攔捶：本式分三動

（一）雙掌落下，向左後方撤，然後舉起再向前右方伸出，劃一縱直斜圓，左大右小，止於胸部前右方，大臂均成逕直，左掌心向右，指尖向上，腕部貼近右掌指尖，同時右腿邁出，成右弓箭步。

（二）左掌不動，右掌握拳後撤。

（三）右拳貼近左掌向前伸出，同時左腿向前邁出，成左弓箭步。身面均向正南。

（第見2圖）

14如封假閉：本式分三動

（一）左掌順右臂下方向右上方伸出，右掌向左橫移，兩小臂在胸前成「×」形，雙掌心向後。

（二）雙掌自前方落下、漸次左右分開至兩膝外方約五寸處，掌心向前，指尖向下，同時身向後移坐於右腿。

（三）雙掌各自左右成弧線提起至胸前，指尖向上，掌心向前，然後向前壓肘推出，重心移至左腿，身面均向正南方。（見第16圖）

15十字手：本式分四動

（一）雙掌經上弧綫撤至胸前，再經下弧綫推出。

（二）順推出之弧線，向上舉起，掌心向前，同時身向右轉九十度，重心漸次移至右腿。

（三）雙掌心翻向外，由左右分開落下，掌心向下，同時屈身下坐。

（四）雙掌經雙膝的前方，兩腕交叉，右前左後，再提起至胸前，指尖向上，左掌心向右，右掌心向左，同時上身起立，左腿收回，與預備式同，身面均向正西面。（見第14圖）

16 抱虎歸山：本式分四動

（一）雙掌自胸前落下，掌心向上，同時右腿向右後方撤一步，身半面向右轉，屈膝坐身。

（二）雙掌自膝前分開，左臂後撤提起至左肩上方，掌心對左耳，身向右轉，然後左臂向前，經上弧線伸出，同時右臂後撤，掌心向上，重心在右腿，成右弓箭步。（見第15圖）

（三）右臂舉起向前拋出捲回如抱物然，身手均向左後轉，雙臂上屈，指尖向上高與頭齊，肩、肘、腕成百二十度弧形，兩臂距離與肩等，重心移至左腿。

（四）雙掌在原部位與上身同時向右轉回，雙掌向前推出，重心移至右腿，身手均

向東北方。（見第16圖）

17 攬雀尾：本式分四動

（一）雙掌自左後方，向前右方劃一縱體小圓，再向左後方劃一大弧。直至左膝部後。撤時雙掌分開。左掌心向下，右掌心向上。

（二）同第1式攬雀尾之（四）動。

（三）同第1式攬雀尾之（五）動。

（四）同第1式攬雀尾之（六）動。身面均向東北方（見第2、3、4圖）

18 斜單鞭：本式分二動

（一）同第2式單鞭之（一）動。

（二）左腿向左橫開一步，成騎乘步、左掌經過右肩左肩之前，移至左前方，肩肘腕成百二十度之弧形，掌心向前左方，指尖向上，墜肘鬆肩，左肘膝上下相對，身向西北方、眼看左掌中指。（見第17圖）

19肘底看捶：本式分二動

準備式：兩足仍在原部位，兩腿伸直，兩臂左右平舉，掌心向下。

(一)兩臂左右擺動，先左後右，然後向左轉身百三十五度，面對左前，左臂轉至後方，掌心向下，右臂轉至前方，掌心向上。

(二)左臂圈回，掌心向上，由左脅伸出，肩肘腕成百二十度弧形，指尖向上，掌心向右，右臂撤回，握拳，拳眼向上，靠近左肘下方，身面均向正南方(見第17圖)

20倒攆猴(一)：本式分二動

(一)左掌向前伸出，掌心向上，同時右臂經過下弧線，向後平伸，掌心向上。

(二)右臂翻上，經過上弧線，橫位於左肩，指尖向左，右掌心向下，繼續腰部放鬆，左腿提起隨左臂後撤，同時身向左轉，兩腿成騎乘步，左掌心向上，指尖向右，置於腹部偏左約二寸，左臂彎曲如弓形，同時右掌沿左臂向右橫推

，右臂灣曲成百二十度弧形，掌心向下，指尖向前，掌心置於右膝外上方，距膝約六寸，身面均向正東方（見第18圖）

21倒輦猴（二）：本式分二動

（一）右掌心翻上向右平伸，左掌向左平伸，掌心仍向上，重心移至左腿。

（二）與第20式倒輦猴之（二）動之動作相反，動作終止，身向正西方。

22倒輦猴（三）：本式分二動

（一）左掌翻上向左平伸，右掌向右平伸，掌心向上，重心移至右腿。

（二）同第20式倒輦猴之（二）動（見第18圖）

23斜飛式：本式分二動

（一）左掌由內向左再至前方劃一平面半圓弧，掌心漸翻向下，指尖向右，右掌翻腕向內圈回，劃一平面半圓弧，置於左掌下方，兩掌心相對，同時右腿提起為丁虛步。

（一）右掌自左臂下伸出經前方，右方，至後右方，身軀同時隨之後轉，右步向右前方（轉身後之右前方）邁出成弓箭步，重心在右腿，身向西北。（見第19圖）

24琵琶式：本式一動

左臂由前方提起經過上弧綫置於胸前，掌心向右，指尖向前上方，同時屈左膝坐身，重心移於左腿，然後撤右腿向前邁出半步，成丁虛步，脚根落地，同時右掌落下，再由前方經過上弧線提起，撤置於左掌前上方，掌心向左，指尖向前上方，肩、肘、腕成百二十度之弧形，鬆肩墜肘，身向正西方。

（見第6圖）

25提手上式：本式分二動

與第4式提手上式之動作同。

26白鶴亮翅：本式分四動

與第5式白鶴亮翅之動作同。

27摟膝拗步：本式分四動

與第6式摟膝拗步之動作同。

28海底針：本式一動

先撤身後坐，將重心移至右腿，左腿撤回成丁虛步；脚尖落地，右掌經上弧線，撤至胸前，指尖轉向下；繼續向下伸至左脚尖，同時屈右膝坐身向下，左掌靠近左胯，但上身仍須端直，切忌前俯。（見第20圖）

29單通臂：（或作扇通臂）本式分三動

（一）左腿向前邁出，成左弓箭步，同時雙臂向前提起。掌心相對，指尖向前。

（二）身向右轉，雙掌經上弧線至囟門前上方，墜肘下落，經頭前轉向下，此時左掌心漸翻向後，右掌心向前，由右下方再經右弧線向上提起，重心移至右腿。

（三）然後雙掌自右經過頭上向左伸出，右掌心向前左掌心向左，重心移至左腿，雙掌經過之弧線須成『S』形。身向正西，面向正南。（見第31圖）

30翻身撇身捶：本式分三動

（一）雙掌分開右掌經右弧線落下提起置於左腋下，同時左掌經左弧線落下提起置於右腋下，兩小臂在胸前交叉成『X』形（左臂在外）同時左腳尖向右轉上身半面向右，重心在左腿。

（二）身再半面向右轉，右腿提起向前邁出，成右弓箭步，同時右掌變拳經上弧線向前平伸，左掌附於右肩。

（三）右臂後撤，大臂成垂直，同時左掌向前沿右臂伸出至右拳內側，指尖向上，左腳根亦轉正，與右腳成『‖』形，身向正北方。（見第32、33圖）

31退步搬攔捶：本式分二動

（一）同前第13式進步搬攔捶之（一）動，惟僅手臂動作相同，足部則不動。

(二)同前第13式進步搬攔捶之二動；惟同時退右步並坐身，重心在右腿。

(三)右拳向前擊出，同時成左弓箭步，身向正北方。(見第22圖)

32 進步攬雀尾：本式分五動

(一)右拳變掌，掌心向下，自右圈回至胸前，掌心翻上，再經過左方向前劃出

左掌附於右腕，同時上右步成右弓箭步。

(二)同第1式攬雀尾之(三)動。

(三)同第1式攬雀尾之(四)動。

(四)同第1式攬雀尾之(五)動。

(五)同第1式攬雀尾之(六)動。(見第2圖二動及3、4圖)

33 單鞭：本式分二動

同前第2式單鞭。(見第5圖)

34 雲手：(一)本式分二動

雲手(一)(一)左臂向前平伸，掌心向下，右手鈎變掌，上身右轉，左脚前移半步，成騎乘步，同時左掌落下，經下弧線向右上方提起，掌心向上，與右掌交义，重心在右腿。

(二)兩掌交叉後，左掌經前弧線移至左方，同時右掌落下，經下弧線向左上方，掌心向上提起同左掌交义，重心移至左腿，右腿提起靠近左腿。

雲手(二)(一)由上式右掌經前弧線移至右方，同時左掌落下，經下弧線向右上方提起，掌心向上，與右掌交义，重心移於右腿，左腿向左横跨一步。

(二)同第一次雲手之(二)動。

雲手(三)與第二次雲手之(一)(二)動同。(見第23、24圖)

35 單鞭：本式分二動

(一)右掌經前弧線移至右方變鈎，同時左掌落下經下弧線向右方提起附於右腕。

(二)同第2式單鞭之(二)動，身向正南方。(見第23、24圖)

36左高探馬：本式分二動

（一）左臂向前平伸，左右掌心稍上，身微下坐，重心集中右腿。

（二）右掌走上弧線，經過右肩頭，左肩頭，沿左臂掌心向下向前微推，同時左掌後撤至大臂成垂直為度，左腿亦提起後撤，成丁虛步，身向西南方。（見第24圖）

37右分脚：本式分三動

（一）雙掌相對自左後方向前右方劃一縱體小圓弧，再向左後方劃一大弧線，同時左腿向左後方撤一步，雙掌經左弧線提至左耳上方，右掌心向後。左掌心向前，身向左後方轉百三十五度，成左弓箭步。

（二）上身轉回再向正南，重心在左腿，同時雙掌上舉右掌心稍向前方。

（三）右掌向前右方落下，左掌向左方落下，兩臂與肩平，掌心均向前，同時右腿提起，右脚向前右方平舉，身向正南，面向西南。（見第35圖）

38右高探馬：本式分二動

（一）右臂右腿向南轉正，同時左右掌心均翻向上。

（二）與第36式左高探馬之（二）動相反。（見第26圖）

39左分脚：本式分三動

與第37式右分脚之（一）（二）（三）動之動作相反。（見第26圖）

40轉身蹬脚：本式分三動

（一）雙掌合置胸前交叉，左掌在外，左腿收回，重心移至右腿。

（二）向左後轉身面對正北，雙掌上舉，左掌心翻向右方。

（三）左掌向正前方落下與肩平，掌心向右，指尖向前，右掌向正右方落下與肩平掌心向前，同時左腿向正前方蹬出，與左臂上下相照。（見第27圖）

41落步摟膝拗步：本式分二動

（一）左脚撤回，左掌經過上弧綫撤回大指尖置右肩右掌下弧綫提起掌心對右耳。

（三）同8式（二）動唯身面均向正北方。（見第27、28圖）

42 進步栽捶：本式分二動

（一）右腿提起向前與左腿並齊，右掌經過上弧線，落於左膝外方，再走下弧線摟兩膝提起，掌對右耳，左掌經上弧線大指靠近右肩。

（二）左腿邁出成左弓箭步，左掌經下弧線摟左膝，大指靠於膝外，右掌握拳，向前下方伸出，（與地面成45°之角）頭正身直面對正北。（見第28圖）

43 翻身撇身捶：本式分一動

先將左腳尖鉤回，重心在左腿，左掌附於右臂，然後將身自右轉向後右方，右腿向前邁出成右弓箭步，兩臂經上弧線向前右方（新方向）落下，大臂均成重直，小臂水平，左掌附右拳，身向正南。（見第28圖及29圖）

44 二起脚：本式分三動

（一）左掌心翻上，向前伸出，右拳變掌，經下弧線向右後方平舉，掌心亦向上。

（二）左掌後撤至於左肋，同時右掌向上舉起，經上弧線向前拍下。左腳面則向上平舉，與右掌心相碰。碰後左脚落地，右掌不動，名一起脚。

（三）右掌落下向左後方與左掌同時後撤舉起經上弧線一齊向前拍下，同時右脚面平舉與兩掌相碰，名二起脚。拍後右脚落地，雙掌不動，身向正南方。（見第29圖）

45退步左打虎式：本式分二動

（一）雙掌自左後方向前右方劃一縱圓；再向左後方劃一大弧線至左膝，同時左腿向左後方退一步，身向左轉成左弓箭步。

（二）左掌變拳經左弧線向上舉起，置於兩眉前上方拳眼向下，右掌亦變拳，以肘爲軸心經左弧線舉起再向右下方劃拳落下，小臂近似水平，拳眼向上。身向正東。（見29、30圖）

46退步右打虎式：本式分三動

（一）左掌落下與右掌經左弧線舉起向右方經右弧線落下。

（二）向右後轉身、右腿亦向右前方（新方向）邁出，成右弓箭步，雙掌隨身變動經下弧線向右後方移動。

（三）右拳經過右弧線，向上舉起爲兩眉前上方，左掌以肘爲軸心，經右弧線舉起，爲向左下方翻拳落下，與肘同高，身向正西。（見第29圖）

47 披身踢脚：本式分三動

（一）左腿自後向北移一步，隨步向左後轉身面對正北成左弓箭步，同時左拳變掌經下弧線再經左弧線上舉，右拳變掌，經右弧線落下，再經右弧線提起與左掌交叉置於肩前上方左掌心向前右掌心向後。

（二）向右後轉身雙掌上舉左脚尖扣回重心在左腿。

（三）右掌向前落下與肩平掌心向左，左掌向左方落下亦與肩平掌心向右前，同時右腿提起向前踢身面均向正南方。（見30、31圖）

48雙風貫耳：本式分二動

（一）先將右腿收回右掌心翻上經左弧線撤回置於右膝上，同時右掌心翻上經前弧線撤回與右掌相盤。（左上右下）

（二）右腿向前邁出成右弓箭步，同時雙掌分開翻下握拳，左經左弧線，右經右弧線平面向前相碰拳眼相對，高與耳齊，兩臂及胸面却成一圓形。身面均向正南。（見第51圖）

49進步蹬腳：本式分三動

（一）先將右脚尖向上身向右轉正，重心集於右腿，屈膝坐身成臥步式，同時變拳變掌，右掌經右弧線落下圓回置於胸前，掌心向外，左掌經左弧線落下圓回同右掌相交，掌心向內 左掌在外。

（二）將身立起，雙掌上舉，左掌心翻向外。

（三）左掌經左弧線落下與肩平，掌心仍向外，右掌經右弧線落下與肩平，掌心向

外，同時左腿提起向左蹬出，身向正西，面向正南方。（見第31、32圖）

50 轉身蹬脚：本式分三動

（一）左腿落下向右脚外方搭步，同時雙掌經前弧線交叉於胸前。右掌心向內。左掌心向外。

（二）身體向右旋二百七十度，面向正南，雙掌上舉，右掌心翻向外。

（三）右掌經前弧線向前落下與肩平。掌心向左，左掌經左弧線向左落下亦與肩平掌心向前，同時右腿提起向前蹬出，身面均向正南方。（見第33圖）

51 進步搬攔捶：本式分三動

同前第13式進步搬攔捶。

52 如封似閉：本式分三動

同前第14式如封似閉。

53 十字手：本式分四動

同前第15式十字手。（半套）

54抱虎歸山：本式分四動

同前第16式抱虎歸山。

55攬雀尾：本式分四動

同前第17式之攬雀尾。

56斜單鞭：本式分二動

同前第18式斜單鞭。

57琵琶式：本式一動

（一）先將左脚尖轉向正北，重心集於左腿，上身半面右轉，右腿向前邁出，脚根落地成右丁虛步，同時兩臂經左右弧線落下，再經前弧線提起右掌在前掌心向左，肩肘腕成120°弧形，左掌心向右對右肘，身面均向正北方（見第6式第33圖）

58野馬分鬃三：本式分二動

（一）上身微向左轉，右掌由上經下弧線落下手背貼左跨，同時左掌心向左，經上弧線，大指貼近右肩。

（二）右腿提起向右前方邁出，脚尖向北，成右弓箭步，同時右掌經前弧線向右前方上撩與右肩同高直指正北，掌心斜向上，左掌經前弧線落下貼於左跨外方，掌心向下，指尖向前左方，身面均向正北方。

野馬分鬃二

（一）右掌心翻下經前弧線，大指貼左肩。左掌心翻上經前弧線貼於右跨，上身微向右轉，重心集於右腿。

（二）左腿向左前方邁出成左弓箭步，同時左掌經過前弧線向左前方撩起，直指正北與肩同高，掌心斜向上。右掌經右弧線落下貼於右跨外方，掌心向下，指尖向前右方，身面均向正北方。

野馬分鬃三

（一）左掌再劃下，經上弧線，大指靠右肩，右掌再上經前弧線，手掌靠左胯，身微向左轉。

（二）右腿邁出成右弓箭步，同時右掌經前弧線，向前上方舉起，掌心向上與右肩平，右掌經前弧線落下，置於左胯左方，掌心向下，指尖向前左方，身向正北方。（見第卅圖）

59琵琶式：本式一動

先將重心集中左腿，右腿微向後撤，腳根落地成右丁虛步，同時兩臂經過左、右弧線落下，再經前弧線提起，右掌心向左斜前，肩、肘、腕成百二十度弧形，左掌在後，掌心對右肘，身向正北方。

60攬雀尾：本式分四動

同前第17式攬雀尾。（見第17圖）

61單鞭：本式分二動

同前第2式單鞭。（見第2圖）

62進步玉女穿梭：本式分三動

（一）先將左脚尖扣回，身向右後轉。變成右弓箭步，同時左掌心翻向上，自右腕下穿出。

（二）左腿提起向前方邁出成左弓箭步（新方位），同時將左掌心向上，右掌心向下，指尖附左腕，經平面前弧線劃一圓，左指尖靠近左肩，掌心向上，右掌心翻向前，指尖附左腕，向後坐身，重心移至右腿。

（三）左掌心翻向前，向前推出，指尖對前胸，左臂成平面半圓形，置於左前方，重心隨左掌動作，漸次移至左腿，右掌心向左前方，指尖向上，附左腕，身向正北方，面向西北方。（見第35圖）

63轉身玉女穿梭：本式分三動

（一）先將左脚尖扣回，身向右轉，同時右掌心向下，經平面右弧線，掌心翻向上自左腋下穿出。

（二）身向右後轉，右腿提起向右前方邁出，（新方位）成右弓箭步，同時右掌隨身轉動，左掌心翻向下，指尖附右腕，經平面前弧線劃一圓，右指尖接近右肩，掌心向上，左掌心翻向前，指尖附右腕，向後坐身，重心移至左腿。

（三）右掌心翻向前，向前推出，指尖對前胸，右臂成平面半圓形，置於右前方，重心隨右掌動作，漸次移至右腿，左掌心向右前方，指尖向上附右腕，身向正南方，面向西南。（見第36圖）

64 進步玉女穿梭：本式分三動

（一）左掌心向下經平面左弧線圈回，掌心翻上自右腋下穿出。

（二）左腿提起向左前方邁出成左弓箭步，同時左掌心向上，右掌心向下，指尖附左腕經平面前弧線劃一圓，左指尖接近左肩，掌心向上，右掌心翻向前，指尖附左腕，向後坐身，重心移至右腿。

（三）左掌心翻向前，向前推出，指尖對前胸，左臂成平面半圓形。置於左前方，重心隨左掌動作。漸次移至左腿，右掌心向左前方、指尖向上・附左腕，身向正南方・面向東南方。

65轉身玉女穿梭：本式分三動

同前第63式之轉身玉女穿梭，惟身向正北方・面向東北方。

66琵琶式：本式一動

同前第59式之琵琶式。

67攬雀尾：本式分四動

同前第17式之攬雀尾。

68單鞭：本式分二動

同前第2式之單鞭。

69雲手：本式分二動

同前第54式之雲手。

70單鞭：本式分二動

同前第55式之單鞭。

71下式：本式分二動

(一)左掌提起經纖體上弧線，向後方落下，同時右步向後方撤，身向右轉，成半撲步，將左掌置於右膝前方，掌心向前，指尖向左，右掌仍鈎形，方位不動，身面向正西方。

(二)左掌向前伸出，置於左脚面上方，掌心向右，小指緊脚面，身向正西方，面向正南方。(見第87圖)

72金鷄獨立：本式左右分二動，共四動。

(一)左膝向前屈，成左弓箭步，左掌向前伸出，身向正南方，右掌仍成鈎形。

(二)左腿直立，右腿提起，脚尖下垂，然後左掌撤至左肋，掌心向上，指尖向前，同時右手鉤變掌，經下弧線由前方提起，屈肘置肘於右膝上方，掌比肩略高，指尖向上，掌心向左。

(三)右腿向前落下，右掌舉起向左後方落下。

(四)左腿提起，脚尖下垂，然後左掌經下弧線由前方提起，屈肘置肘於左膝上方，掌比肩略高，掌心向右，右掌自左下方經平面前弧線，撤至右肋，掌心向上，身面均向正南方。(見第37、38圖)

73倒輦猴：本式分二動

同前第20式之倒輦猴。

74倒輦猴：本式分二動

同前第21式之倒輦猴。

75倒輦猴：本式分二動

同前第22式之倒輦猴。

76斜飛式：本式分二動

同前第23式之斜飛式

77琵琶式：本式一動

同前第24式之琵琶式。

78提手上式：本式分二動

同前第4式之提手上式。

79白鶴亮翅：本式分四動

同前第5式之白鶴亮翅

80摟膝拗步：本式分四動

同前第6式之摟膝拗步。

81海底針：本式一動

同前第28式之海底針。

82 扇通臂：本式分三動

同前第29式之扇通臂。

83 翻身撇身捶：本式分三動

同前第30式之翻身撇身捶。

84 進步搬攔捶：本式分三動

同前第13式之進步搬攔捶。

85 進步攬雀尾：本式分五動

同前第32式之進步攬雀尾。

86 單鞭：本式分二動

同前第3式之單鞭。

87 雲手：本式分二動

同前第84式之雲手。

88 單鞭：本式分二動

同前第85式之單鞭。

89 左高探馬：本式分二動

同前第86式之左高探馬。

90 白蛇吐信：本式一動

（一）左腿提起向前邁出成左弓箭步，同時左掌微向後撤，再自右掌上方向前伸出，掌心向上與肩平，右掌在左腋下左方，掌背附於左脅，身面對向正南方。

（見第89圖）

91 轉身單擺臉：本式分二動

（一）左腳尖扣回，身向右後轉，重心集於左腿成右丁虛步，左掌自頭頂上向前經平面右弧線，置於右肩頭，掌心向前，右掌仍附於左腋左方，掌心向左。

（二）右腿自左方提起向右方平面擺動，同時左掌自右向左平面擺動，拍右脚面，身向正北，重心在左脚。（見第39、40圖）

92 摟膝拗步：本式分二動

同前第41式之落地之摟膝拗步：惟手腿爲相反之動作。

93 進步指襠捶：本式分三動

（一）右掌落下。自左方經左弧綫提起變拳，將腕翻上。

（二）右拳落下，經下弧線自右後方提起置於右肩，同時左掌經上弧線置於右肩前方，掌心向右。

（三）左腿提起邁出成左弓箭步，左掌落下，經下弧線向前摟左膝，置於左膝外方，同時右拳沿右肋落下經下弧綫用拳背撩出，以擊對方之襠。身向正北方。

（見第41圖）

94 進步攬雀尾：本式分五動

同前第32式之進步攬雀尾。

95 單鞭：本式分二動

同前第2式之單鞭。

96 下式：本式分三動

同前第71式之下式。

97 上步七星：本式分二動

（一）左腿向前屈膝，左掌變拳向前上方伸出，重心在左腿。

（二）右腿向前邁出成右丁虛步；同時右手鈎變拳，經下弧線自前方提起與左拳斜形交叉於胸前，兩腕向前，墜肘鬆肩，身向正南方。（見第43圖）

98 退步跨虎：本式一動

右腿後撤半步，重心移至右腿，左腿提起微後撤，左腳尖點地成左丁虛步；同時雙拳落下變掌在左膝前方分開。左掌經左弧線提起變鈎，右掌經右弧線

提起，指尖向上，掌心向右，兩臂與肩平，重心在右腿，身向正南方。（見第42圖）

99轉身迎面掌：本式分二動

（一）左手鈎變掌圈回置於右肩，掌心向後；同時左腿提起。

（二）身向右後轉，左腿隨身轉變向前邁出；同時左臂順左掌心之方向伸出，右掌在左腋左方，手背附左臂，身向正北方。（見第43圖）

100轉身雙擺蓮（腿）：本式分二動

（一）先將左腳尖扣起，重心集中左腿，身向右後轉，身向正南方，繼身成右丁虛步，右掌沿左臂外方滑出至左掌指尖，然後雙掌隨身轉變，隨平面前弧線移置右肩右方，墜肘鬆肩，雙掌掌心均向前方。

（二）右腿提起，自左方向右方擺動；同時左右掌自右向左平面擺動，拍擊右腳面雙掌置於左方，身向正南方。（見第43、44圖）

101彎弓射虎：本式一動

右腿邁出成右弓箭步，同時雙掌自左方落下，經平面前弧線，由右後方提起變拳，向前左方伸出，右拳在上，拳眼向下，左拳在下，拳眼向上，兩拳成一直綫，距離約一尺，身向正南方，面向東南方。（見第44圖）

102進步搬攔捶：本式分三動

同前第15式之進步搬攔捶。

103如封似閉：本式分三動

同前第14式之如封似閉。

104十字手：本式分四動

同前第15式之十字手。

105合太極：本式分五動

（一）雙掌左右分開落下，同時坐身。

（二）雙掌經兩膝前方掌心翻上，由前舉起過頭；同時起立。

（三）掌心翻向下再落下坐身。

（四）雙掌變鉤提起過頭起立。

（五）雙掌落下同預備式。

（雙掌起落時行深呼吸）（見第六圖）

太極拳畫式

畫例

1、黑畫 表示原動式
2、白畫 表示次一動式
3、实線 ⟶ 表示原式變為次式之路線
4、虛線 ---→ 表示次式變為下畫原式之路線
5、単線 ⟶ 表示単手之路線
6、双線 ⟹ 表示双手之同一路線
7、足印 ⬭ 表示下一動足應落放之位置
8 重複之式均行省略

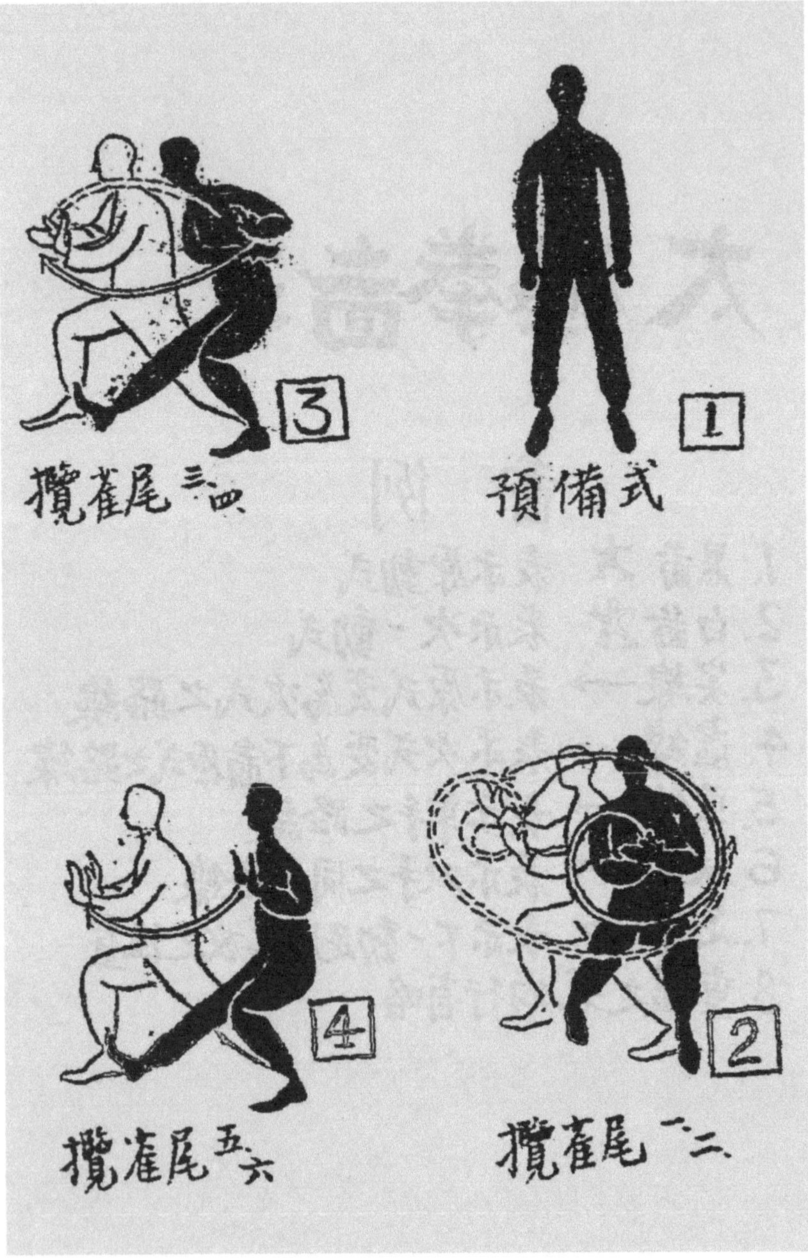
1
預備式
2
攬雀尾一二
3
攬雀尾三四
4
攬雀尾五六

(背面畫)
7
白鶴亮翅一、二、
5
單鞭一、二
8
白鶴亮翅三、四、
6
琵琶式
提手上式

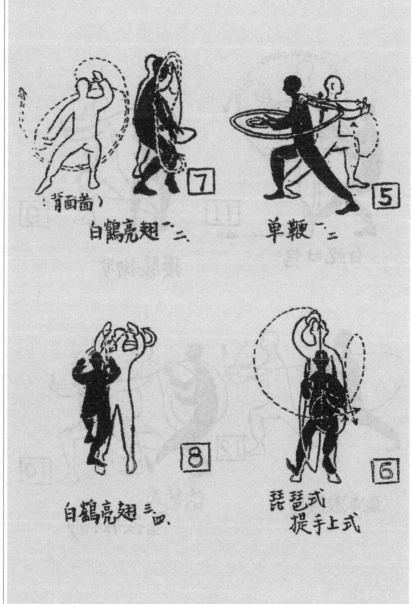

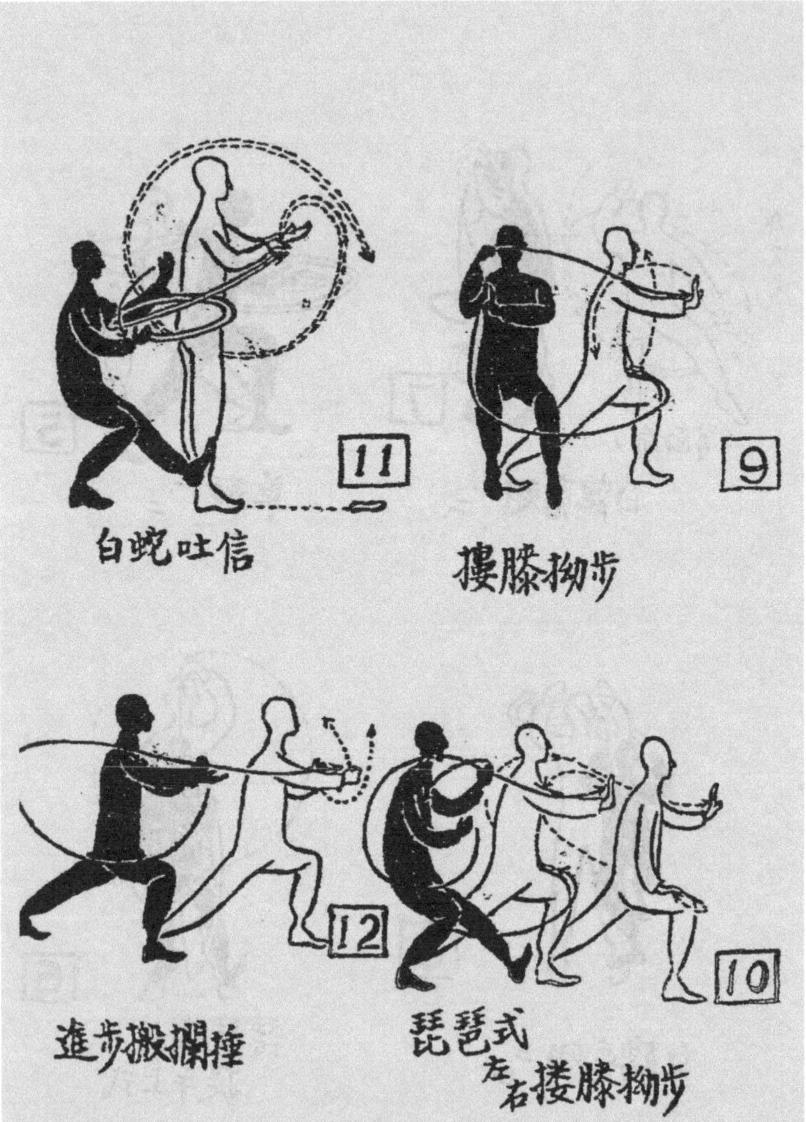
9
摟膝拗步
11
白蛇吐信
10
琵琶式
左右摟膝拗步
12
進步搬攔捶

15
抱虎歸山一、二、
13
如封似閉
16
抱虎歸山三、四、
14
十字手

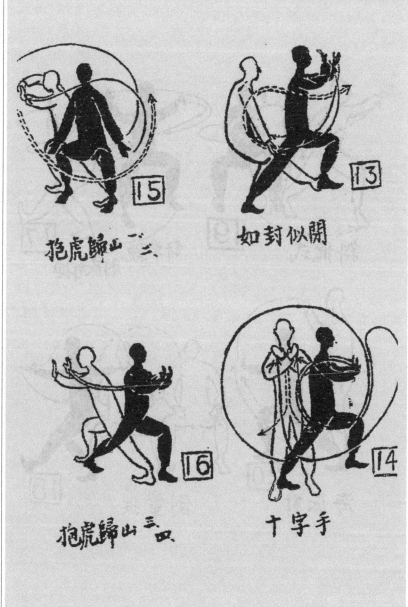

19
斜飛式
17
斜单鞭，肘底看捶
20
海底針
18
倒輦猴

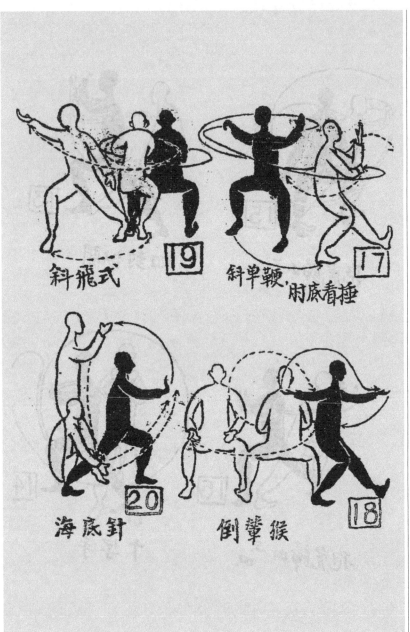

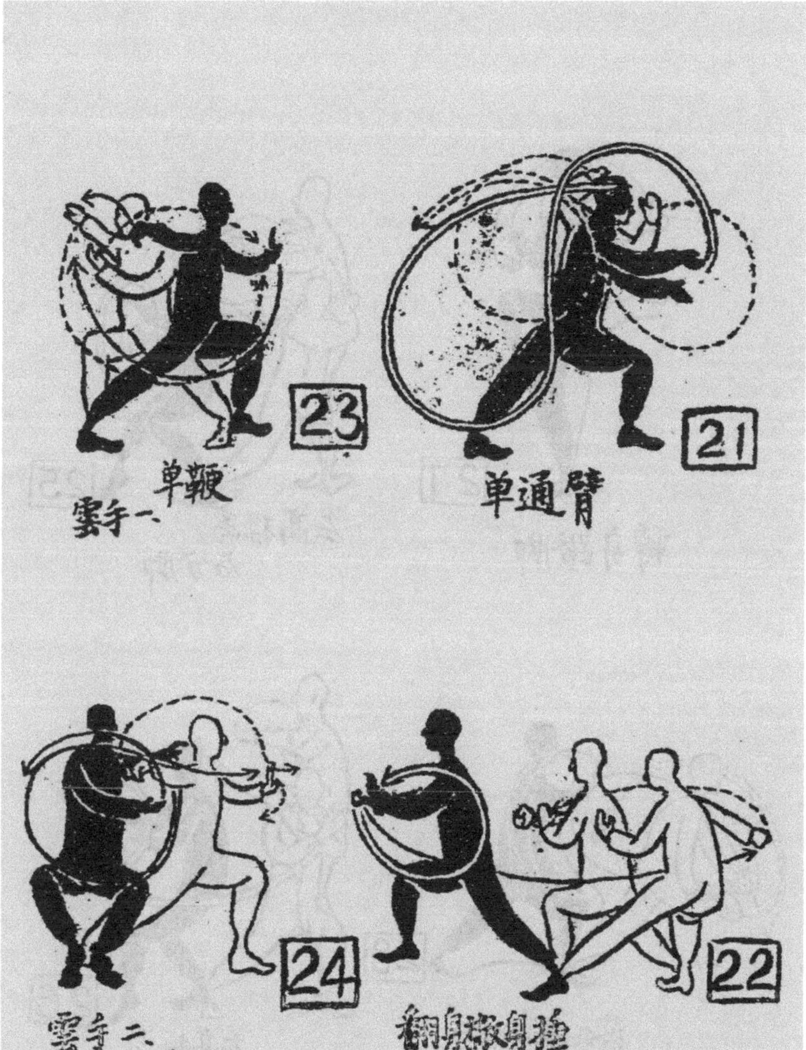
21
単通臂
22
翻身撇身捶
退步搬攔捶
23
単鞭
雲手一、
24
雲手二、
単鞭

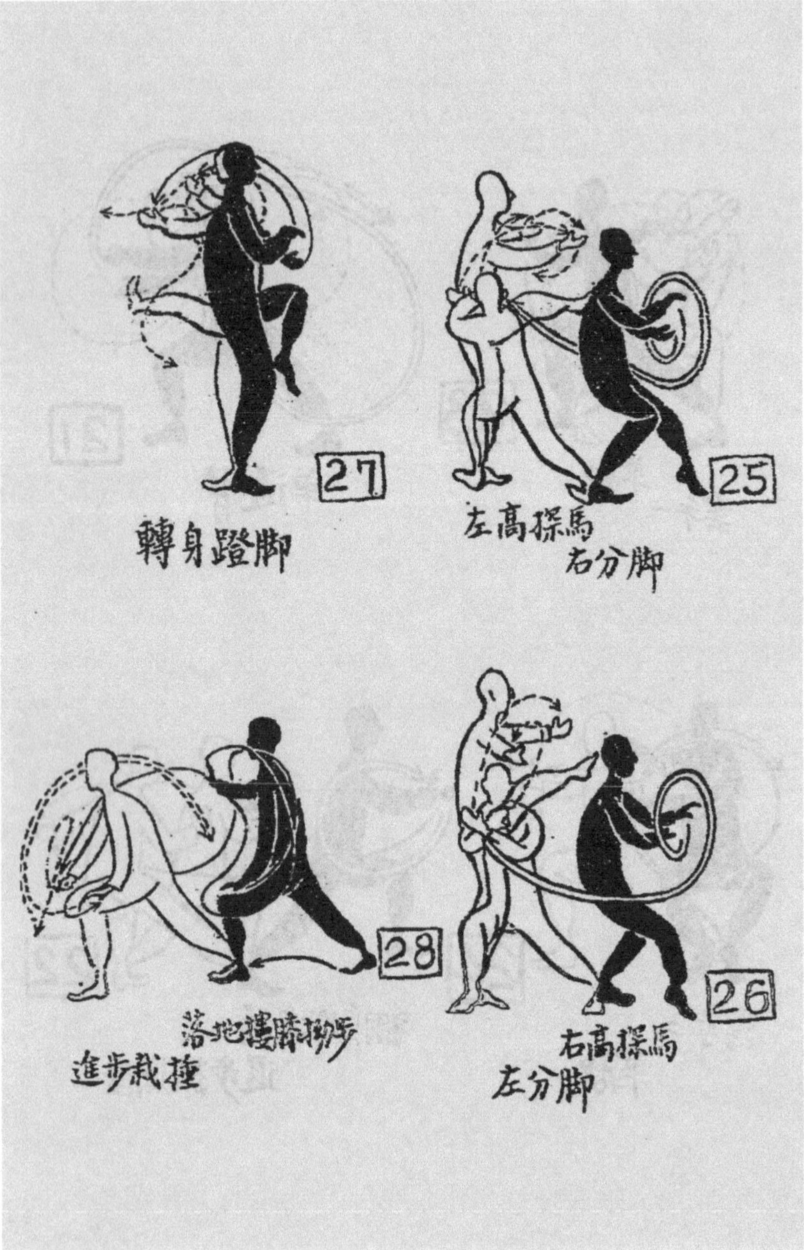
25
左高探馬
右分腳
26
右高探馬
左分腳
27
轉身蹬腳
28
落地摟膝拗步
進步栽捶

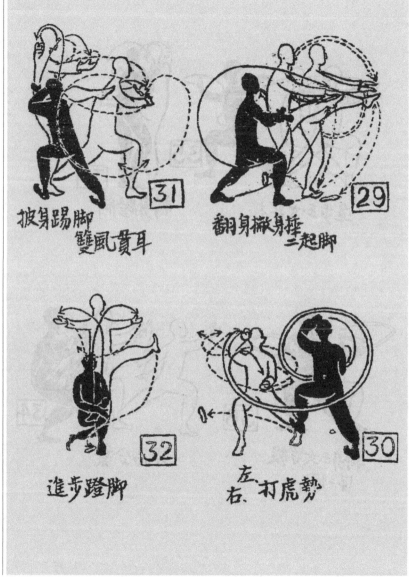

31

披身踢脚
雙風貫耳

29

翻身撇身捶
二起脚

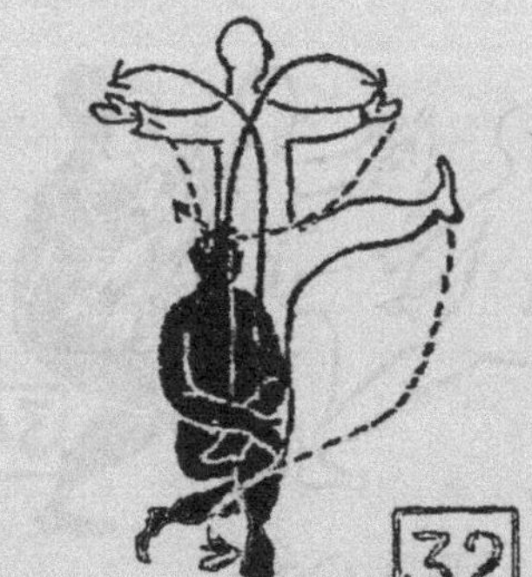

32

進步蹬脚

30

左、右、打虎勢

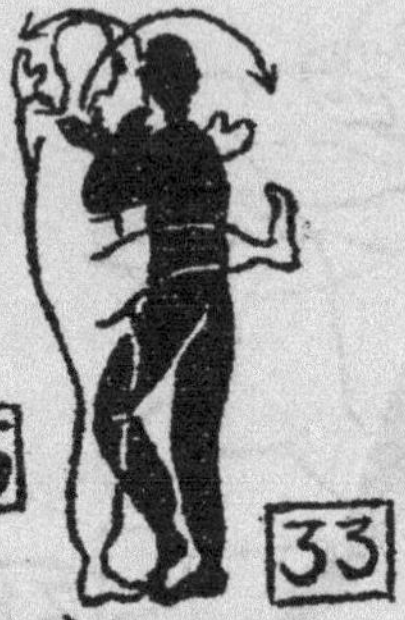

轉身蹬脚

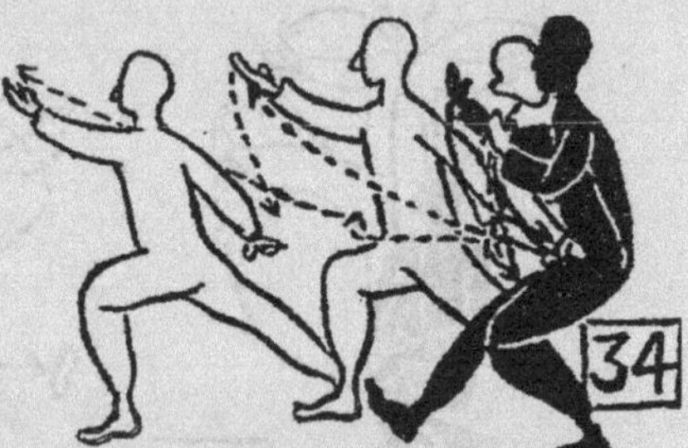

野馬分鬃

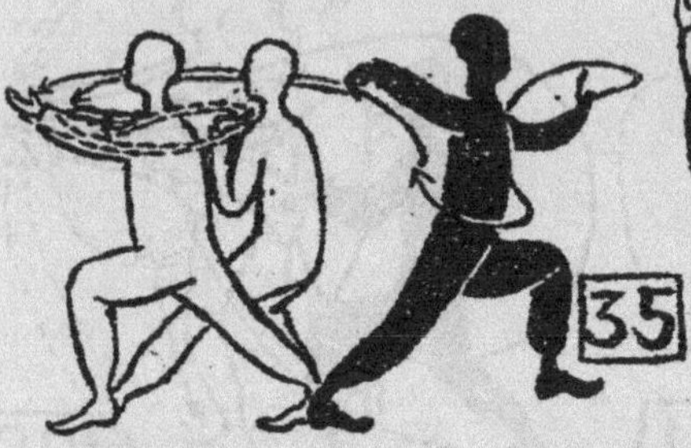

進步玉女穿梭

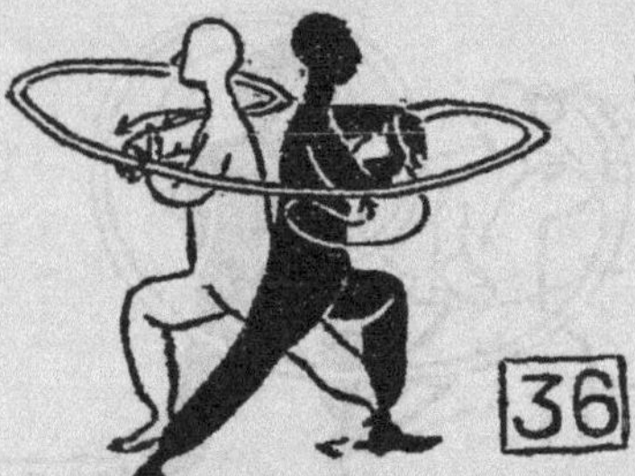

轉身玉女穿梭
(第二個)

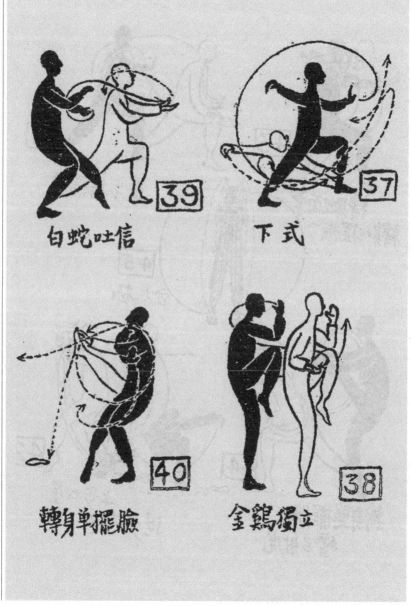

下式

金鷄獨立

白蛇吐信

轉身単擺臉

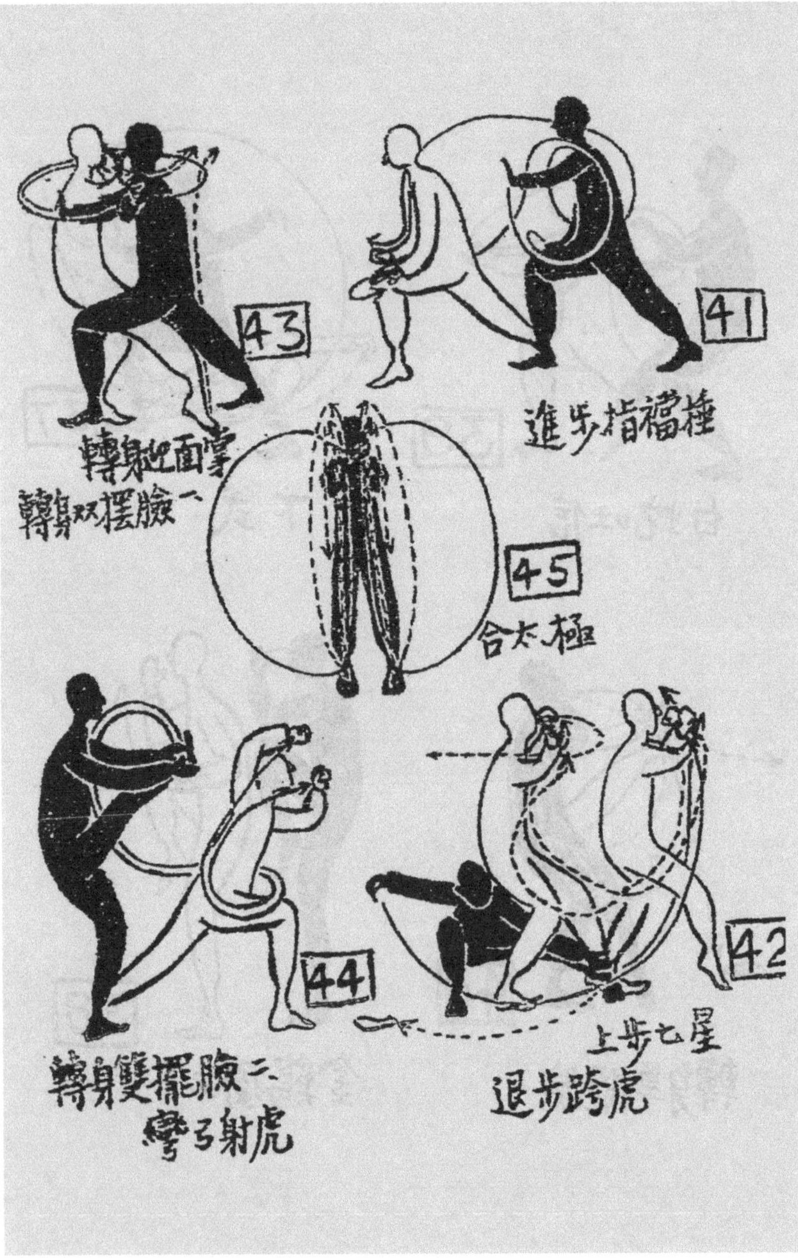
43
41
轉身迎面掌
轉身双擺臉一
進步指襠捶
45
合太極
44
42
上步七星
退步跨虎
轉身雙擺臉二
彎弓射虎

太極拳方位順序圖

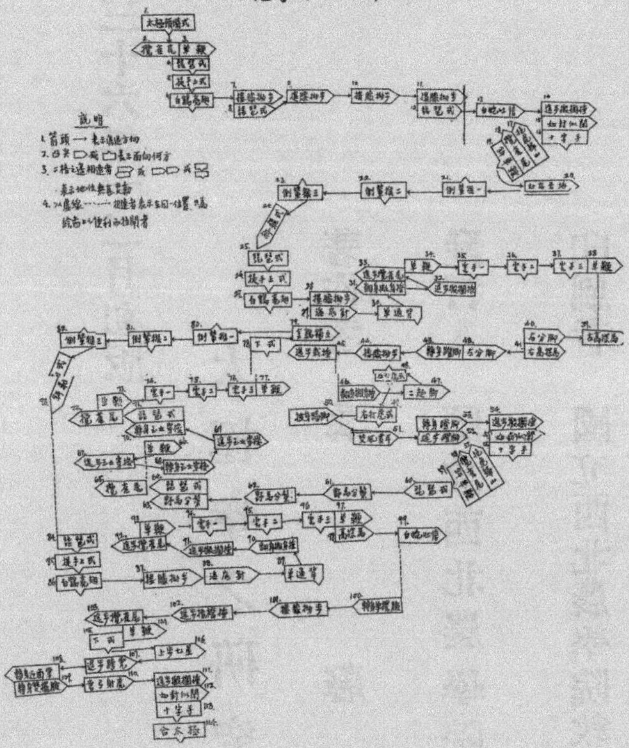

中華民國三十六年十二月初版

太極拳之研究

著作者　葛馨吾

發行人　國立西北農學院國術學會

印刷者　國立西北農學院教務處出版組
（陝西武功張家崗）